实用妇科内分泌疾病的诊断与治疗

SHIYONG FUKE NEIFENMI JIBING DE ZHENDUAN YU ZHILIAO

冯海霞　编著

汕頭大學出版社

图书在版编目（CIP）数据

实用妇科内分泌疾病的诊断与治疗 / 冯海霞编著
. -- 汕头：汕头大学出版社, 2019.1
    ISBN 978-7-5658-3844-6

    Ⅰ.①实… Ⅱ.①冯… Ⅲ.①妇科病－内分泌病－诊
疗 Ⅳ.①R711

中国版本图书馆 CIP 数据核字(2019)第 029499 号

实用妇科内分泌疾病的诊断与治疗
SHIYONG FUKE NEIFENMI JIBING DE ZHENDUAN YU ZHILIAO

编　　著：冯海霞
责任编辑：汪小珍
责任技编：黄东生
封面设计：瑞天书刊
出版发行：汕头大学出版社
　　　　　广东省汕头市大学路 243 号汕头大学校园内　邮政编码：515063
电　　话：0754-82904613
印　　刷：北京军迪印刷有限责任公司
开　　本：710 mm×1000 mm　1/16
印　　张：18.5
字　　数：283 千字
版　　次：2019 年 1 月第 1 版
印　　次：2020 年 3 月第 1 次印刷
定　　价：85.00 元
ISBN 978-7-5658-3844-6

前　言

20世纪神经内分泌学的创立，开创了人类生命科学的新纪元。现代生殖内分泌学将神经生理和内分泌学有机地结合起来，以神经内分泌、自分泌、旁分泌和胞分泌为逻辑思维，阐明了人类下丘脑-垂体-卵巢-子宫轴的生殖内分泌功能，为妇产科内分泌疾病的基础和临床研究提供了正确的理论指导，缜密的科研思维和先进的实验方法，极大地促进了妇产科内分泌学、生殖医学和计划生育事业的发展。

妇科疾病长期困扰广大妇女。随着医学科学的进步，医疗新技术、新方法不断涌现，妇科学取得了飞速的发展，这在帮助我们提高诊疗水平的同时，也对妇科医务人员的知识结构和医疗水平提出了更高的要求。为满足广大妇科医务人员实际工作的需要，我们编写了这本《实用妇科内分泌疾病的诊断与治疗》。

妇科内分泌治疗学是妇产科学的重要组成部分，也是理论性、学术性、逻辑性和实用性较强的临床科学。妇产科医生面对日益增加和复杂的妇产科内分泌疾病常常感到困惑不解和无所适从，原因是未能认真学习和掌握系统完整的现代生殖内分泌学基础理论知识，抑或不能应用现代内分泌学的缜密逻辑思维和治疗理念诊疗疾病，甚至仍沿用陈旧的观念、药物和方法诊治疾病，这不但不能满足病人的医疗需求，甚至会误诊误治病人。因此，妇产科医生必须认真接受妇产科内分泌治疗学的继续教育，应用科学、先进和有效的方法诊疗疾病。

本书遵照以人为本、与时俱进、开拓创新和求真务实精神，根据妇产科内分泌疾病防治的需要，以科学发展现和循证医学为指导，参考近几年来国外出版的内分泌学专著、专业学术期刊论文和会议资料，以神经内分泌基础理论为指导，以妇科内分泌疾病防治为主线，系统阐述了常见妇科内分泌疾病的病因、发病机制、临床表现、诊断和治疗研究进展。

全书共十六章，系统地介绍了妇科内分泌常见病的病因、临床表现、诊断及治疗。本书内容丰富翔实，具有科学性、先进性、操作性强的鲜明特点。本书可作为妇科临床工作者日常的参考书，可供各级妇科医师、临床研究生、进修生及其他相关专业医师参考。由于妇科疾病的诊断技术和治疗发展很快，一些新的治疗手段不断出现，加之编者知识水平有限，书中难免有疏漏之处，敬请同行谅解并斧正。

目 录

第一章　妇科内分泌学的进展

妇科内分泌学，又称女性生殖内分泌学，是一门新兴并正在迅速发展的学科，无论在发病机理、诊断和治疗上都呈现出欣欣向荣的新气象。妇科内分泌学的发展使一些过去认为不易理解的、真相不明的问题和疾病逐步得到澄清。诊断方法的增多，使诊断更有所依据；治疗方法的增多，使治疗效果比较令人满意。在有关方面的协助下，基础与临床密切配合，互通有无，成为一个有机的整体——妇科内分泌学。现就妇科内分泌疾病的发病机理、诊断和治疗等方面的较新进展，作一简要介绍。

第一节　妇科内分泌的发生学和发病机理

总的来说，妇科内分泌疾病的发生是离不开神经内分泌这一整体的。女性性腺——卵巢是在中枢神经系统——下丘脑-垂体的指使下进行周期性活动的，卵巢、垂体（主要是前叶）和下丘脑之间有着相互调节、相互制约、抑制与兴奋、反馈与负反馈的微妙而又复杂的关系。保持三者之间的平衡和正常关系，是使妇女在内分泌上保持一个相对稳定状态的前提。

有关神经精神因素与妇科内分泌之间的相互关系，在祖国医学上就早已提出七情六淫是使月经紊乱，导致月经不调、闭经、出血、不孕等的主要原因。

在 20 世纪初，不少科学家、基础理论工作者、临床医学家就已认识到神经内分泌与妇科功能性疾病之间的关系。早在 1910 年就已开始认识到绝经主要是由卵巢萎缩所致，通过多年观察、研究和探讨，才逐步明确垂体与卵巢之间的关系。随后又发现垂体前叶所分泌的促性腺激素是使卵巢发育，并使它有周期性变化的直接指使者。

促性腺激素究竟是什么物质？它来自何处？受何器官支配？在 1926 年由 Zondek 和 Aschheim 从垂体中分离出来后，经反复提炼才明白它是一种糖蛋白物质。

Harris 在 1937 年才发现由下丘脑的中间隆突（median eminence）处所分泌的神经内分泌物质，它具有控制并调节垂体分泌的功能。

在过去 20 余年的时间内，经过各有关方面的努力，才辨认出下丘脑神经体液的特性且对它进行了合成，认识到它是从下丘脑漏斗中的神经部分，自垂体远侧区而来的兴奋或抑制激素的物质。其中与妇科内分泌有关的有促性腺激素释放激素（GnRH）、多巴胺和 Neu-rophysin 等。直到 1971 年由 Schally 等人分离出黄体生成激素释放激素（LHRH）。同年又由 Matsu 确定了 LHRH 的化学结构，它是一个小的多肽类激素（分子重量为 1181）。

在这一事实被发现后，才有可能使人认识到垂体前叶和卵巢的周期性变化是受中枢神经支配的。这样才能正确理解卵巢周期性变化或不正常的变化都是受下丘脑所支配的。对垂体、卵巢来说，下丘脑是指挥中心，它发出信息，垂体能将下丘脑发出的信息传到卵巢，使卵巢发生周期性变化，从而影响生殖系统的各部分——这是一个既微妙而又错综复杂的转运传导过程。

对妇科内分泌学的研究虽然困难不少，但在过去 10 年中有飞跃发展。经过反复研究了解，在妇女促性腺激素释放过程中，卵巢中类固醇激素、17β雌二醇和孕激素对下丘脑释放 GnRH 的过程、垂体释放黄体生成激素（LH）和卵泡刺激素（FSH）全过程的产生影响，从而深入了解到月经周期的内分泌变化全过程。它们之间不仅是质和量的相互关系，其彼此之间的比例也起着一定的决定性作用，如 FSH 与 LH 的比例对月经周期的影响。

人们正在不断深入理解到妇科内分泌疾病就像其他内分泌疾病一样，遗传、自身免疫和若干环境因素也在疾病的发生上起重要作用，并且注意到催乳素对月经周期的影响。

下丘脑-垂体-卵巢本身的活动和相互之间关系的变化，是各种各样的妇科内分泌疾病发生的起因。对此我们不能不加以重视，进行了解、探讨和研究。

　　发病机理是起点，对它有所认识，才能进行诊断，治疗才有所依据，才能采取有效的措施。

第二节　诊断妇科内分泌疾病方面的进展

明确诊断，找出发病原因、发病机理，以及病变的所在部位，是正确处理妇科内分泌疾病的前提，但这并不是一件轻而易举的事情。诊断方法必须精确、全面、细致而可靠。

在临床方面，除注意生殖系统外，对第二性征——乳房、阴腋毛等还应予以足够的重视，进行详细检查，其次需要做到的就是激素测定，以了解卵巢、垂体、下丘脑功能状态和相互之间的关系。

最初临床上常做基础体温测定、阴道细胞涂片、宫颈粘液结晶的镜下检查，必要时取子宫内膜或卵巢周期各期的卵巢做病理组织检查。这些检查已从普通光镜检查改进到以电子显微镜观察它们的超微结构，能看到分泌颗粒，从而更进一步了解到该器官的内分泌功能变化。此外，通过镜检也能看到性染色质、性染色体在功能性疾病中的遗传因素。

有关甾体激素的测定：在正常妇女尿中，雌激素含量极微，测定有困难。自 1955 年以来，由于 Brown 化学测定方法渐趋完善，光电比色法不断改进，其精确性与重现性都有所提高,已被国内外科学工作者广泛应用。Brown 又于 1968 年对原方法进行了改进，使操作时间缩短了 5～6 小时。三种雌激素的测定给临床诊断和处理提供了方便。同年，Brown 又采用半自动化荧光比色法——也是一种化学方法，它具有简便快速的优点，主要是测定尿中雌激素总量。尿中孕酮代谢产物孕二醇的测定，是 Klopper 在 1955 年开始倡导的。随着分析方法的改进和科学仪器的发展,60 年代又进入气相色谱法——是一种物理化学的分析方法。Wotiz 首先用它来测定孕尿中的雌激素含量。随后非孕妇女尿中的雌激素也和孕激素一样能被测定。但因步骤繁杂，设备昂贵，不能用来做常规测定。

有关促性腺激素的测定：最初是利用生物测定法，为了解卵巢功能衰竭引起的促性腺激素增高，曾用小鼠子宫增重等生物测定法。为了解 hCG 水平，诊断妊娠的生物测定法由 Asdiheim-Zondek 试验发展到蟾蜍或青蛙试验，以后又引用免疫法，如乳胶凝集抑制试验和羊红细胞凝集抑制试验。60 年代以后逐渐进展到超微量的放射免疫分析法。

放射免疫分析法是利用免疫学上抗体和抗原之间相互反应的高度特异性，以及放射性同位素检测技术上的高度灵敏性相结合而形成的一门新兴学科，它具有专一性强、灵敏度高、精确度好，试剂易于标准化，样本用量少等特点，其灵敏度可达毫微克、微微克、毫微微克水平，较先前的化学分析法的灵敏度可高出 10000 倍至 100000 倍。在妇产科领域里的有关激素已几乎无一不能被检测。由于这种检测技术所具有的独特优点，它的应用越来越受到世界各国各个领域，特别是内分泌学者们的普遍重视，目前也已成为妇产科内分泌学、计划生育科学研究和临床应用中不可缺少的重要手段。放射免疫分析法（Radio immunoassay，RIA）和竞争性蛋白结合法（Competition protein binding assay，CPBA）同属于一种饱和分析系统，分别是由（美）Yalow、Berson 和（英）Ekins 等人创立的，是放射性体外测定方法。它们和 70 年代发展起来的另一种竞争性蛋白结合分析法（以激素的受体蛋白为特异结合剂）即放射受体分析法（Radio receptor assay，RRA），目前一起统称为竞争性放射分析法。

目前在妇产科内分泌学中由于放射免疫方法的广泛应用，在下丘脑-垂体-卵巢轴的生物化学、生理学、病理生理学、临床疾病的诊断、鉴别诊断和治疗学中，在科研和临床应用上都提供了极有价值的手段，从而提高了对妇产科内分泌系统的许多生理与病理现象的本质和动态规律的认识。近几年来在妇产科内分泌学的激素水平测定中已几乎全部被放射免疫法所取代。

国内目前除下丘脑的 LH-RH 外，在垂体-卵巢轴系统内的全部激素，诸如 LH、FSH、PRL、E_1、E_2、E_3、P、T、hCG、hCGβ亚基、hPL 前列腺素、催产素、DHAE（去氢表雄酮）等的测定均已采用放射免疫分析法，在该项工作中基本上可以完整地、有系统地配套，并严格了质量控制。不少单位还积累了大量的生理值和病理值，这对推动妇科内分泌学及计划生育的科研和临床工作创造了很有利的条件，并会使工作大大前进一步。

第三节　在治疗上展现的新面貌

妇科内分泌疾病或又称妇科功能紊乱所致的疾病，如闭经、泌乳、无排卵、月经不调、不孕等，都是在治疗上困难较大的疾病。首先必须明确病之所在，是在卵巢、垂体或下丘脑，然后才能有针对性地进行治疗，取得疗效。

曾沿用多年的有人工周期，以雌激素、孕激素代替疗法现已不太适用了。随之而来的是促性腺激素（如 hCH，hMG），实际上也是代替疗法，单独使用也不太理想。通过多方的研究，才出现克罗米芬和溴隐亭。它们是通过中枢神经系统-下丘脑-垂体作用于卵巢的，它们的研制成功以及临床试用是这个领域中的一个新进展，现分别简介于下。

一、克罗米芬（clomiphene citrate）

克罗米芬与乙烯雌酚及气三茴香根（chlortrianizene）密切相关，尽管具有非类固醇雌激素的结构，但是一个很弱的雌激素，在人身上没有显著雌激素的作用。在临床上所用的克罗米芬枸橼酸化合物是顺式和反式异构体的混合物。它作用于下丘脑水平，主要是通过与内源性雌二醇在雌激素受体结合部位竞争。

它是一种使用方便、有效、安全的诱发排卵的药物，促进垂体分泌促性腺激素，适用于体内有内源性雌激素，即雌激素水平在轻、中度影响以上而没有排卵的病人身上，可以恢复月经周期。虽对多囊性卵巢及服用避孕药后闭经及功能性的子宫出血疗效较好，对泌乳闭经者有时可刺激排卵但不能治好泌乳，有时对黄体功能不全的不孕症者有帮助。其效果，排卵率可达 70%～80%，妊娠率在 15%～60%，一般在 30%左右。但过大剂量有时可能使卵巢增大，因此在治疗中，必须紧密随访。

对单用此药未能诱发排卵者，可以与 hCG、hMG 或 LHHH 联合使用。在治疗过程中如发现宫颈粘液的质和量降低时，在服最后一片药后，可补充低剂量雌激素，直至查到排卵。如黄体期短可补充黄体酮或 hCG。

二、溴隐亭（bromocryptine）

溴隐亭是 20 世纪 70 年代新研制成的麦角生物碱类药物，商品名 Parlodel，是由瑞士 Sandaz 药厂首创、制造并付之应用的。现已在欧洲各国、澳大利亚、加拿大等国推广应用。美国虽未经医药总局批准并制定推广使用的规定，但在不少医院里也已将它作为治疗泌乳、闭经、高催乳激素患者的有效药物，对患有垂体腺瘤的闭经患者肯定是有益的。据美国的《当代治疗方法（妇产科）》（1980 年）上报道的，由溴隐亭所导致的排卵后妊娠妇女所生的 1000 余孩子中未发现畸胎发生率增高。我国也已在有药物和激素测定设备的各大医院内进行探测性的试用，已经初见成效。初步认为可以在细致观察下逐步推广使用。药的副作用不大，若适时、适当地控制药量，并紧密观察，估计是可以推广使用的。

它是通过多巴胺（DA）系统，直接抑制垂体分泌催乳激素（PRL）。由下丘脑分离出来的 DA 具有 PIF 活性。Corridi 早在 1973 年，根据组织化学及功能研究，提出了溴隐亭是 DA 受体兴奋剂，当人服用溴隐亭后，脑脊液中 DA 的代谢产物——高香草酸（H-VA）的浓度降低。这一事实也支持了这一观点。因而麦角生物碱直接作用于垂体，实际上是模拟下丘脑所释放的 DA 作用于细胞膜上。溴隐亭对这一受体的亲和力大，是它主要的作用部位，故效力强。另外，麦角考宁（ergocormine）、麦角乙脲（lisuride）也能降低血清中 PRL 水平，起类似作用，有兴奋 DA 受体的作用。

Quilligan 等人认为溴隐亭已被证实为治疗闭经、泌乳、不孕、泌乳激素增高者的首选良药。可以血内 PRL 和 LH 含量为指标，服药后，前者明显下降，后者有所提高，月经复现，甚至达到受孕的目的，受孕率、妊娠率显著增高。

现在尚不能完全肯定的问题是：

（1）药量究竟以多少最为合适？最为恰当？一般从 25mg 开始，以后每隔 2～4 天增加 25mg 直至所需剂量。根据蝶鞍造影和血 PRL 的随查来决定药量和用药时间。

（2）妊娠期应该紧密随查垂体大小，妊娠是否使垂体腺瘤增大恶化；但蝶鞍造影对垂体有无不良影响，对妊娠有无不良影响，都是值得深思而慎重加以考虑的问题。

（3）妊娠期能否服药？也是一个值得仔细考虑的问题。长期服药除抑制泌乳激素的分泌外，是否还能抑制或刺激其他垂体激素的分泌，如促甲状腺激素、生长激素等？由此可见定期作体格检查、蝶鞍造影、血或尿中有关激素测定也是很有必要的。

以上事实更加说明，在用药工作的开展中，更需要一个配合得好、有能力、有设备的实验室。

此外，LH-RH 及其类似物的人工合成也为妇科内分泌疾患的治疗开辟了一条新路，但对其用量和用法尚无一公认的常规，仍在继续探讨研究中。

第二章　闭经

闭经（amenorrhea）是妇科疾病中最常见的症状之一，而非某种疾患的独特名称。它的病因繁多，有来自解剖学上的缺陷、原发卵巢功能异常或下丘脑-垂体轴控制机制的失调等，加之受体内外环境的影响，使病情更复杂化，导致在诊断上和治疗上的困难。单纯用性激素（雌激素和孕酮）周期疗法所引起的"月经"，只说明宫内膜对性激素的反应正常，并非是对该症治疗所要求的疗效。近年来随着科学的发展，如各种激素特别是生殖激素的放射免疫测定法被广泛应用，性染色体的分析，探索体内病灶的直接或间接措施的开展，如 X 线摄片、B 型超声波、CT、MRI 等影像诊断以及腹腔镜和宫腔镜等技术的逐渐完善，都有助于提高对闭经诊断的准确性，从而提高了疗效并减少了处理时的盲目性。

闭经的定义，迄今尚无统一的意见。最初皆以 3 个月月经未来潮者称为闭经，容易与月经稀发相混淆。近年来大多主张按患者自身周期来计算，凡 3 个周期或 6 个月未来潮者称为继发闭经；而年龄超过 16 岁（根据地区性的初潮年龄可有所差别），第二性征已发育者，或年龄超过 14 岁而第二性征尚未发育者，称为原发闭经。诊断前首先需排除生理性闭经和假性闭经。青春期前无月经，妊娠期、哺乳期以及绝经期后的停经皆属生理现象即生理性闭经。少数妇女由于生殖道下段，如处女膜、阴道或子宫颈的先天性发育异常或后天性损伤所造成的闭锁或粘连，使月经积聚在宫腔内，甚至于倒流到腹腔内而不能向外排出，称为隐经，亦称为假性闭经。

闭经的分类：闭经虽有原发与继发之分，就病因而论，除先天性性腺发育不全和先天性畸形中的严重者表现为原发闭经外，尚有许多具有各种病因而只因发病年龄是在初潮前或后才有原发与继发之分的患者，尚需用其他方法加以鉴别，不能用它作为病因诊断的依据。目前普遍采用的分类法为了便于鉴别诊断和处理，皆根据病因，按月经生理的控制程序分为四大区域。

I 区：下生殖道和靶器官子宫病变所引起的闭经。

II 区：卵巢病变所引起的闭经。

III 区：垂体前叶病变所引起的闭经。

IV 区：下丘脑及中枢神经系统所引起的闭经，不包括甲状腺及肾上腺病变导致生殖功能失调而引起闭经。

第一节　精神型下丘脑功能性闭经

功能性下丘脑闭经（functional hypothalamic amenorrhea，FHA）是排除下丘脑、垂体的器质性病灶，由于促性腺功能不足而导致性腺功能低落的闭经中最常见的一种，其中以精神性闭经更为多见。来自体内外的各种刺激，通过大脑神经内分泌系统的多种渠道，直接或间接地干扰下丘脑-垂体-卵巢轴（hypothalamic-pituitary-ovarian axis，H-P-O 轴）功能的正常运转而导致闭经。由于引起闭经的途径不同，病理生理的变化有所差异，临床征象必然会出现多样化。处理必须根据个体的病因、病理和病情发展情况加以综合治疗，才能奏效。

一、临床征象

精神型下丘脑功能性闭经多发生在年轻未婚妇女，从事脑力劳动者，经常处于紧张状态中者，常伴有消瘦、体重减轻、营养不良，有时伴随着极度劳累或剧烈运动后，过去有月经失调史或有服用镇静剂以及安眠药史者。许多患者的紧张状况发生在青春期前或青春期前后。

这类患者的特征是临床征象的多样化。临床征象是由于体内外各种诱发因素，如外在环境的变化、个人的耐受力、体质的健康情况等，综合作用所形成的一系列内在神经内分泌系统各种不同反应的临床表现。周围环境变化的紧张压力，在总体上都不同程度地削弱了机体的适应能力。这些外来的干扰因素尚有质和量、时间长短和频率的差异，暂时性的和持续性的紧张情绪和处境，都会引起一系列精神上和生理上的各种不同的反应，临床上可能有立刻反应或有延迟出现的症候群。耐受力也是决定逆境对个体危害程度的重要因素。个人的性格和过去经受过的经验，影响了每个人对各种处境的看法、行为和情绪，因而决定了每个人的承受能力，使同样的刺激对不同的人有可能产生不同的反应。尚有一个不可忽视的环节，即周围环境如家庭和社会成员的态度，若能得到支持，一般可减轻刺激的危害性并增加机体的自愈和恢复的能力。此外，另一关键因素是个人的健康情况，包括体质、神经内分泌系统，特别是性腺功能。体内任何系统，如垂体-肾上腺轴、垂体-卵巢轴的功能削弱，以及某种酶的缺乏等，都足以导致不同的病理生理状态，使疾病的发展有所偏向而出现由于该系统失调引起的症候群。这样使临床征象更多样化。

二、体内外环境的刺激对生殖功能的影响

紧张状态对生殖功能的危害已被公认和证实。来自身体、精神和周围环境的各种信息和刺激，激活交感神经系统并使垂体分泌应激激素，如催乳激素、生长激素和促肾上腺皮质激素。最重要的神经内分泌应激反应是垂体-肾上腺轴分泌糖皮质激素和儿茶酚胺的反应。其活动控制中枢是促肾上腺皮质素释放因子（corti-cotropin releasing factor，CRF），释放自室旁核（paraventricular nucleus，PVN）的神经元系统。CRF具有多方位的作用：①在大脑，CRF与加压素和催产素共同参与调节情绪、行为和学习；②能促中枢去甲肾上腺素能活动，从而诱发周围去甲肾上腺素的释放，以及肾上腺髓质分泌肾上腺素；③在下丘脑，CRF诱发制造肽类，如β-内啡肽（β-endorphin）促肾上腺皮质激素和促黑素细胞激素的前身、前阿片黑色皮质素；④CRF通过门静脉进入垂体前叶，促ACTH和p-内啡肽的释放。

加压素增强由CRF促发的ACTH释放，而催产素则起减弱的作用。垂体门静脉内有高浓度的加压素和催产素，说明它们的相互作用的部位似乎是在垂体的促肾上腺细胞。肾上腺素和去甲肾上腺素加强了CRF对垂体的作用。由此可

见，在紧张情况下，经 CRF 促使 ACTH 的释放是由多种调节因素所决定，其相对的影响则取决于刺激事件的类型、强度和持续时间的长短。

CRF 已被证明能损害生殖轴的功能，使 LH 水平下降，促性腺素释放激素的分泌脉冲频率减少。其中的关系是由于紧张状况下，增高的 CRF 和内啡肽水平抑制了生殖调节，使用 naloxone 可以恢复（与肾上腺皮质激素的增高无直接关系）。高肾上腺皮质素症在所有的精神神经内分泌失调者中，可能都与 CRF 分泌过多有关。

三、病理生理

Klinefelter 等于 1934 年首先提出精神因素影响卵巢功能低落的依据，认为由于情绪引起雌激素低落的内分泌变化，是 LH 低而 FSH 正常，并估计是通过下丘脑-垂体释放 LH 的机制障碍所导致。FSH 促卵巢功能时，需要有 LH 的协同作用，才能分泌雌激素。因此，LH 的不足可造成雌激素低落而引起闭经，这种观点近年来已经被实验所证实。

1. GnRH 分泌失常

下丘脑功能性闭经的垂体-卵巢轴的潜在功能应属正常。其生殖功能失调的主要因素，是由于下丘脑 GnRH 脉冲式分泌的减少。GnRH 失常的程度差别很大，可以从测定 LH 脉冲分泌的变化情况上加以识别，一般表现为 LH 脉冲频率和幅度的减少。有些患者 LH 的脉冲幅度与睡眠有明显关系。严重者，LH 脉冲波极少，雌二醇、雄烯二酮和睾酮水平的下降提示卵巢功能几乎停止，H-P-O 轴功能接近青春期前水平。相反，轻者虽 LH 频率减少，但具有一定水平的脉冲幅度、卵巢分泌足够的雌二醇和雄激素，这类患者中有部分月经能自动恢复。1978 年 Groll 等报道精神性闭经患者促性腺素分泌的多种型别：①LH、FSH 低落，卵巢功能极差；②LH、FSH 接近正常，具有一定卵巢功能；③高 LH 低 FSH 类似 PCOS；④LH、FSH 都偏高似早绝经期。上述①、②型居多数，③、④型为非典型者。类似 PCOS 者常伴有多毛、卵巢略增大等雄激素偏高征象，其中有部分初潮延迟，原发月经失调，提示失调涉及下丘脑-垂体-肾上腺轴（hypothalamic-pituitar-adrenal axis，H-P-A 轴）。似早绝经者，估计是因潜在卵巢功能较差所致。FHA 患者的另一特点是对外源性 GnRH 兴奋试验反应不一致，有低、正常或高度反应不等，可能是体内神经内分泌变化的范围不同，影响卵巢性激素反馈机制失常的结果。

GnRH 的缺乏，有足够的证据说明，是由于过高的内啡肽和多巴胺抑制 GnRH 神经元的分泌活动。应用抗阿片肽类受体的制剂 naloxone 和抗多巴胺受体的制剂 metoclopramide（MCP）或用 GnRH 补充疗法，都被证明可以使 LH 回升，从而使月经正常，甚至恢复排卵。然而在临床实践中常见效果不一致的报道，例如 LH 水平回落到青春期或卵巢功能极度低落者，单用上述疗法无效。这些进一步说明由于病情的进展，持续时间的长短，个体差异，以及其他多渠道影响神经内分泌系统变化的广泛性和复杂性。

2. 肾上腺皮质激素过多症

众所周知，情绪和忧郁可以激活 H-P-A 轴的功能，从而导致肾上腺皮质激素分泌的增高和其昼夜分泌规律的削弱。1985 年 Suh 等进一步测定 FHA 患者的 24 小时血皮质激素，与正常妇女卵泡期的相对照，证明 FHA 患者的皮质激素增高，其特点是升高集中在白天（08：00—16：00 时），推测与忧郁时间相符。相反，Biller 等 1990 年测定的结果是在晚上升高，说明其变化规律的机制尚需进行探讨。但总的一致结论是 FHA 患者的皮质激素水平升高，ACTH 对促肾上腺皮质素释放因子（CRF）兴奋试验的反应迟钝，推测是由高皮质激素的负反馈作用。这些现象说明高 CRF 来源于中枢，与精神创伤有关。伴随着高皮质激素的另一特点是 LH 和雌二醇水平的低落。1965 年 Igarashi 等对过去月经正常，突然受精神创伤——情绪紧张或环境改变后发生闭经的妇女，通过测定尿 17-酮类固醇（17-K）、17-羟皮质类固醇（17-OH）、FSH 以及雌激素，发现在这些病人中，存在着高 17-K、17-OH（特别是 17-K）与低 FSH 和低雌激素的关系。在动物体内外实验中，证明 CRF 能抑制 GnRH-促性腺素轴。

3. 催乳素的增多

许多体内外不同类型的刺激，如针刺、外科手术、麻醉、运动、低血糖和情绪等，都能导致 PRL 释放增多。FHA 患者因精神因素（包括环境和情绪），通过交感神经系统，引起神经内分泌的应激反应，同时包括 PRL 水平的升高。相反，1989 年 Berga 对 15 名 FHA 患者与 16 名正常妇女（卵泡期）进行 24

小时 PRL 测定，提示 FHA 患者的 PRL 水平约低 39%，但睡眠期的升高较为明显。PRL 降低的神经内分泌机制尚不清楚，可能与内源性下丘脑多巴胺能活动增强的抑制作用有关。另一方面，作者所选择的病例不但排除器质性患者，还排除精神忧郁患者，高雄激素症、高催乳素血症患者和剧烈运动者，这说明这些对象都不处于急性应激期间，是否有时间上的关系尚不清楚。这些现象更说明神经内分泌变化的个体差异和它的多态性，对它的变化机制必须进一步探讨。

4. 其他激素的变化

测定 24 小时 GH，发现 PHA 患者的 GH 增高主要发生在晚间。TSH 水平在正常范围内而 T_3 和 T_4 则明显地低于对照组。

总之，精神因素所导致的 H-P-O 轴功能的障碍，是由于多种神经内分泌机制相互作用所引起的。

四、处理原则

精神性闭经的诱因、发展过程和预后与来自社会环境的刺激性质、程度和时间长短有密切的关系，然而对机体会产生多少影响，还需取决于个体的先决条件，如体质、心理状况以及过去的经验和耐受力。成功的治疗方案必须具有：①对治疗对象的病情有充分的了解；②有针对性地综合治疗。

1. 了解详细病史

深入了解病因、病情的发展过程，过去治疗的效果等，结合体征和有关的激素测定，加以分析，以便作为选择疗法的依据。

2. 建立良好的医患关系

可取得患者的信任与合作，争取家庭和周围成员的配合，以减轻患者心理上的负担并树立信心。

3. 药物疗法

对病情轻、时间短者，采用合适的商谈和指导，通过调整生活，消除疑虑，去除各种抑制因素，有时月经可自然恢复，若 6 个月后无效者可选用下列药物治疗。

（1）雌、孕激素周期疗法。人工周期直接作用于潜在功能正常的子宫内膜，促使类似月经的撤药性出血。这一方法最大的优点是使患者树立其对疾病有可能治愈的信心，同时对不同程度被抑制的下丘脑-垂体轴起着正常反馈调节作用，增强垂体的反应性，

协助卵巢功能的恢复以及维持子宫内膜的正常发育。雌、孕激素的周期疗法一般以 3 个周期为一疗程，停药以观察其 H-P-O 轴功能恢复的程度。轻者 1～2 疗程后月经自动来潮，亦可能恢复排卵功能。卵巢功能被严重抑制者，其 FSH、LH、E2 皆极度低落，首先须单用雌激素，随后间隔使用雌、孕激素周期疗法，使卵巢恢复其对垂体促性腺素的正常感应性，然后按病情加用或改用其他药物，以求达到月经自动来潮和排卵。

（2）氯蔗酚胺（clomiphene citrate）。氯蔗酚胺是一种抗雌激素的弱雌激素制剂，通过诱发 FSH 水平上升，从而促卵泡发育、成熟和排卵，其主要对象为具有一定雌激素水平的无排卵患者。于月经或撤药性出血的第 5 天开始，每天口服 50～100mg，共 5 天，一般在停药后 7 天出现排卵前的中期 TH、FSH 峰。此外，可按不同的神经内分泌失调的情况，酌情采用与其他药物合并疗法：①垂体卵巢轴功能过于低落者，首先给予性激素，先单用雌激素随后人工周期，以激活卵巢功能，然后再使用氯蔗酚胺效果好；②如果伴有雄激素过高等 H-P-A 轴功能亢进征象，单服氯蔗酚胺无效时，可试加地塞米松 025～0375mg，每晚一次口服，足以抑制肾上腺雄激素，提高氯蔗酚胺的疗效。

（3）GnRH 或 GnRH-A。GnRH 是 GnRH 不足闭经者的首选药物，其最有效的给药方法是脉冲式的静脉或皮下注射，GnRH 5μg/90min 一次，GnRH-A 1μg/90min 一次，以促使 H-P-O 轴功能的正常运转，从而恢复月经和排卵。但因需要脉冲微泵设备，操作麻烦，只能个别采用，尚未被广泛推广。目前上海医科大学妇产科医院采用 GnRH-A 5～10μg，肌内注射，隔日一次，或在服用少量雌激素（己烯雌酚）周期疗法的中期，给予 GnRH-A 5～10μg，肌内或静脉注射，以诱发 LH 峰。1988 年 Kotsuji 等报道 GnRH 100μg 肌内注射每周 3 次，可以提高氯蔗酚胺的效果。以上说明 GnRH 肌内或皮下注射，在临床上也有一定的效果。

（4）其他制剂。Remorgida 等于 1990 年报道应用一种抗内啡肽制剂

naltrexone，每天 50mg，治疗体重正常的 FHA 患者，可以促使月经来潮和恢复排卵。对 RRL 更高者可给予溴隐亭疗法。

总之，精神型功能性下丘脑闭经，鉴于其临床征象的多样性，除了排除器质性病灶外，在处理方面必须个别化。根据其具体诱因的影响途径、神经内分泌的变化和不同体质的缺陷，拟定从心理上、药物的选择上、体质和生活方式的改善上多方面综合治疗方案，才能获得较好的疗效。

第二节　神经性厌食症

神经性厌食为一极不寻常的心理、神经内分泌紊乱。1973 年英、法两国学者同时描述本病，近 20 年本病在西方国家明显增加，据报道在瑞典的青春期女孩中的发病率约为 1∶150，美国私立学校女孩中约为 1∶200，而州立学校中约为 1∶550，国内虽不多见，也时见报道。

本病的病因未明，认为与遗传因素、中枢下丘脑功能异常、心理学因素和社会文化因素等有关。

一、临床表现

（1）常见于青春期的女孩，在 25 岁以下发病，以 13～20 岁多见。患者均有良好的社会、经济和文化方面的家庭背景，往往智能较好，成绩优良。

（2）为了防止体胖而失去理想体态，就过分地限制饮食，甚至几乎不进食。

（3）闭经为最主要的表现（原发或继发）。可发生在明显消瘦前、后或与消瘦同时发生，伴不同程度的性征消退，子宫和卵巢缩小。

（4）常伴有畏寒、便秘和呕吐，往往由患者主动诱发，易情绪激动。

（5）全身明显消瘦，至少比原来体重下降 25%，重者体重下降 40%，皮下脂肪消失，呈恶病质状。

（6）皮肤干燥、发黄，毛发脱落但有时全身柔毛增加。

（7）低血压、低体温和心动过缓（≤60 次/分）。

二、发病机制

1. 下丘脑-垂体-卵巢轴

闭经的主要原因为促性腺素的分泌明显低下，此低促性腺状况为下丘脑促性腺素释放激素分泌功能低下，甚至停止分泌所致。因此，LH 的频率和幅度均明显减少。垂体对外源性 GnRH 可呈现无反应、延迟的正常反应或反应过强。这些不同的反应可能与病程、病情不同以及下丘脑功能受损害的程度不同有关，此为卵巢功能低下、生殖功能障碍的基础。

2. 性激素代谢

在下丘脑-垂体-卵巢轴功能变化的影响下，卵巢分泌的雌二醇明显减少。不仅如此，雌激素的代谢过程亦有变化，雌二醇代谢中的 16α-羟化作用转变为 2-羟化作用，导致雌二醇减少而羟雌酮（2-hydroxyestrone）增加。羟雌酮能与雌激素受体结合，使雌二醇无法起生物效应，故羟雌酮起了内源性抗雌激素作用。这一代谢变化并非为神经性厌食所特有的发病机制，而与低体重、营养不良有关。

下丘脑-垂体-卵巢轴的功能改变虽未见影响外周循环中睾酮水平，但睾酮的代谢过程却有改变。尿中雄酮（androsterone）和本胆烷醇酮（etiocholanolone）的量及两者的比例均减少，提示睾酮代谢过程中 5α-还原酶活性降低，双氢睾酮形成减少。这一雄激素的代谢异常就解释了患者毛发变化的机制。

3. 下丘脑-垂体-肾上腺轴

下丘脑的调节功能失常，在脑脊液中测定出促肾上腺皮质素释放激素（CRF）增高，而血中 ACTH 水平在正常范围，认为系 ACTH 对 CRF 反应减弱所致，其反应减弱的程度与血中皮质醇的基础值呈负相关。可见皮质醇对垂体的负反馈完整无损，而 CRF 的增加系中枢功能活跃所致。血中皮质醇明显增加，24 小时均增加，但皮质醇分泌的昼夜模式不变。血浆中皮质醇寿期延长，而皮质类固醇结合球蛋白的水平仍在正常范围，尿中游离皮质醇较正常人高 3 倍以上，提示皮质醇的增加系肾上腺皮质分泌增加，而不是皮质醇代谢减慢所致。尚未发现细胞的糖皮质激素受体减少，这就既为血浆皮质醇昼夜明显升高，而无皮质醇增高的临床表现，又为 ACTH 不易被地塞米松抑制，即对地塞米松抑制作用的敏感性降低提供了理解基础。

肾上腺皮质合成的雄激素减少，尤其是硫酸脱氢表雄酮减少，认为与 17、20-裂解酶相对缺乏有关，可能与胰岛素样生长因子-I（IGF-I）的减少有关。

4. 下丘脑-垂体-甲状腺轴

血清 T_3 和 T_4 均低于正常值，T_3 比 T_4 更低，此可能系 T_4 在外周的脱碘作用减少有关，且血中无代谢活性的 T_3 形成增加。现知 T_3 减少与营养状况有关，低体重和饥饿时 T_3 减少，为了此分解代谢状态而呈现"保护性低代谢"状态。T_3 减少导致体温下降、脉率缓慢的临床表现和生物化学性的甲状腺功能低下状态；还与上述皮质醇和睾酮代谢异常有关。当 T_3 恢复正常或用 T_3 治疗后上述的临床表现和生物化学变化均能恢复正常。虽 T_3 减少，但 TSH 并未增加，且对 TRH 的反应延迟，提示下丘脑功能紊乱，而改变了内源性 TRH 的调节功能。

5. 生长激素-胰岛素样生长因子-I 轴

生长激素增加，但未见与体重减轻或闭经期限的相关性。血清 IGF-I 降低，IGF-I 的水平与体重减轻的程度有明显的负相关，故 GH 上升为 IGF-I 下降的负反馈的结果，提示 GH-IGF-I 的反馈功能基本正常。认为饥饿状况导致 GH 升高，IGF-I 下降，当摄入足够的热量后 GH 和 IGF-I 均恢复正常。此外，在神经性厌食症患者中也发现下丘脑在调节 GH 分泌时有功能失常，如 GH 对 L-多巴的反应减弱，也是饥饿的代谢性效应，以及其他机制如神经递质、受体功能异常等因素同时参与。

6. 血管升压素升高

神经性厌食症中约有一半为尿崩症者，但无电解质失衡，且当体重恢复后尿崩症恢复缓慢。此外，发现脑脊液中的血管升压素（ADH）增加，提示中枢增加分泌的 ADH 进入脑脊液所致。脑脊液中 ADH 与血浆中 ADH 比例的增加具诊断价值。现认为，出现尿崩症系中枢的异常所致。

7. 温度调节

大部分神经性厌食症者均有温度调节的明显异常。对冷、热均不易耐受，尤其对热的环境不耐受。对冷、热的不耐受与体重减轻的严重程度有关。而由下丘脑调节的寒战消失为神经性厌食症的典型变化。

从上述的各种变化看，神经性厌食症时涉及中枢和外周多个内分泌腺体的变化，但相互间的关系并未明确，其发病的基础似与精神因素、心理障碍和营养状况低下，半饥饿状况有关，继而导致神经内分泌功能紊乱和内分泌腺激素的代谢异常，在此种紊乱的情况下，出现相互影响的错综关系（表2-1）。

表 2-1　神经性厌食症的激素变化

组织	激素	变化
下丘脑	GnRH	↓
	CRF	↑
	TRH	→
垂体	FSH	↓
	LH	↓
	TSH	→
	GH	↑
	ADH	↓
组织	激素	变化
卵巢	E_2，E_3	↓
	羟雌酮	↑
	T	→
	雄酮	↓
	胆烷醇酮	↓
肾上腺	F	↑
	DHEAS	↓
甲状腺	T_3，T_4	↓
	rT_3	↑
其他	IGF-I	↓

注：↑=增加；↓=减少；→=持平

三、诊断

本症的诊断并不十分困难，关键是畏惧肥胖而自身过分限制饮食，出现闭经和明显消瘦。其他临床表现和内分泌变化仅具辅助诊断价值，必要时可请精神科会诊。本症虽有明显瘦弱、闭经，但体力活动和思维活动仍活跃如常，此点可与精神性疾病作鉴别。

四、治疗

一般分 3 方面，即 3 个阶段进行处理。

1. 寻求信任和合作

患者并不认为自己患病，往往在家属陪伴下勉强就诊，因此与患者接触过程中首先要取得其信任而不要急于谈及体重过轻这一敏感问题。除非体重过低已危及生命,不要坚持收留病人住院治疗,在取得信任后方会接受医疗指导和治疗措施。必要时应取得心理医师的帮助。

2. 恢复正常体重

体重恢复正常是本症治愈的关键之一,在劝说、鼓励患者进食和营养指导时应使患者理解到这是恢复正常体重,而不会肥胖,开始时进食不宜过多,以免发生消化不良,甚至胃扩张。故应以高能易消化饮食为佳,有作者提出开始7～10天以每日供给 6276～8368kJ(1500～2000kcal)为宜,逐渐增加到每天12552～20920kJ(3000～5000kcal)。

一般认为精神类药物治疗无明显作用,除非精神症状严重时作短暂治疗。

3. 防止复发

为了巩固疗效防止复发,应与病人的双亲合作进行家庭治疗,配合医生对患者进行劝说和鼓励,当病情恢复缓慢或有反复时应安慰和鼓励患者,确立长期治疗的信心。

闭经的治疗:一般均认为在体重恢复正常后月经会自然来潮,若体重恢复后两月月经未恢复,可按卵巢功能状况作周期疗法或启动卵泡发育,诱发排卵。在病人体重恢复过程中用小量性激素周期治疗有利于建立其治疗信心,防止生殖器和性征萎缩。

第三节 Kallmann 综合征

本综合征为中枢神经异常所致，以低促性腺素、低性激素且伴有嗅觉缺失为特征。因 Kallmann（1944 年）首先报道而得名。据估计其发生率男性为 1:10000，女性为 1:5000，现已明确本综合征为遗传性疾病。

一、临床表现和发病机制

主要表现为青春期延迟，到达青春期年龄无性征发育，更无月经来潮，女性内生殖器分化正常，性腺为卵巢。因 FSH、LH 水平低，故卵巢无功能活动，卵泡未发育，雌激素水平低下，也无孕酮分泌。除嗅觉缺失或减退外，有时可伴有神经系统异常，如眼运动失常、凝视性眼球水平震颤、小脑共济失调、感觉神经性耳聋、痉挛性截瘫和智力发育迟缓。体格异常有唇裂、裂腭、单侧肾和弓形足等。

胚胎期嗅神经元和 GnRH 分泌神经元有一共同的来源，即两者均来自嗅基板，嗅神经元的轴突经过筛板和脑膜到嗅球，而 GnRH 神经元沿嗅神经穿过嗅球到达下丘脑，两者的移行途径也相同。本病患者嗅神经元的轴突能正常地发生且向前脑移行，但终止于筛板和前脑之间，未达嗅球，故 GnRH 神经元也终止于此，故患本综合征时低促性腺素和嗅觉障碍并存。现知神经元的移行需一特殊蛋白质，此蛋白质称 KAL 蛋白质，其编码基因位于 X 染色体短臂上。近年的研究发现 KAL 蛋白质缺乏时，嗅神经的轴突和其他神经元的联系无法建立，从而导致嗅球在发生的早期即出现退化。由于嗅球退化，嗅神经和前脑间无联系，从而导致 GnRH 神经元的移行缺陷。目前认为 KAL 基因突变导致神经元的相互作用和突触的发生均缺陷，继而导致神经元的移行障碍，此为本综合征的基本发病机制。

本综合征可为散发性或遗传性。遗传性中可有 X 连锁隐性遗传、常染色体显性遗传或常染色体隐性遗传。以 X 连锁隐性遗传最常见。常染色体显性遗传常以男性多见。从其不同的遗传方式，说明本综合征的遗传学多态性。KAL 基因定位于 XP223，KAL 基因的邻接基因为类固醇硫酸酯酶基因（steroid sulfatase，STS），故临床上可见此两基因一起缺失时，而出现本综合征与鱼鳞病（X 连锁）伴存的情况。

二、诊断和治疗

典型者诊断无困难，即中枢性闭经伴嗅觉丧失。但对嗅觉功能不全者，则需作嗅觉检测。

治疗分两个阶段，首先是替代性女性激素治疗，促使性征发育和月经来潮。当患者要求生育时可用人类绝经期促性腺激素（HMG）和 HCG 或 GnRH 脉冲法诱发排卵，成功病例已不乏报道。因中枢异常无法纠正，需替代治疗方会月经来潮。

第四节 席汉综合征

席汉综合征（Sheehan syndrome）是在 1939 年由 Sheehan 命名的一种垂体功能低下的疾病，主要由于产后大流血、休克造成垂体前叶急性坏死，丧失正常功能，而垂体后叶即神经垂体尚可幸免，但是严重时也会影响垂体后叶功能，并发尿崩症。

一、病理生理

妊娠后垂体功能旺盛，血供丰富，其体积比原来增大 1~2 倍，因为垂体前叶的血液供应 80% 是门脉血提供的，一旦发生产后大流血与休克，门脉血流量减少，使增生的垂体缺血、缺氧，若发生出血性休克、门脉血管内微血栓形成，可使垂体前叶广泛性坏死。产后失血是否及时纠正直接关系到垂体前叶功能丧失的程度。

二、临床表现

产后体质虚弱，面色苍白，无乳汁分泌，从此无月经来潮，并有畏寒、头昏、头痛、胃纳差、贫血、消瘦及脱发、阴毛脱落的现象。严重者持续闭经，日久后子宫和乳房萎缩；轻者月经稀发，容易疲劳，其他症状也略轻。患者均有产后出血、休克史，当时补充血容量不足或较慢。

三、实验室检查

垂体坏死导致前叶垂体功能低下时不仅表现出分泌促性腺素的功能低下，有时同时伴有促甲状腺与促肾上腺素功能不足，因此在性腺功能低下时还出现甲状腺功能低下与肾上腺功能不足的表现。

血液中 FSH 与 LH 值明显降低，所以血雌二醇值极低，没有周期性变化，孕酮测不到或极微量，表示促性腺素功能与性腺功能均不足，垂体兴奋试验无反应。

血液中 TSH 值降低，同时 T_3、T_4 也低，说明甲状腺功能不足。尿 17-羟、17-酮皮质类固醇低于正常值，表示肾上腺功能低下。生长激素分泌功能常也完全受损。

四、治疗

席汉综合征发生后应予以积极治疗，产后应尽量补充营养和给予支持疗法，至于性腺、肾上腺或甲状腺的替代治疗，应按各腺体的功能状况决定。

GnRH 间歇的刺激，有利于垂体功能的恢复。在治疗 6 个月后有时可见症状好转，垂体兴奋试验呈低弱反应直至恢复至正常反应。

五、预后与预防

轻型席汉综合征者如治疗积极仍有恢复垂体功能的可能，重型只能终身依靠激素替代治疗，否则将出现长期低雌激素而产生骨质疏松，心血管与脂代谢异常，如果垂体后叶功能丧失将有尿崩症出现。因此，产后尽量预防大流血与休克，一旦发生立即输血，补充足够量的血液以防垂体缺血时间过长。

第五节　垂体肿瘤

　　垂体肿瘤发生在腺垂体者常以腺瘤形式出现，约占颅内肿瘤的 10%，但是常因肿瘤体积较小，生长速度缓慢，有时又无干扰内分泌的症状，所以常被患者与医生所忽视。近年来对垂体腺瘤的放射诊断水平提高，CT 与 MRI 等技术的灵敏度增加，放射免疫测定血中有关激素的灵敏度增高，因此垂体肿瘤的临床诊断水平也有提高。

　　经典的垂体细胞分类为嗜酸性、嗜碱性与嫌色性 3 种。垂体腺瘤中最常见的一种是嫌色细胞瘤，约占 85%。过去认为分泌功能亢进的腺垂体瘤属分泌多肽类激素的肿瘤，根据其分泌的激素性质分为：①生长激素细胞分泌过多的 GH，幼年发病成巨人症，成年后发病成肢端肥大症；②ACTH 分泌过多时造成柯兴症（Cushing disease）；③催乳细胞增殖分泌过多的 PRL 时会出现闭经溢乳综合征。自 1970 年后临床与实验室观察中又发现了糖蛋白激素分泌细胞分泌旺盛的肿瘤，如 TSH、FSH、LH 分泌过多的肿瘤，最近又发现了 β-内啡肽肿瘤以及一些亚型，因此说明垂体前叶的各类腺细胞增殖后均可以成为各类分泌亢进型的肿瘤。

一、多肽激素类肿瘤

1. 生长激素过度分泌性垂体腺瘤

　　在儿童期垂体生长激素分泌过多则出现巨人症，成年后腺垂体的嗜酸性或嗜碱性细胞分泌旺盛则成肢端肥大症，因骨骼继续生长，特别是头颅、手、足长得更大，使容貌发生改变，呈现鼻、唇大且厚，眼眶骨突起，下颌外突，毛发变粗，女性常闭经、多毛。

　　病理生理：主要是生长激素分泌细胞过度分泌，可能是下丘脑调节功能失控，因为下丘脑有生长激素释放因子（GHRF）与生长激素抑制因子（GHIF），如生长激素抑制因子分泌减少或生长激素释放因子分泌亢进均可使垂体前叶的生长激素分泌增加。其次是生长激素分泌腺细胞膜上受体的改变。

肢端肥大症患者常伴发甲亢，催乳细胞分泌亢进的高催乳素血症，肾上腺皮质激素分泌亢进，促性腺素的脉冲频率改变，故有闭经或溢乳。

2. 催乳细胞分泌性垂体腺瘤

垂体催乳细胞瘤是一种生长缓慢的良性肿瘤，占垂体肿瘤的 70%。在 1000 例尸体解剖中微腺瘤发生率约 22.5%，均无明显症状，2～86 岁均可患此症，好发年龄是 60 岁，27%属嗜酸性细胞。Trouillas 报道在闭经溢乳者中发现垂体催乳细胞腺瘤与非分泌乳汁的肿瘤，前者发病于 26 岁左右，后者发病于 53 岁左右。1981 年 Burrow 尸检报道 120 例，其中微腺瘤 32 例占 27%，血 PRL 升高的占 41%，这些微腺瘤直径大小均在 2～4mm。

（1）临床表现。垂体催乳细胞瘤的常见症状是溢乳与闭经，此外可能体重明显增加。头痛是各种垂体肿瘤均可出现的症状，区别在于肿瘤的位置而不在于肿瘤的性质。部分患者的肿瘤向视上区延伸，压迫视交叉区则出现视野缺损，大的肿瘤向两侧伸展压迫 III、IV、VI 对脑神经，将造成眼外神经麻痹、复视与视力丧失。

巨人症、肢端肥大症或有甲亢的症状和体征时应考虑垂体腺瘤分泌 GH，或 TSH 增加而导致 PRL 的分泌增多。

（2）血中催乳素测定。高催乳素血症的血 PRL 值常高达 100μg/L 以上，如达 300～500μg/L 应考虑垂体催乳细胞瘤。也有人报道垂体催乳细胞瘤患者血中 PRL 不足 50μg/L，因此有 PRL 升高者应排除垂体细胞瘤。1980 年 Malarkey 发现正常人血中 PRL 有昼夜脉冲分泌的波动，包括空蝶鞍者，但是垂体腺瘤者没有这种昼夜 PRL 波动。血中 PRL 分泌受 TRH 的影响在垂体腺瘤者中也不如正常人明显。

（3）X 线摄片与 CT 检查。一旦发现 PRL 明显升高时应进一步作 X 线蝶鞍摄片以排除垂体瘤，一般蝶鞍片只能显示骨质模糊、鞍背直以及双边鞍底等现象，提示有垂体瘤，X 线分层摄片较有助于诊断，CT 与 MRI 可筛查微腺瘤。

（4）鉴别诊断。

①垂体微腺瘤尚未确诊前常认为是功能性的高催乳素血症，因此对药物治

疗效果出现反复者应定期追踪。

②甲状腺功能低下，引起 TRH 升高、TSH 升高，常伴有高催乳素血症。

③空蝶鞍：见本章第六节。

④肢端肥大症：垂体生长激素细胞瘤可引起，由于 GH 与 PRL 的结构十分相似，有时也出现 PRL 升高与溢乳。

（5）治疗。垂体催乳细胞瘤按其体积大小分为微腺瘤与巨腺瘤两种，若肿瘤直径<10mm 者称微腺瘤，直径>10mm 者称巨腺瘤，药物治疗可控制微腺瘤生长速度，免于手术，巨腺瘤症状明显者均采用手术治疗。

①药物治疗：溴隐亭能抑制催乳细胞分泌活动，它是多巴胺激动剂，每片 2.5mg，开始时可给 1.25mg，每日 2 次，即在早餐与晚餐时与食物同时服，3 天无不适者，可增加至早、中、晚餐时各服一次，一次 2.5mg，最大剂量每日 10mg。服药期内必须避孕。溴隐亭口服不能耐受者可阴道内给药，每晚一次，一次 2.5mg，也可有效。

②手术治疗：过去采用开颅手术，近年来均已改为经蝶窦进行。由于垂体催乳细胞瘤无明显包膜，组织又脆软，为了避免伤及正常垂体组织，常不能完全清除肿瘤。在手术后立即用放射治疗，或术后再服溴隐亭。

③妊娠期的处理：垂体催乳细胞瘤合并妊娠，当用溴隐亭治疗时随着血 PRL 的下降，促性腺素逐步恢复正常，随时可出现排卵，因此，接受药物治疗时应测量基础体温，一旦基础体温上升，7～10 天测孕激素，或基础体温上升 3 周测尿β-HCG；若已有妊娠，且患者要求保留的应予以保胎。微腺瘤与巨腺瘤手术后患者是可以怀孕的，但应告之妊娠期必须密切随访。一旦出现头痛加剧，视力模糊，立即终止妊娠，大多数情况下能维持妊娠达足月。整个妊娠期的溴隐亭治疗问题是有争论的，主张坚持用溴隐亭的理由是妊娠期的雌、孕激素明显升高，正常垂体组织有增大的现象，垂体腺瘤也有增大的可能，理应连续给药，直至分娩，何况至今未见溴隐亭有致畸的报道。也有学者认为孕期用药对胎儿的影响虽目前尚未见报道，但为了安全、优生，主张一旦确诊为妊娠时，还是停药为佳，因为垂体腺瘤已被控制，孕期增大速度不过大的话仍是无妨的。

二、糖蛋白类激素垂体分泌腺瘤

（1）促甲状腺素分泌过多的腺瘤

它具有促甲状腺、促乳腺分泌的功能，因此有甲状腺肿大、甲亢，溢乳伴有闭经。

（2）产生 FSH 的垂体腺瘤

产生 FSH 的垂体腺瘤比产生 LH 的垂体腺瘤多一些，血中 FSH 升高，不受 GnRH 与氯蔗酚胺影响。雌、雄激素对这种升高的 FSH 仅有微弱的抑制作用，单有 FSH 的增高并没有出现症状，常在常规筛查时才会发现。

三、颅咽管瘤

占颅内肿瘤的 3%，大部分（54%）为囊性，仅 14%为实质性，混合型占 32%。位于垂体柄的漏斗部前方，但并非来源于垂体，属鳞状上皮结构，少数为柱状或立方形上皮。男性中发病率高于女性，多见于 20 多岁时，当肿瘤压迫垂体柄与下丘脑时才会出现 PRL 升高的临床症状。视力受影响较常见，如视野缺损与偏盲。内分泌受影响较常见的是垂体肾上腺功能失调，甲状腺功能受抑制，促性腺素对 GnRH 的反应受干扰。X 线检查时也可见蝶鞍扩大，CT 更可显示增大的肿瘤，如出现局部受压迫的症状可行手术切除，但容易损伤下丘脑。

第六节 空蝶鞍综合征

1951 年 Busch 首先提出空蝶鞍一词，在尸体解剖时发现鞍隔不完全缺损，垂体扁且萎缩，蝶鞍即垂体窝空虚，充满了蛛网膜下腔的脑脊液，当全部充满时蝶鞍即扩大。空蝶鞍综合征（empty sella syndrome）大多数是特发性或原发性的，也有一部分人是由于垂体瘤而施行手术或放射引起继发性空蝶鞍综合征。

一、病因

空蝶鞍发病原因迄今未清楚，但认为鞍隔不全或完全缺失可能是形成本病的先决条件，然后脑脊液流入蝶鞍的垂体窝，把垂体压扁。①女孩与年轻妇女患原发性甲状腺功能低下时常显示蝶鞍扩大，因此甲状腺功能检查在本病很重要；②妊娠妇女的垂体有生理性增大，多胎妊娠时更为明显，肥大的垂体将鞍隔孔及垂体窝扩大，分娩以后，垂体复旧，体积恢复至妊娠前，但鞍隔孔留下较大裂隙，使蛛网膜下腔脑脊液冲入窝内。③鞍内、鞍旁肿瘤手术治疗可引起鞍隔缺损，合并放射治疗可有垂体萎缩，留下空隙，有利于脑脊液的流入，也有一些垂体瘤或颅咽管瘤发生囊性变化，囊壁破裂，囊腔与蛛网膜下腔沟通，使脑脊液进入垂体窝。

二、临床表现

多见于女性，尤其是中年女性，无明显内分泌功能紊乱。头痛是常见的临床表现，偶有鼻溢或偶然发现挤出乳汁，测血 PRL 略高于正常（有昼夜脉冲变化）。为了排除垂体腺瘤而作头颅摄片，仍可提示蝶鞍扩大，呈球形或卵圆形，鞍壁大多光滑、规则。气脑造影则可更明确显示气体进入垂体窝内，呈片状阴影，有时气体充满整个垂体窝，出现气液平面。CT 扫描和 MRI 则可精确地在扩大的垂体窝中见到萎缩的垂体和充满了低密度的脑脊液。因并非由垂体瘤引起，故不会出现视野缺损，虽垂体窝扩大但无骨质缺损。在曾有鼻咽癌放射治疗后出现乳汁分泌、渐渐月经稀发者，血PRL略高于正常，在鞍上池前方密度较高，CT复查为少量垂体组织，空蝶鞍可能大，再作脑池造影，方可确诊。

三、治疗

空蝶鞍综合征的症状不明显，即使PRL高，用溴隐亭的效果不及垂体瘤或高催乳素血症有效，可以观察随访。如有内分泌紊乱者可以选用溴隐亭，若为低促性腺素者可以同时给予替代疗法，如希望生育的妇女则在提高雌激素水平后再给促排卵的药物，有助于卵泡发育。空蝶鞍伴有明显视力障碍者仍应手术探查，如有神经周围粘连者可行粘连松解手术。

第七节 高促性腺激素闭经

高促性腺激素闭经是由卵巢本身异常导致的卵巢功能衰退或衰竭而引起的闭经，为卵巢性闭经。性腺合成性激素低下或不能合成性激素造成闭经，下丘脑-垂体轴缺乏卵巢分泌的雌激素及抑制素的负反馈，使促性腺素升高，也称高促性腺素性性腺功能低下（hypergo-nadotropic hypogonadism）。有多种病因，可表现为原发或继发闭经（表2-2），临床表现多样化。原发闭经中最常见的为性腺发育不全，继发闭经则主要为各种因素引起的卵巢早衰（premature ovarian failure，POF）。有的疾病如自身免疫性卵巢衰竭或放疗和化疗对卵巢的破坏，发生在青春期前则为原发闭经，发生在青春期后则为继发闭经；也有同一病因既可表现为原发闭经，也可表现为继发闭经，如对抗性卵巢、半乳糖血症等。

表 2-2 高促性腺素闭经的病因

原发闭经	继发闭经
性腺发育不全	卵巢早衰
遗传学异常	特发性
45，XO（Turner 综合征）	性腺发育不全
X 结构异常或缺失	46，XX（最常见）
45，X/46，XY 等嵌合体	XO/XX 嵌合体
单纯性性腺发育不全	Xp 或 Xq 缺失
46，XX 条索状性腺	47，XXX
46，XY 条索状性腺	45，X
自身免疫性卵巢衰竭	自身免疫性卵巢衰竭
	物理因素
	放疗或化疗
	卵巢手术等
对抗性卵巢	对抗性卵巢
酶缺陷	酶缺陷
17α-羟化酶缺陷等	半乳糖血症
半乳糖血症	

本节主要讨论卵巢早衰、对抗性卵巢及某些酶缺陷的高促性腺素闭经。

一、卵巢早衰

1.定义

初潮以后到 35 岁之间，有的主张到 40 岁之间任何年龄发生的继发闭经，具高促性腺素及低雌激素特征，卵巢组织学称为绝经期或老年妇女绝经后的变化。

2.病因、组织学及临床表现

（1）特发性。无明确诱因的过早绝经，染色体核型 46，XX，通常测不到自身免疫抗体，为卵巢早衰的最常见类型。卵巢呈多皱褶的萎缩状，组织学见皮质、白体，偶见卵泡。上海医科大学妇产科医院 1976—1994 年 126 例高促性腺素的继发闭经中，此种类型占 81.0%（102/126），其中 68 例腹腔镜检查发现：双侧卵巢呈萎缩状改变者 47 例（69.1%）；一侧性腺发育不全，另侧萎缩状者 21 例（30.9%）。卵巢早衰患者的一侧性腺发育不全现象有类似报道。临床表现首先是月经改变，一般在正常的青春期性发育后出现月经紊乱或进行性月经稀发，然后闭经；典型的烘热、潮红症状是提供诊断的唯一临床线索。该院 102 例特发性卵巢早衰均在生育年龄发病，除 9 例（8.8%）突然闭经外，93 例（91%）闭经前有月经紊乱，病程短者为半年，长者为 6 年。月经紊乱期尽管有"月经"，基础体温多为单相型，对氯蔗酚胺无反应或反应差，烘热、潮红症状发生率为 80.4%（82/102），闭经时症状加重。

（2）性腺发育不全。性腺条索状或卵巢小于正常的一半，卵泡缺如或少于正常。皮质层所含卵泡数的差异，使临床表现可从性征幼稚的原发闭经到有不同程度性征发育的卵巢早衰。表现为继发闭经的性腺发育不全，大多数在 25 岁前月经闭止，闭经可发生在初潮后不久，或几个月或数年之后；染色体核型以 46，XX 最常见，其次为嵌合型 45，XO/46，XX；Xp⁻、Xq⁻及 47，XXX 等，偶见 45，XO。据报道，20% 的 XO/XX 嵌合型有自发月经。该院 126 例高促性腺素的继发闭经中，性腺发育不全 18 例，发生率为 14.3%，18 例中正常染色体核型占 55.6%（10/18）；核型异常占 44.4%（8/18），其中 45，X/46，XX2 例；45，XO/46，XX/47，XXX/47，XXX；46，XX（iXq）；46，X，del（Xq）；46，

XXt（Xql7q）和 46，XXt（X，21）各 1 例。18 例中 13 例（72.2%）性征发育不良。性征发育为 Turner's Ⅰ～Ⅱ期者，均于 1 年内月经闭止，性征发育 Ⅱ～Ⅴ 期者，行经年限 2～11 年（56±36 年），月经闭止平均年龄 17.4 岁（15～23 岁），18 例中发生烘热症状仅 1 例（5.6%）。嵌合体中 XX 细胞系的比率或 X 染色体缺失部位及严重程度可能与性腺中皮质的分化程度有关，并直接影响到青春期卵巢皮质中的卵泡数、性征发育及卵巢功能的寿命。46，XX 的性腺发育不全机制尚不清楚。

（3）自身免疫性。多种自身免疫性疾病可引起卵巢早衰。最常见的是自身免疫性甲状腺炎，尚见于甲状旁腺/肾上腺炎（Addison's 病）及同时累及上述腺体的多腺体综合征，少见情况包括重症肌无力、突发性血小板减少性紫癜、类风湿性关节炎、白斑及自身免疫性溶血性贫血等。循环中存在多种器官特异性自身免疫抗体，如对甲状腺（抗甲状腺球蛋白及抗微粒体抗体）、胃壁细胞、肾上腺皮质及甲状旁腺的抗体，已证明这些抗体同样作用于卵泡细胞；少数报道仅测到卵巢自身抗体，而未测到其他抗体。免疫荧光显示抗体与卵泡颗粒细胞及泡膜细胞结合。尚发现血清中存在抑制 FSH 受体结合的免疫球蛋白。卵巢活检标本的淋巴细胞浸润为自身免疫性卵巢炎的组织学特征，浆细胞巢可有可无；有报道，卵细胞受自身免疫的影响，数量减少或缺如，偶见性腺呈条索状，仅见间质，始基卵泡完全缺如者。自身免疫性卵巢功能衰退的临床表现与特发性卵巢早衰相似。

3. 卵巢的破坏因素

（1）放射及化疗。放射及化疗对卵母细胞有损害作用，卵母细胞受损吸收以后，卵泡结构消失，纤维化导致卵巢功能衰退。放射对性腺的作用取决全年龄及放射剂量（表 2-3），卵巢照射后 2 周内类固醇激素下降，促性腺素上升。年轻者卵子数目较多，能耐受强照射，闭经若干年后，仍有可能恢复功能。如果妊娠，胚胎先天性畸形的危险性较正常人群未见增加。烷化制剂对性腺的毒性最大，引起卵巢衰竭的剂量与治疗的年龄呈反比关系。上海医科大学妇产科医院 1 例 36 岁侵蚀性葡萄胎，以环磷酰胺、更生霉素化疗 8 个疗程后发生卵巢早衰。其他化学制剂对卵巢也有潜在损害，但研究较少。

表 2-3 放射剂量对生育的影响

放射剂量（Gy）	对生育的影响
0.6	无影响
15	40 岁以上有一定影响
25～50	15～40 岁 60%不育
50～80	15～40 岁 60%～70%不育
>80	100%永久性不育

（2）卵巢手术。卵巢双侧手术切除引起卵巢功能急性丧失，一侧或部分卵巢切除可能使剩余卵巢组织的功能寿命缩短。上海医科大学妇产科医院 126 例高促性腺素的继发闭经中，4 例青春期有卵巢手术史，其中 3 例有单侧附件切除史，1 例有双侧畸胎瘤剥出史，均在术后 10 年内发生卵巢早衰。

（3）感染。感染引起的卵巢早衰仅见于双侧性输卵管卵巢脓肿引起的卵巢组织破坏，但儿童期腮腺炎病毒性卵巢炎则可能引起早期严重的卵巢破坏。

4. 卵巢早衰临床内分泌与病理生理联系

各种因素引起卵巢早衰的共同特点是卵巢内卵泡数少和（或）卵泡消耗加速。曾经认为，促性腺素升高>40IU/L，卵巢内卵泡耗竭，但近几年有恢复排卵及妊娠的报道，常见于雌激素替代治疗后，甚至条索状性腺也有恢复排卵及妊娠的报道。因此，卵巢功能衰竭并不等于卵泡耗竭。循环中高水平的促性腺素对卵泡自身受体的降调节作用，可能为卵巢内残留卵泡功能受抑制的病理生理，这些残留在卵巢内的卵泡，可对促性腺素多年无反应。

继发闭经前的月经紊乱期，基础体温呈单相型，表明该期为卵泡生长与闭锁的消耗过程而无排卵。卵巢中卵泡数量减少后卵泡对促性腺素敏感性降低是卵泡发育中途夭折的病理生理。该期的月经或出血期循环中 FSH 波动往往>10IU/L，FSH 升高现象是卵巢中卵泡储备量降低的表现。近年研究发现，卵巢储备功能下降的最早表现是抑制素的下降，有周期性月经，且 FSH 在正常范围，但用氯蔗酚胺可出现 FSH 升高的亢进反应，因此用氯蔗酚胺后 FSH 升高亢进现象同样反映卵巢储备功能的下降。上海医科大学妇产科医院 102 例特发性卵巢早衰中，73 例曾于月经紊乱期用氯蔗酚胺诱发排卵共 211 周期，除 1 例在开始 3 个周期有不典型双相体温及月经外，余 72 例 208 个周期对氯蔗酚胺无反应，其中 8 例服药 5 天（50mg/天）后 FSH＞20IU/L。事实说明内源性或用药后 FSH 的升高，可能加速卵泡消耗，并不能改变卵泡发育中途夭折的命运。循环中持续高水平的 FSH 对卵泡自身受体的降调节作用，使残留卵泡的功能处于抑制状态，卵巢功能进一步衰退。

二、对抗性卵巢或卵巢不敏感综合征

1965 年 Kinch 等首先在原发闭经病人中发现有卵泡型的高促性腺素闭经，其特征是：①卵巢形态饱满，表面光滑，包膜厚，组织学见多数始基卵泡及少数初级卵泡；②内源性促性腺素，特别是 FSH 升高；③卵巢对外源性促性腺素不敏感；④闭经但性征发育正常。1969 年由 Jones 及 DeMoraes-Ruehsan 证实该综合征的存在。为与性腺发育不全鉴别，由 John Hopkin's 医院的专家们命名为 Savage 综合征。以后在继发闭经及青春期女孩也发现此综合征，称对抗性卵巢或卵巢不敏感综合征。此综合征的血循环中雌激素呈低水平或正常低值，雌激素来源于对促性腺素有部分反应的初级卵泡。另外据报道，这些卵巢的间质在高水平 LH 刺激下分泌雄烯二酮，并经腺外转化为雌激素，对性征发育起一定作用。继发闭经的临床表现与卵巢早衰相似，进行性月经稀少发展至闭经，也有阵发烘热及潮红症状。

该综合征的病因尚不明确。患者升高的促性腺素具有生物学活性，免疫学研究已证明病人的血清中并不存在抗促性腺素抗体及抗促性腺素受体的抗体，卵巢内卵泡组织结构正常，无淋巴细胞浸润。因此，推测该综合征可能为卵巢促性腺素受体或受体后缺陷。经雌激素治疗后自发排卵或对外源性促性腺素恢复敏感性的现象，提示雌激素对该综合征促性腺素受体的激活或增加受体数有作用。

三、酶缺陷的性腺功能低下

1. 半乳糖血症
该疾患是由于半乳糖-1-磷酸盐尿苷转移酶的缺陷造成的半乳糖代谢障碍

所致，出现肝、肾、豆状核及神经系统等异常。已证实该症与性腺功能低下的关系。Kaufman（1981）报道的 18 例半乳糖血症中，12 例具高促性腺激素性性腺功能低下，其中 5 例原发闭经，6 例继发闭经，1 例月经稀发。超声波或腹腔镜见卵巢小或缺如，因而推测是半乳糖和（或）半乳糖-1-磷酸盐对卵巢实质具有直接的损害作用。Robinson（1984）报道 1 例典型的半乳糖血症，出生后即给予饮食控制（无半乳糖），仍发生高促性腺激素性性腺功能低下、原发闭经、无性征发育，16 岁时腹腔镜检查见卵巢发育不良，组织学显示卵泡数明显少于正常同年龄者，电镜下卵泡结构内未见卵母细胞，卵巢间质正常，因此认为，半乳糖还可能直接影响生殖细胞移行到生殖嵴，造成性腺内卵母细胞数减少。但也有报道半乳糖血症继发闭经，卵巢存在高密度的始基卵泡，组织学不能与对抗性卵巢鉴别，且无卵子损害的组织学证据。还有人认为，半乳糖血症病人促性腺素分子的糖链部分结构可能存在异常，但在小鼠子宫重量方法的试验证实其具生物学活性。半乳糖血症发生率低，发病机制还有待进一步探讨。

2. 17α-羟化酶缺陷

17α-羟化酶缺陷的先天性肾上腺增生症较罕见，核型为 46，XX，通常合并高促性腺素性性腺功能低下。病人卵巢内有始基卵泡，但由于卵巢 17α-羟化酶缺陷不能合成雌激素，FSH 反馈性升高，临床表现为原发闭经，有子宫，外生殖女性型，但无性征发育。其特征还包括高血压及低血钾。

该症的激素特征是：血清孕酮高于 95.4nmol/L（>3ng/nL），17α-羟孕酮低于 0.6nmol/L（<0.2ng/nL），脱氧皮质酮（DOC）高于正常女性成人水平。ACTH 一次注射剂量（0.25mg）的兴奋试验，60 秒钟后孕酮显著增加，而 17α-羟孕酮基本上无变化。

3. 其他卵巢酶的缺陷

例如裂解酶，3β-类固醇脱氢酶β-17 酮还原酶的不足也可引起性腺功能低下。

四、病因诊断及卵巢储备功能测定

1. 病因诊断步骤

（1）病史及体格检查。病史包括月经初潮、月经症状、发病年龄及伴随症状，如有无烘热、潮红等，询问其他内分泌腺体疾病史，化疗、盆腔放射治疗，幼年腮腺炎病毒感染及卵巢手术史。体格检查包括身高、指距、Turner's 体征、性征发育等。

（2）染色体核型。25 岁以下或性征发育不完全者，应行染色体核型检查确定遗传学病因。25 岁以后的继发闭经核型异常较罕见。

（3）腹腔镜及 B 超的卵巢检查。高促性腺素闭经的卵巢形态学有 4 种类型，即条索状、小卵巢、萎缩状或饱满状。卵巢形态学的腹腔镜直视检查有助于病因诊断。近年 B 超敏感度提高，能测到 2～4mm 的卵泡，但超声一般不能探测到无卵泡或无卵泡发育的性腺，因此可用于性腺发育不全或萎缩卵巢与对抗性卵巢的鉴别诊断。

（4）实验室测定。

①抗甲状腺抗体：测定抗甲状腺球蛋白及抗微粒体抗体，以检出自身免疫性甲状腺炎。

②甲状腺功能：测定 TSH、游离、T4 以检出淋巴性甲状腺腺炎和 Graves 病。

③甲状旁腺功能：测定血清钙/磷比例，以排除甲状旁腺功能减退的自身免疫性甲状旁腺炎。

④肾上腺功能：测定 24 小时尿游离皮质醇或清晨血清皮质醇。

⑤其他：测定红细胞半乳糖-1-磷酸盐尿苷转移酶活性，诊断半乳糖血症。

（5）卵巢活检。除有必要确定自身免疫性卵巢炎的组织学证据，一般不提倡卵巢活检。腹腔镜结合 B 超检查已代替进腹卵巢活检诊断对抗性卵巢。对高促性腺素的条索状或萎缩卵巢，卵巢活检确定有无卵泡并无意义，且可能造成卵泡损失。

2. 卵巢储备功能测定

用于评估高促性腺素闭经卵巢功能状况及监测功能活动的变化。

（1）激素直接测定法。血清 FSH 一次测定高于 30IU/L 可诊断高促性腺素闭经。对卵巢早衰，FSH 基值＞10IU/L 提示可能为卵巢功能衰退的隐匿期，FSH 进一步升高反映卵巢内卵泡储备的降低。即使在闭经状态，若 LH＞FSH 及 E_2＞183.5pmol/L（＞50pg/mL），提示卵巢内有功能卵泡存在，循环中 FSH 下降结合 E_2 升高，为卵泡活动的恢复。

（2）间接测定法。

①阴道涂片：了解卵巢功能低落程度，根据成熟指数及成熟值监测体内雌激素变化。

②宫颈粘液：宫颈透明粘液的出现，相当于 24 小时尿雌激素总量（＞10μg），根据粘液量的变化或 Insler 宫颈评分法监测体内雌激素水平变化。

③孕酮试验：肌内注射黄体酮 20mg/d 共 3 天，撤药流血痕迹量、阳性或阴性，分别相当于 24 小时尿雌激素总量 10μg、＞10μg 或＜10μg

（3）激素动力学试验。

①氯蔗酚胺激惹试验：氯蔗酚胺激惹试验可作为 FSH 反应的动力学试验，当卵巢的卵泡储备下降时，卵泡产生抑制素（inhibin）的能力降低，氯蔗酚胺激惹的 FSH 反应亢进已用于卵巢功能衰退的早期诊断。评定方法：每月月经第 5～9 天服氯蔗酚胺 100mg/d，第 2～3 天及第 9～11 天分别测定 FSH 基值及停药后的 FSH 药物峰。不论 FSH 基值是否升高，若停药后的 FSH 升高＞20IU/L，视为卵巢储备功能下降，为卵巢功能衰退的隐匿期，也有人认为停氯蔗酚胺后 FSH＞10IU/L 即可诊断。上海医科大学妇产科医院 8 例卵巢早衰的月经紊乱期用氯蔗酚胺后 FSH 一致升高＞20IU/L。

②GnRH 兴奋试验：GnRH 100μg 一次静脉注射，用 GnRH90 分钟后 FSH 及 LH 均反应亢进或 FSH 反应较 LH 亢进，为卵巢功能衰退。

五、治疗

1. 雌激素疗法

适用于各种类型的高促性腺素闭经。雌激素疗法不仅能缓解某些患者因雌激素减少引起的血管舒缩不稳定症状，并可防止性器官萎缩、骨质疏松及因血脂代谢紊乱引起的心血管疾病。对不育患者雌激素疗法则可发育子宫，并通过对 FSH、LH 的负反馈抑制，消除循环中高水平的 FSH 对卵泡无排卵消耗过程的促进作用和（或）对卵泡 FSH 自身受体的降调节，起到保护残留卵泡的作用。无论对卵巢早衰的残留卵泡或对抗性卵巢的不敏感卵泡，雌激素疗法均可能通过协同体内 FSH 的作用，诱导卵泡颗粒细胞上的 FSH 受体及芳香化酶活性，使卵泡恢复对促性腺激素的敏感性。雌激素制剂及用药方法与剂量应根据患者年龄、症状、有无周期性月经及生育要求选定。

（1）雌、孕激素序贯法。适用于年轻妇女，根据有无生育要求，用药方法如下：

①无生育要求：对仅有"月经"要求的已生育妇女，采用炔雌醇 0.025～0.05mg/d（或己烯雌酚 0.5mg～1mg/d）连服 22 天，周期的第 20～23 天起加服安宫黄体酮，8～10mg/d，共 5～7 天的周期疗法。

②有生育要求：采用较大剂量雌激素以维持子宫发育及在短时间内使 FSH 抑制到正常水平，并定期停药以期待排卵的恢复。方法：a.采用复方炔雌醚（每片含炔雌醚 3.3mg、氯地孕酮 1.5mg），第 1、2 周期定期服 1 片，以后改用炔雌醚 0.3mg/周，连服 4 周，最后一周加服氯地孕酮 6mg 的周期疗法；b.采用炔雌醇 0.05mg/d（或己烯雌酚 1mg/d）连续 22 天，周期的第 20～23 天起加服安宫黄体酮 8～10mg/d，共 7～10 天的周期疗法。根据卵巢功能衰退的病程长短决定疗程，连续进行雌/孕激素序贯疗法 3 个月，半年或 1 年后间歇停药一次。一般于服药的 2～3 个周期后 FSH 下降到 5～10IU/L。停药后内源性促性腺素的回升可能促进卵泡的发育及排卵，因此停药时期卵泡及排卵的监测及指导适时性生活十分重要。排卵及受孕失败者重复上述治疗。上海医科大学妇产科医院 113 例因高促性腺素闭经的不孕症，102 例接受规则的雌、孕激素周期治疗，闭经 1 年以上（34±28）的 88 例中，8 例（9.1%，8/88）在停药时恢复排卵，其中 5 例（57%，5/8）妊娠，有 1 例闭经长达 8 年；闭经不到 1 年的 14 例停药时，6 例（42.9%，6/14）恢复排卵，4 例（28.6%，4/14）妊娠，其中 1 例闭经半年，服药 3 个月停药即妊娠。闭经小于 1 年经雌激素治疗的排卵及妊娠率高于闭经大于 1 年者，统计学比较，P＜0.01 及 P＜0.025，表明病程越短，雌激素治疗后卵巢功能恢复的可能性越大。对抗性卵巢应用雌激素治疗，也有恢复排卵及妊娠的报道。

近年对高促性腺素闭经要求生育者采用雌、孕激素序贯疗法，使患者子宫内膜处于着床状态下，行丈夫精子与供卵的辅助生育技术（IVF-ET），有妊娠的报道。

（2）尼尔雌醇 2～5mg，每月一次，口服。可控制更年期综合征症状，长期服用可防止雌激素低下引起的骨质疏松症及血脂代谢紊乱引起的心血管症状，并可维持阴道粘膜上皮增生，防止阴道的萎缩性改变，适用于无生育及月经要求的 40 岁以上的妇女。为防止尼尔雌醇对内膜的累积作用，应在服药 3～4 次后用孕激素（安宫黄体酮 10mg/d）5～7 天，使内膜定期脱卸。国内已有研究报道。

2. 促性腺素（HMG/HCG）或氯蔗酚胺诱发排卵

根据高促性腺素对卵巢降调节的机制，对卵巢早衰一般不宜采用促性腺素或氯蔗酚胺诱发排卵。对抗性卵巢对外源性促性腺素不敏感，据报道，采用大剂量的促性腺素疗效也不肯定。但雌激素治疗后再采用促性腺素诱发排卵，两者均有成功的报道。因此对不孕患者，采用雌激素治疗无效时，可试用之。上海医科大学妇产科医院 2 例对抗性卵巢经 2 年以上连续雌、孕激素序贯疗法后，采用 HMG 治疗，剂量分别用到 5100IU 及 4800IU 后卵泡发育成熟，再注射 HCG15000IU，诱发排卵成功，其中 1 例妊娠。

3. 病因治疗及预防

对自身免疫性疾病者采用免疫抑制剂（糖皮质激素）的短期疗法，可降低循环中自身免疫抗体及抑制自身免疫性卵巢炎，有恢复排卵及妊娠的报道，但多数报道无肯定疗效，不宜长期服用。17α-羟化酶缺陷可危及生命，处理上不同于其他类型的卵巢衰竭，除雌、孕激素替代治疗外，应同时应用皮质醇终身替代。半乳糖血症早期诊断，出生时即以无半乳糖喂养及终身摄入无半乳糖饮食，可使患者保持健康，但可能并不能纠正胎儿期半乳糖对性腺的损害。年轻患者的卵巢手术方案应以尽量保存健康的卵巢组织为原则。

第八节 女性生殖道畸形综合征

Mayer-Rokitansky-Küster-Hauser（MRKH）综合征亦称女性生殖道畸形综合征，是由于副中肾肾管发育障碍而引起的一种女性先天性生殖道畸形，可能由于基因突变所致。主要表现为先天性无阴道，无宫腔的始基子宫或无子宫，正常输卵管及正常卵巢，常伴有肾及骨骼畸形，女性第二性征正常。

一、女性生殖道畸形综合征与胚胎发生的关系

1928 年 Mayer 在一女尸中发现子宫呈两部分，阴道呈盲端，尿道口宽阔，输卵管及卵巢外观正常。1910 年 Küster 报道苗勒管系统发育异常者，包括异常子宫及发育不全的阴道，而卵巢正常，1938 年 Rokitansky 报道 26 例子宫发育异常者，其中有 1 例属于此综合征。以后 Hauser 亦论述了此综合征的临床表现，故称为 MRKH 综合征。

要了解 MRKH 综合征的胚胎发生，必须了解副中肾管结构的头尾部不同的演化过程。当胚胎 6 周，约长 10mm，胚体内有副中肾管发育，分头尾两部分，头端由体腔上皮演化而来，尾部的发生则需要中肾管的存在。中肾管在副中肾管旁侧，故副中肾管的尾端与中肾管紧密相邻。两侧副中肾管头端以后演化为左、右两侧输卵管，尾端融合成子宫及阴道上端。约在胚胎 30mm 时，副中肾管尾端与尿生殖窦融合，上皮增生及延长形成实质阴道板，以后腔化而形成阴道。MRKH 综合征包括正常卵巢及输卵管、发育不全的实质子宫及阴道缺失。由此可了解由体腔上皮形成的副中肾管头端发育正常，而是由受中肾管影响的副中肾管尾端发育缺陷。常伴有泌尿道异常，提示副中肾管与中肾管之间的关系，在发生期形成畸形时的重要性。骨骼系统亦来源于中胚叶，当中胚叶结构有缺陷时，可同时引起骨骼异常。因此 MRKH 综合征常伴有肾及骨骼畸形。

上海医科大学妇产科医院自 1953 年 1 月至 1983 年 12 月共收治先天性无阴

道 102 例，其中 91 例为 MRKH 综合征，占 89.2%。上海第二医科大学瑞金医院从 1956—1982 年共有先天性无阴道 26 例，其中 20 例符合 MRKH 综合征，占 77%，因此 MRKH 综合征亦是常见的疾病。

二、临床表现

1. 症状

除已婚者有性交困难史外，均主诉为原发性闭经，部分患者有轻度周期性下腹胀痛。

2. 体征

女性第二性征发育正常，外阴发育正常，部分患者大、小阴唇发育较差，尿道口松大。阴道呈不同深度的盲端，仅呈凹陷状至 2～3cm 长。子宫呈不同程度的发育异常，无子宫或双侧萌芽状子宫，输卵管卵巢正常。

3. 辅助检查

Griffin 报道 MRKH 综合征常伴有生殖道外畸形，1/3 病人有肾异常-肾发育不良及异位肾，亦有脊柱、肢骨及肋骨异常等。上海医科大学妇产科医院 91 例 MRKH 综合征，其中 54 例行静脉肾盂造影，有 6 例异常：1 例为单肾畸形，右肾缺如，1 例为右侧两个连生肾畸形，另 4 例为左肾盏较小，左肾盂狭窄，右肾盂积水，右输卵管向内侧移位，另有 1 例在手术时发现为盆腔异位肾。骨骼检查发现 3 例异常：1 例自第 3 腰椎开始向左扭曲，第 5 腰椎及骶骨形态变异，另 2 例为第 3～4 腰椎体融合。由于 MRKH 综合征常伴有肾及骨骼畸形，故术前必须行静脉肾盂造影及骨骼摄片。

三、诊断与鉴别诊断

MRKH 综合征是先天性无阴道及发育不全的实质子宫，如仅作妇科检查或肛查难以确诊内生殖器情况，可行气腹造影以了解子宫及附件情况，如无子宫，或为双侧萌芽状子宫，中间由纤维索相连，亦可行 B 超检查。腹腔镜检查可直接观察子宫及附件情况。必要时手术剖腹探查时观察更清晰。

先天性无阴道中以 MRKH 综合征最常见，但需与以下疾病作鉴别：

1. 单纯性无阴道

单纯性无阴道除阴道发育不全外，其他女性性征发育正常。但无月经初潮，因经血不能排出而有周期性腹痛，甚至造成子宫及输卵管积血，需于青春期后行阴道成形术及纠正宫颈闭锁等畸形，使经血外流，婚后可获受孕。

2. 睾丸女性化综合征（完全型）

由于靶器官缺乏雄激素受体或因缺少 5α-还原酶，不能使睾酮转化成 5α-双氢睾酮，而不能反映出雄激素的作用，但睾酮仍能通过芳香化酶转化为雌激素，故外表呈女性，乳房女性型，阴道呈盲端，内生殖器缺如，睾丸常位于腹股沟，形成腹股沟肿块。染色体检查为 46，XY，血浆睾酮值近男性水平。睾丸女性化综合征患者的睾丸有发生恶性肿瘤的危险，因此明确诊断后宜早期切除。

四、治疗

人工阴道成形术可解决性生活问题。人工阴道成形术的方法很多，并各有优缺点。

1. 非手术模型顶压阴道成型术

当患者阴道发育不全而留有部分阴道者，如阴道长 3～4cm 者可采用本法。此方法对边远地区缺乏手术条件者更适宜，方法简单、安全，形成的阴道合乎生理，但花费时间较长。有时用模型顶压的阴道还不够深，性生活不大满意。

2. 皮片阴道成形术

皮片阴道成形术的优点在于手术简易、安全，成功率高，形成的阴道较宽畅。但需在大腿部取一皮片，而皮肤组织形成的阴道壁干涩而无弹性，不符合生理情况，亦有应用阴唇皮瓣植皮术，但有时形成阴道不够宽畅。

3. 羊膜阴道成形术

应用羊膜作阴道成形术较皮片阴道成形术更简便，成功率亦较高，形成的阴道较柔软而有弹性。但术后阴道壁为正常粘膜覆盖所需时间较长，有时因感染而导致疤痕收缩，且需长期放置阴道模型。

4. 腹膜阴道成形术

此法亦较简单，但需进腹分离腹膜，形成的阴道柔软，但游离的腹膜有时不够长。如患者有 2～3cm 长的阴道最适宜应用此法。将分离的腹膜下曳入人工阴道内，缝合于部分阴道的顶端，效果较好。目前可以从阴道部游离腹膜，再下曳腹膜缝合于阴道口部，手术更简便。

5. 乙状结肠人工阴道成形术

乙状结肠人工阴道成形术的优点是新形成的阴道深度及宽度都很满意，阴道壁柔软，且肠粘膜分泌粘液有润滑作用，合乎生理要求，不需要长期放置模型，可减少痛苦及尿路感染。手术时采用腹部及阴道两个手术上下配合分离人工阴道腔隙，不易损伤邻近组织。缺点是手术较复杂，须进腹手术，要分离一段乙状结肠作为人工阴道，且要保证有良好血供。肠道的端-端缝合必须成功。

第九节 闭经的诊断与鉴别诊断

一、闭经的诊断

1.详细病史

着重了解月经史包括初潮、月经异常的发展过程，过去所用的治疗方法和效果。尚需了解有无精神神经刺激史以及环境改变等诱因；过去疾病或手术史，特别对月经和体质有直接影响者，如生殖道结核、流产或产后因出血而刮宫所伴随的并发症等。对原发闭经患者，要注意幼年发育与疾病，母亲孕期所患的疾病及其服用的药物等病史，也不能忽视家族史。

2.体格检查

全身情况有神志、营养、身长、体重、毛发分布等，以及第二性征的发育程度，须注意有无溢乳现象。妇科检查时，必须仔细观察外阴和下生殖道是否存在异常情况。

3.辅助诊断

项目繁多，一般皆根据诊断步骤的深入，按需要加以选择，常规用作测定卵巢功能的简易方法有阴道脱落细胞计数、宫颈粘液检查和测定基础体温。

二、闭经的鉴别诊断

先按明显体征分类后，再逐步深入，进行鉴别。

1.先天性外阴发育异常

（1）处女膜无孔或阴道横隔。身材和第二性征正常，伴有周期性腹胀或腹痛。

（2）睾丸女性化不完全型。男性假两性畸形核型 46，XY，X 染色质阴性，无子宫。

（3）先天性肾上腺皮质增殖症。女性假两性畸形核型 46，XX，X 染色质阳性，17-酮皮质类固醇增高，17-羟皮质类固醇减少。

（4）有母亲患男性化肿瘤或在孕期曾服雄激素史者，亦可具有女性假两性畸形征象。

（5）真两性畸形。核型 46，XX，46，XY 或嵌合体。

（6）性腺。卵睾或卵巢与睾丸共存。

2. 外阴正常，无子宫

（1）男性假两性畸形。完全型睾丸女性化，核型 46，XY，X 染色质阴性。

（2）MRKH 综合征。核型 46，XX，X 染色质阳性。本症常具有残角子宫，但在正常子宫部位扪不到宫体。

3. 正常女性内外生殖器

（1）第二性征不发育。

①特纳综合征：身材矮小、蹼颈、盾胸、肘外翻、核型为 45X/XO。

②单纯性性腺发育不全（Swyersyndrome）：FSH 升高，染色质阴性，核型 46，XY 或 46，XX。

③体质性青春期延迟：与低促性腺素性性腺功能减退的鉴别比较困难。一般于 13 岁第二性征尚未发育者皆被认为发育不良。18 岁尚未初潮者中，只有 10%可能会有月经。

④低促性腺素性性腺功能减退：FSH 降低，X 染色质阳性，核型 46/XX。

⑤垂体侏儒症：身材矮小、均匀，智力正常，核型 46，XX。

⑥Kallmann 综合征：嗅觉缺如，核型 46，XX。

（2）第二性征发育正常。

①子宫性：子宫内膜损伤或粘连，包括子宫内膜结核。

②卵巢性：卵巢对抗性综合征；卵巢早衰；卵巢破坏性损伤，包括肿瘤、炎症或手术切除；多囊性卵巢综合征。

③垂体性：席汉综合征；垂体肿瘤；高催乳素血症。

④中枢性：H-P-O 轴功能失调性闭经；神经性厌食症。

第三章 高催乳素血症

高催乳素血症（hyperprolactinemia）是一种下丘脑-垂体-性腺轴功能失调的疾病，以血液中催乳素升高为其主要表现，可以由多种原因而引起，部分是病理性的，另一部分则为可逆的功能失调。

第一节 催乳素

一、催乳素的化学结构与调节功能

催乳素（prolactin，PRL）是垂体前叶分泌的一种多肽蛋白激素，具有促进乳汁分泌的功能。最早 1928 年 Strieker 与 Grnetei 从牛垂体组织提取到一种能催乳汁分泌的物质。1931 年 Riddle 与 Braucher 提出在鸽的 corp 囊中也有促乳汁分泌的因素，后来化学分析手段发展了，从人、猪、马、兔、猫、鱼、羊等垂体中都可分离、提取到这种物质，其化学结构为 198 个氨基酸，直至 1970 年建立了高灵敏度的、专一性强的放射免疫测定法后，才发现生长激素也有催乳作用，其结构与 PRL 十分相似，但免疫学反应不同，其差别就是 3 个二硫键。1981年克隆了 PRL 的基因，此基因在人类第 6 号染色体上，正常垂体中催乳细胞占总细胞数的 20%，垂体中所含的 PRL 仅为生长激素的 1/100，因此过去对它缺乏认识。

近年来有作者提到人类 PRE 的特异性，有些人血中 PRL 含量很高，却没有乳汁分泌。相反，另一些人血中 PRL 略有升高，则有明显的溢乳现象，现知血中 PRL 的分子结构有数种不同形态，它们的生物活性各异：①"小" PRL 分子量为 22000，单节型激素，具有高亲和性与高生物活性；②"大" PRL：分子量为 50000，为二节或三节型结构，它与 PRL 受体的结合力差，属低亲和性、低生物活性，但在血液循环中它可以"脱开"，转化成单节型"小" PRL，故又可表现出类似"小" PRL 的生物特性；③"大大" PRL：分子量更大，为 100000，与受体结合力差，属低亲和性；④异型 PRL：分子量为 25000，比"小" PRL 的免疫反应差，但是大量存在于血浆中。

PRL 在生理情况下受下丘脑的调节，下丘脑中释放的多巴胺抑制垂体分泌过多的 PRL，所以妇女在一般情况下是无乳汁分泌的，只有在分娩后才有乳汁分泌，多巴胺与 PRL 之间仅有短反馈。通过旁分泌的自身调节，促催乳细胞分泌的刺激物质与抑制物质一般认为有以下几种。

1. 催乳素抑制因子（PIF）

（1）多巴胺。分泌多巴胺的神经元位于弓状核内，其轴突终末于中央突起部外层。目前已公认多巴胺可能是一种生理的 PRL 抑制因子，如果门脉系统中的多巴胺水平下降 20%，血浆中 PRL 的含量即上升 20 倍，在垂体前叶催乳细胞上发现有多巴胺受体，实验动物给予多巴胺类似物可显示 PRL 释放被抑制的现象。

（2）γ-氨基丁酸（γ-amino-butyric acid，GABA）。这是一种非多巴胺类的 PRL 抑制素，也可从下丘脑组织中提取出来，垂体前叶泌乳细胞上有 GABA 受体，体外试验中也显示高水平 GABA 可抑制 PRL 的分泌，其有效量比多巴胺大 10 倍，它的合成还需要中央突起部位的酶谷氨酸盐脱羧酶（L-gluta-matedecarboxy-lase）的参与，故 GABA 不可能在门脉循环中找到。

2. 催乳素释放因子（PRF）

PRF 分泌的神经元存在的部位、化学结构均不太清楚，影响 PRF 分泌的可能有以下因素。

（1）促甲状腺素释放激素（TRH）。TRH 除了有促甲状腺素的释放功能外，还能够刺激垂体催乳细胞分泌 PRL，同时在催乳细胞上存在 TRH 的受体，但是 PRL 分泌量的多少不完全与 TRH 量相平行。

（2）影响血管的肠多肽（vaso-active intestinal polypeptide，VIP）。VIP 是从小肠中分离出来的一种物质，在下丘脑与其他组织中的浓度很高，1979 年发现垂体门脉血中的 VIP 浓度比周围血高 19 倍，在体外培养的实验中低浓度的 VIP 即可导致 PRL 分泌和催乳细胞内 cAMP 增加。

（3）血管紧张素 II（angiotensin II）。无论在体内或体外实验中均可显示血管紧张素 II 作用于特殊的受体，有 PRL 素释放时，当接受血管紧张素 II 拮抗物即阻断这种作用。血管紧张素使 PRL 分泌增加的作用比 TRH 强，作用快，10 分钟即达到高峰。

（4）其他。神经递质也参与 PRL 分泌活动，例如 5-羟色胺不依赖多巴胺而使 PRL 释放，也可能是阻断垂体前叶多巴胺受体，从而减弱或消除了多巴胺抑制 PRL 的作用。内源性阿片类（endogenous opioids）可通过多巴胺系统的抑制而使 PRL 释放增多。组胺（hista-mine）通过与组胺 1（H_1）受体与组胺 2（H_2）受体而分别产生刺激或抑制 PRL 作用。神经肽（三肽）与 P 物质（substence P）均有刺激 PRL 释放的功能。

二、催乳素的生理功能

1. 调节渗透作用

在脊椎动物中 PHL 有控制水与电解质平衡作用，经前期紧张症的妇女血中 PRL 在经前明显升高，故有水分潴留与水肿等症状。

2. 调节羊水成分与容量

羊水中 PRL 浓度随妊娠月份增大而逐步升高，在孕中期含量最高，并发现在高离子溶液中 PRL 浓度低时可增加胎儿细胞外液的量与钠离子的浓度，在低离子溶液中 PRL 低时则减少胎儿细胞外液的量与钠离子浓度，加入高浓度 PRL 后则不发生上述现象，因此有保护胎儿的作用。

3. 对乳腺的作用

乳腺组织来自内胚层，PRL 是促使乳腺小泡系统成熟与生成乳汁的重要激素。

三、催乳素的正常值

人类生殖各期中 PRL 的变化较大，正常值低于 $25\mu g/L$。

1.胎儿期

孕 16～19 周胎龄的胎儿 PRL 为 53±16μg/L,20～34 周时为 230±90μg/L;35～40 周时为 371±7μg/L。

2.新生儿期

第 1 周 PRL 值较高，约 100μg/L，4 周以后逐渐下降，3～12 个月时 PRL 已降到 10μg/L。

3.发育期

女孩发育后 PRL 略有上升，可能与雌激素出现有关，在月经周期中 PRL 值有昼夜波动，卵泡期与黄体期相仿，没有明显的排卵前高峰。也有报道称黄体期的 PRL 略高于卵泡期，PRL 血中值在 25μg/L 内。

4.妊娠期

孕 8 周血中 PRL 值仍为 20μg/L，但蜕膜中 PRL 值较高。随着孕期的增加，PRL 值也逐渐上升，至足月妊娠达 120μg/L，分娩后血中 PRL 仍维持在较高水平，无哺乳的妇女产后 2 周 PRL 值下降，哺乳者经常吸吮刺激 PRL 下降较缓慢。

5.绝经期

PRL 值在 1 年内为 1009±568μg/L，10 年以上为 850±586μg/L

四、生理性催乳素升高的原因

（1）夜间睡眠时血中 PRL 值最高，每 10～60 分钟一次脉冲，初醒 1 小时后 PRL 即下降，每天上午 9：00—10：00 的血中 PRL 最低。

（2）高蛋白饮食可使 PRL 升高。

（3）运动与精神应激时 PRL 值会升高。

（4）性交、刺激乳头、胸部创伤以及大手术麻醉可使 PRL 升高。

一般妇女血中 PRL 值的变异很大，约 0～30μg/L。Kleinberg 报道为 1～25μg/L，也有报道正常月经的妇女 PRL 为 5～27μg/L。

第二节　催乳素血症

一、病因

1. 非垂体肿瘤性情况

（1）功能性（自发性）高催乳素血症。

（2）药物性。如卵巢类固醇激素、西米替丁、抗癫痫药、抗忧郁药、利血平等。

（3）原发性甲状腺功能减退。

（4）肾上腺功能减退。

（5）肾功能衰竭。

（6）胸壁创伤、疱疹与手术。

2. 与垂体窝有关的情况

（1）催乳细胞瘤。

（2）肢端肥大症。

（3）空蝶鞍。

（4）原发性甲状腺功能低下伴有促甲状腺细胞增生。

（5）非分泌性垂体肿瘤。

（6）颅咽管瘤。

（7）多发性内分泌肿瘤、大脑瘤。

（8）继发转移病灶。

3. 其他

（1）淋巴组织样垂体炎（lymphoid hypophysitis）。

（2）结核病。

（3）类肉瘤病（sarcoidosis）。

（4）组织细胞增生症（histiocytosis）。

（5）垂体柄创伤。

（6）异位分泌。支气管癌、肾上腺样瘤（hypemephroma）。

二、症状

1. 溢乳

高 PRL 促使催乳细胞分泌亢进，在非妊娠与哺乳期出现溢乳，或断奶数月仍有乳汁分泌。轻者须挤压乳房才有溢液溢出，重者自觉内衣有乳渍，分泌的乳汁似清水状，初乳样微黄或呈乳白色液体，其性状与正常乳汁相仿。

2. 闭经

垂体催乳细胞分泌亢进，随着旁分泌作用常表现为垂体促性腺分泌功能减退，所以卵巢合成类固醇激素的功能也减少，出现低促性腺与低性腺功能的闭经。高催乳素血症患者可以表现为月经稀发，随后闭经，常经检查时才发现有乳汁溢出，临床上亦称闭经溢乳综合征。但有一些患者仅有闭经而无溢乳，血中 PRL 是升高的，可能这种 PRL 的分子结构不属于小 PRL 型，故不出现促使乳汁分泌功能。

3. 头痛、头胀

部分高催乳素血症患者是由于垂体催乳细胞肿瘤而引起，当肿瘤直径小于 10mm 时称微腺瘤，一般无明显头痛、头胀症状，如催乳细胞瘤的直径大于 10mm（巨腺瘤）时，能表现头痛与头胀。

4. 视野缺损

肿瘤压迫视交叉神经，可以出现视野缺损的症状。

5. 不孕

轻度高 PRL 者仍可以排卵，基础体温显示卵泡期延长，黄体期缩短，孕酮水平低下，导致黄体功能不全的表现，因此不容易怀孕，即使受精也不容易着床，常出现临床前流产或化学妊娠。

三、高催乳素血症与多囊卵巢综合征关系

早在 1954 年就发现病人有多个小囊的卵巢同时有闭经、溢乳现象，1954 年

曾经推测出多囊卵巢综合征（PCOS）与高催乳素血症之间存在着一定的关系，以后又有报道高催乳素血症的病人除了闭经、溢乳可以同时有多囊卵巢综合征的表现，以及多囊卵巢综合征的病人同时发现血中 PRL 升高。自从 1975—1988 年有 10 多位作者提出多囊卵巢综合征的病人中同时发现血中 PRL 升高的占 32%～66.7%，1986 年以后有作者认为持续性高催乳素血症与多囊卵巢并存的可能性为 3.2%～12.5%。他们提出了以下几个问题：①PRL 是否可以刺激雄激素的分泌；②高催乳素血症是否能诱发多囊卵巢综合征（PCOS）；③多囊卵巢综合征是否会导致高催乳素血症；④高催乳素血症与多囊卵巢综合征是否为两种内分泌疾病的并存。关于 PRL 刺激雄激素分泌问题，有人认为肾上腺中有 PRL 受体，临床上也见到高 PRL 者的血中 DHEA-S 也升高，用溴隐亭治疗两者均可下降。不是所有人都支持这个观点，因为血中 PRL 上升 1～10 天时并无 DHEA-S 上升，只有 PRL 上升 4～6 周时才伴有血 DHEA-S 的升高；支持这种观点的人认为 PRL 可以直接影响肝脏合成睾酮结合球蛋白，故间接促雄激素产生增加。关于高催乳素血症诱发 PCO 的问题，有人认为 PRL 间接受下丘脑阿片类系统的调节，当阿片类持续升高时下丘脑多巴胺分泌下降，PRL 分泌即增加，LH 是受 GnRH 的刺激而分泌的，下丘脑阿片系统会抑制 GnRH 分泌，故 LH 也分泌增多了，所以多囊卵巢病人在下丘脑以及阿片肽、多巴胺的调控下会出现 PRL 与 LH 同时升高的现象，这种假说只有少数人支持。关于多囊卵巢综合征可引起高 PRL 的问题，除了上面提到的多巴胺、阿片肽的关系，认为 GnRH 在 PCOS 中的释放异常，它也可使 LH 上升的同时刺激 PRL 分泌，但在以后的观察中发现 GnRH 只能使部分 PCOS 病人的 PRL 升高。有人认为雌激素的升高可以刺激垂体催乳细胞分泌活跃，PCOS 患者的雌激素水平较高，故 PRL 也升高，但是一般高催乳素血症的人雌激素是低的而不是高的。高雄激素也不会促进 PRL 分泌，所以很难从内分泌紊乱角度说明 PCOS 会引起高催乳素血症。最终认为高催乳素血症与 PCOS 可能是两种内分泌失调的表现，发生在同一个人身上的可能是有的，但是比较少见。

四、治疗

治疗高催乳素血症必须针对发病的原因制定治疗方案。

1. 单纯高催乳素血症

单纯高催乳素血症患者又常按照患者是否要生育而决定治疗方案，如果是不要求生育者，可以用溴隐亭治疗，溴隐亭是一种多巴胺激动剂，可激活多巴胺受体，抑制催乳细胞增殖与 PRL 分泌。该药每片 2.5mg，初服者常有胃部不适、头晕、体位改变性低血压与便秘。为了减少或避免这些不良反应，必须从小剂量开始试服，服药时应强调餐中服，与食物相混后可减少胃肠道刺激。开始为 1/2 片，每日 2 次，3 天后无不适者可改为每次 1 片，每日 2 次，常用剂量为每次 1 片，每日 3 次，服药 2 周后常无乳汁挤出，服药 4 周后闭经者可以出现月经（95.2%）与排卵（90.5%）。血中 PRL 浓度在服药 1 周后即下降。当溢乳与闭经症状消失后可以酌情减量。该药每天最大剂量为 10mg，最小剂量为 2.5mg。如果有生育要求的患者必须在服药同时测量基础体温，了解是否有双相体温出现，配合 B 超了解卵泡生长，指导生育。单纯的高催乳素血症用溴隐亭治疗后的妊娠率高达 75%～100%，如果基础体温仍为单相或卵泡发育欠佳者可以加用氯蔗酚胺，效果较好。一旦妊娠后溴隐亭的使用与否有两种不同的观点：第一种是继续使用直到分娩，其理由是血 PRL 在孕期中会升高，垂体组织会随着妊娠月份而增大，如果有垂体肿瘤，会出现症状影响视力，为了确保妊娠安全，可到分娩后停用。第二种是可以中断使用，当基础体温上升，尿β-HCG 显示阳性后即可停药，因为孕期用药从优生角度应慎重，孕期生理情况下血中 PRL 也会上升，不必加以控制，孕期中一旦出现头痛、视力模糊等症状可再服药，一般这种机会极少。长期服溴隐亭是否有致畸问题有待进一步研究，故尽量少用为妥。

2. 由于垂体催乳细胞瘤引起的高催乳血症

高催乳素血症是由垂体催乳细胞而引起，如果瘤体直径＞10mm，称巨腺瘤，需考虑手术治疗，经蝶窦或开颅，一般摘除彻底的术后血 PRL 即降至正常，月经恢复，溢乳停止，也可以妊娠。催乳细胞瘤是一种包膜极不清楚的肿瘤，不易彻底摘除，术后尚需放射与继续服溴隐亭。溴隐亭必须长期服用，若服时反应大者可阴道给药，每日只需 1 片（2.5mg）。溴隐亭长效针剂现已问世，需要者可每月注射 1 针，每针 75mg。如果瘤体直径在 10mm 以下称微腺瘤，此类肿瘤生长较慢，不必手术治疗，服溴隐亭可以控制其生长，血中 PRL 也可降至正常，但不能停药，药量可控制到最低有效量。若是微腺瘤患者治疗过程中妊娠了，切盼胎儿者也可在严密观察下继续妊娠，产后仍须密切随访。

3. 由于低甲状腺功能引起的高催乳血症

高催乳血症由于低甲状腺功能引起，这种病人用溴隐亭治疗一般效果不佳，应用甲状腺素使 TRH 受抑制，血中 PRL 自然下降了。

第四章　高雄激素血症

雄激素是女性生殖生理过程中一种非常重要的激素，为卵巢，尤其是卵泡合成雌激素的前体，是不可缺少的激素。但当雄激素过多时，则引起痤疮、多毛、月经过少，甚至闭经而影响生殖功能，此外尚与肥胖、糖代谢和脂代谢有关。

第一节　正常女性雄激素

一、雄激素的来源

女性体内雄激素的合成主要在卵巢和肾上腺，除了此两种内分泌腺体外，尚有部分在外周组织中合成，称腺外合成。

1. 卵巢

卵巢中的卵泡、黄体和间质均能合成雄激素，由其中的泡膜细胞、泡膜黄体细胞和泡膜间质细胞合成。

卵巢主要合成睾酮，0.1mg/d 和雄烯二酮（△4-A）1～2mg/d。尚有脱氢表雄酮（DHEA）<1mg/d，主要由泡膜间质细胞合成。绝经后卵巢静脉中雄激素高于动脉中的含量，也提示由卵巢间质所分泌。

卵巢中的雄激素合成主要受 LH 调节，LH 与泡膜细胞上的受体结合，激活酶活性，合成雄激素，至于雌激素、GnRH、儿茶酸胺等神经递质，细胞激酶和一些细胞生长因子的局部调节作用，有待阐明。

2. 肾上腺

雄激素的合成在束状带和网状带，主要合成硫酸脱氢表雄酮（DHEA-S），6～24mg/d 和脱氢表雄酮＜1mg/d。DHEA-S 主要由 DHEA 磺酰化而来，由硫酸孕烯醇酮而来者甚少，雄烯二酮合成量为 1mg/d。生理情况下肾上腺仅分泌少量睾酮。

肾上腺中雄激素的合成受 ACTH 的调节，至于某些细胞激酶和生长因子的局部作用，有待阐明。

3. 腺外合成

指在卵巢和肾上腺以外的组织或细胞中合成雄激素，主要为雄激素之间的转化或雌激素与雄激素之间的转化，故又称腺外转化。转化的部位有肝、肺、肌肉、脂肪、毛囊和皮脂腺等处，以脂肪和肌肉为主要转化部位，雌酮和脱氢表雄酮转化为雄烯二酮；雄烯二酮和脱氢表雄酮转化为睾酮，睾酮和雄烯二酮在皮肤中经 5-α还原酶转化为双氢睾酮（表 4-1）。

表 4-1　女性雄激素的来源

雄激素	内分泌腺（%）				腺外转化（%）		
	卵巢	肾上腺	睾酮	雄烯二酮	硫酸脱氢表雄酮	脱氢表雄酮	雄烯二醇
睾酮	25	25	-	50	-	极少量	-
雄烯二酮	50	50	-	-	-	极少量	-
脱氢表雄酮	20	50	-	-	30	-	-
硫酸脱氢表雄酮	-	90	-	-	-	10	-
双氢睾酮	-	-	15	60	-	25	

二、雄激素水平和代谢

女性体内的雄激素有 3 个来源，曾认为月经周期中有相应的雄激素分泌模式，但大多认为在月经周期中无大的变化，血中水平虽有变化，但相对稳定（表 4-2）。

表 4-2 月经周期中血浆雄激素水平

雄激素	均值	范围
睾酮（nmol/L）	1.215（0.35ng/mL）	0.520～1.907（0.15～0.55ng/mL）
雄烯二酮（nmol/L）	4.886（1.4ng/mL）	2.443～12.215（0.7～3.5ng/mL）
脱氢表雄酮（nmol/L）	14.57（4.2ng/mL）	9.37～27.07（2.7～7.8ng/mL）
硫酸脱氢表雄酮（μmol/L）	4.320（1.6μg/mL）	2.160～9.180（0.8～3.4μg/mL）

女性睾酮的合成总量为 0.35mg/d，其中直接由卵巢分泌的 0.1mg/d；由腺外合成，来自雄烯二酮的为 0.2mg/d，来自脱氢表雄酮的为 0.05mg/d。因卵巢分泌的雄烯二酮与肾上腺所分泌的量相仿，故可说睾酮的 2/3 来自卵巢，因此将睾酮作为卵巢雄激素的标记。硫酸脱氢表雄酮 95% 由肾上腺合成，因此将其作为肾上腺雄激素的标记。

睾酮中仅少量代谢为睾酮葡糖苷酸（testosterone glucoronide），主要代谢成雄烯二酮，再以雄酮（androsterone）与葡糖苷酸结合，再经尿排出，而 DHEA、DHEA-S 和 △4-A 均代谢为雄酮，最终代谢物均由尿液排出。因代谢物为 17-酮类固醇（17-KS），故尿中 17-KS 的量主要代表 DHEA-S 的量，反映肾上腺素来源的雄激素的情况。双氢睾酮经 β-酮类固醇脱氢酶还原成 3α-雄烷二醇，再与葡糖苷酸结合成雄烷二醇葡糖苷酸（3α-did-G），由尿中排出。故尿中 3α-diol-G 的量能很准确地反映在外周转化成双氢睾酮的情况。因此，将 3α-diol-G 作为腺外合成雄激素的标记。

三、雄激素的生物活性

女性体内的雄烯二酮和 DHEA 均为作用较弱的雄激素，雄烯二酮的作用仅为睾酮的 10%～20%，DHEA 的作用为睾酮的 5%。以睾酮和双氢睾酮最具生物活性，双氢睾酮的生物活性为睾酮的 2～3 倍。循环中的睾酮，约 85% 与性激素结合球蛋白（SHBG）相结合，10%～15% 与白蛋白结合，仅 1%～2% 的睾酮呈游离状态，称游离睾酮。结合状态的睾酮不具生物活性，仅有游离状态的睾酮具有生物活性。SHBG 在肝脏中合成，雄激素过高或肥胖时可降低 SHBG 的浓度，雌激素和地塞米松能增加 SHBG 浓度，故上述因素和肝脏功能状况直接影响 SHBG 的浓度。SHBG 浓度的高低影响游离睾酮的浓度，从而影响其发挥雄激素的生物效应。为此有研究报道认为，"游离雄激素指数"（free androgen index）——T（nmol/L）/SHBG（nmol/L）比体内的睾酮值更能反映雄激素活性。但雄激素必须与细胞的雄激素受体结合后方能作用于靶细胞发挥其生物效应，故雄激素受体也是影响雄激素生物效应的一个重要因素。

第二节 临床表现

一、多毛

指女性体表和面部生长出的性毛过多。女性多毛大多由雄激素过多引起，性毛的毛囊皮脂腺单元对雄激素敏感，尤其是双氢睾酮，故高雄激素血症引起的多毛主要表现为性毛过多，英文称为 hirsutism。另一种多毛表现为全身柔毛增加，尤其在四肢部位，英文称为 hypertri-chosis，可见于肾上腺皮质醇增多症。性毛过多时可伴有脂溢和痤疮。

二、月经失调

雄激素过高常干扰卵泡的生长成熟，而无排卵，虽可出现多种月经异常，但以月经稀发、月经过少和闭经最常见。

三、肥胖

指身体的脂肪过量。超重是指体重超过理想的标准。肥胖时必然体重增加，但超重者不一定是肥胖，因此应区别肥胖和超重。理论上测定躯体的密度是测定脂肪量的最准确方法，但临床不适用。现西方国家大多用体块指数计算图（body mass index nomo-gram，BMI）法作测定，其结果与密度测定法接近。

脂肪组织主要由脂肪细胞组成，平均含脂肪 80%、水 18%和蛋白质 2%。每一脂肪细胞的含脂量约 0.6 克，肥胖时含脂量可增加 1 倍。正常人全身脂肪细胞总数为 $268 \pm 18 \times 10^9$，肥胖时可增加 2～3 倍。婴儿期和青春期肥胖常为脂肪细胞增生和脂肪细胞肥大并存，而成人肥胖主要是脂肪细胞肥大，当重度肥胖，且病程较久时可伴有脂肪细胞增生。

现知肥胖者因脂肪分布的部位不同，其对代谢的影响不同，危害不一，腰围与臀围比例（waist hip ratio，WHR）能区别男性型肥胖或女性型肥胖。

四、男性化

当雄激素水平升高，睾酮水平≥694nmol/L（200ng/dL）时则出现男性化。失去女性体态，肌肉增加，尤其是两肩部肌肉增加似男性，两颞部头发脱落呈颞部秃顶。声调低沉，喉结突出似男性，阴蒂呈不同程度的增大，有时性欲增加。

五、黑棘皮症

为皮肤呈褐黑色、稍凸出的苔样变，扪诊觉柔软。项、颈、腋、乳房下、腹股沟皱褶处、两大腿内侧近外阴处均为好发部位。有时黑棘皮表面出现皮垂。

黑棘皮症是明显胰岛素对抗和重度高雄激素血症的外在表现，但也可能是恶性病变的表现。最常见的恶性病变是腺癌，以胃癌最常见。有作者认为高雄激素女性中 5%有黑棘皮症，胰岛素对抗的年轻女性中黑棘皮症不到 30%。

第三节　体格检查

一、多毛

目前无统一的多毛诊断标准，大多应用 Ferriman 等提出的半定量法。此法将人体划分为 11 个区域，每一区内按毛发的量给予评分（0~4 分）（表 4-3）。观察了 430 名无内分泌疾患的妇女，发现前臂和小腿部位的毛发与其他部位毛发的意义不同，前者主要是保护作用，而其他部位与激素有关，对激素较敏感，评分的结果显示：>10 分占 12%，>7 分占 43%，>5 分占 99%。目前世界卫生组织（WHO）《不育夫妇标准检查与诊断手册》也采用此评分。

表 4-3　Ferriman 和 Gallway 的毛发分度标准

分区	部位	分度	标　准
1	唇	1	外缘少许毛发
		2	外缘少量胡子
		3	胡子自外缘向内达一半
		4	胡子自外缘向内达中线
2	颊	1	少许稀疏毛发
		2	稀疏毛发伴少量浓密毛发
		3，4	完全覆盖，淡或浓毛发
3	胸	1	乳晕周围毛发
		2	乳晕周围毛发，伴中线毛发
		3	毛发融合，覆盖 3/4 面积
		4	完全覆盖
4	上背	1	少许稀疏毛发
		2	增多，仍稀疏
		3，4	完全覆盖，淡或浓

续表

分区	部位	分度	标　准
5	下背	1	骶部一族毛发
		2	稍向两侧伸展
		3	覆盖 3/4 面积
		4	完全覆盖
6	上腹	1	中线少许毛发
		2	毛发增加，仍分布在中线
		3, 4	覆盖一半或全部
7	下腹	1	中线少许毛发
		2	中线毛发呈条状
		3	中线毛发呈带状
		4	呈倒 V 型
8	上臂	1	稀疏毛发不超过 1/4 面积
		2	超过 1/4 面积，未完全覆盖
		3, 4	完全覆盖，淡或浓
9	下臂	1, 2, 3, 4	完全覆盖背侧，淡的分 2 度，浓的分 2 度
10	大腿	1, 2, 3, 4	与上臂同
11	小腿	1, 2, 3, 4	与上臂同

注：0 度为没有恒毛

Bardin 等提出面部毛发的评分系统，将面部分为上唇、额和鬓 3 个区域。每个区按毛发量用+做记录，满布毛发为+++。Birabaum 等的面部毛发分布为：+表示额部有稀疏终毛；++表示额部有一簇终毛；+++表示额部和前颈部均有终毛；++++表示额部、颈部和颊部均有男性须毛。

二、痤疮

一般临床对痤疮不作详细评分记录。Ross 等提出面部痤疮的评估标准：轻度为丘疹样痤疮数=20 个，无囊性结节样痤疮；中度为丘疹样痤疮>20 个，且有囊性结节样痤疮；重度为面部出现大量囊性结节样痤疮。

　　Rosenfield 继而提出痤疮的临床评分标准（表 4-4）。以皮损的性质和数目作为评分标准，面部和躯干部位应分别作评分。Cook 和 Allen 等推荐摄像法做痤疮的分类。

表 4-4　痤疮的临床评分

评分	类型	临床表现
0	无	无
1	轻微	痤疮 S＝2mm，面部或躯干＜10 个
2	轻	痤疮 10～20 个
3	中	痤疮＞20 个或脓疮＜20 个
4	重	脓疮 20 个
5	瘢性	炎性病损这 5mm

三、阴蒂增大

　　阴蒂增大需与包皮过厚做鉴别。临床上常以测量阴蒂根部横径＞1cm 为标准。Tagatz 等提出阴蒂指数的概念，可作为雄激素影响的生物鉴定。阴蒂头部最大纵径和最大横径的积为阴蒂指数。在分析的 249 例正常女性中，95%的阴蒂指数＜35mm，认为＞35mm 者为阴蒂增大。

四、肥胖

　　国际上常用的测定方法为身体质量指数或称体块指数（body mass index），体块指数＝体重（kg）/身长 ^{2}（m^2）。评价标准是：＜10 为消耗性疾病，10～13 为营养失调，13～15 为消瘦，15～19 为正常，19～22 为良好，＞24 为超重；女性＞27 为肥胖，男性＞25 为肥胖；30 相当于超重 30%。

　　标准体重的计算在婴儿期、幼儿期和成人期各不相同，成人期身长 165cm 以上者：体重（kg）＝身长（cm）-100。身长 165cm 以下者：男性体重（kg）＝身长（cm）-105；女性体重（kg）＝身长（cm）-100。体重超过标准体重的

10%为超重，超过标准体重的 20%为肥胖。

近年发现脂肪分布的部位不同，对代谢影响不同。根据脂肪的分布情况将肥胖分为男性型和女性型，现用腰围和臀围的比例（waist hip ratio，WHR）作鉴别。腰围是在平卧位时测量脐孔水平的腹部周径，臀围是测量平卧时的最大周径，两者的比例即 WHR＞0.85 为男性型肥胖，WHR≤0.75 为女性型肥胖。

第四节　常见高雄激素血症

妇产科常见的高雄激素血症主要为卵巢和肾上腺病变，也见于靶器官局部雄激素异常所致的多毛，外源性的雄激素或具雄激素作用的药物引起的较少见，但常为医源性。引起高雄激素血症的常见原因如下：①卵巢。多囊卵巢综合征，间质泡膜细胞增生症，分泌雄激素肿瘤。②肾上腺。21-羟化酶缺陷症（典型），21-羟化酶缺陷症（迟发型），皮质醇增多症，肾上腺肿瘤。③特发性多毛。④药物。雄激素，具雄激素作用的孕激素，丹那唑、苯妥因钠等。

一、多囊卵巢综合征

为卵巢病变中最常见的高雄激素血症，事实上本病的确切发病原因未明，系丘脑、垂体调节功能失常，抑或卵巢局部多肽激素（如抑制素等）对垂体的反馈异常所致，有待阐明。本病 LH 分泌频率增加，幅度轻度增加，血清 LH 增加。LH:FSH 为 2:1 或 3:1，导致卵泡闭锁增加，无优势卵泡，更无排卵，而卵巢间质细胞增生。增生的间质细胞分泌雄激素增加，雄激素在外周组织中转化为雌酮，雌酮反馈于中枢，致 LH 分泌增加。LH 又影响卵泡发育，使间质合成雄激素增加，成一恶性循环。曾发现卵泡液中睾酮比正常卵巢中高 30～200 倍，卵泡细胞产生的雄激素比正常泡膜细胞中高 2～6 倍，卵巢间质中产生的睾酮比正常增加 50～250 倍，肾上腺分泌的 DHEA 和 DHEA-S 也轻度增加，现认为本病时雄激素来源于卵巢和肾上腺，但以卵巢为主。睾酮轻度升高或在正常范围的高限，仅部分病例 DHEA-S 轻度升高。有报道认为睾酮水平在 2429～4164nmol/L 之间，雄烯二酮在 1047～1745nmol/L 之间，约半数患者硫酸脱氢表雄酮升高。故有否多毛和多毛的程度各例可不同，有报道认为与局部睾酮和 5α-雄烷-3α、17β-二醇葡糖苷酸的程度有关。部分多囊卵巢综合征伴有胰岛素对抗，若有肥胖则易出现葡萄糖耐量试验异常和黑棘皮症。

二、卵巢间质泡膜细胞增生症

首次报道于 1943 年，称"卵泡膜增生"，指出间质中有黄素化泡膜细胞，但与邻近的卵泡无关。此后发现常伴有男性化。Fox（1987）提出现用名，近年已公认。

本病较少见，临床表现与多囊卵巢综合征类似，两者易混淆。但本病随年龄的增加，卵巢分泌的睾酮量也逐渐增加。当 40 岁时高雄激素血症的表现明显，如多毛、颞部脱发、音调低沉、乳房缩小、阴蒂增大等等，且与日俱增，血中雄烯二酮和睾酮均明显升高，甚至睾酮可高达 694mnol/L（200ng/dL），而 DHEA-S 正常。卵巢常呈双侧性增大，最大直径可达 7cm，白膜增厚，但白膜下无多个囊状卵泡。卵巢间质中有许多黄素化泡膜细胞巢，此为本病的组织学特征和雄激素的主要来源。本病时可伴有糖尿病、肥胖和黑棘皮症等。

三、分泌雄激素的卵巢肿瘤

分泌雄激素的肿瘤很少见，曾有报道占住院病人的 1:30000，占妇科手术标本的 1:312。具内分泌功能的卵巢肿瘤病理学分类如下。

1. 性索间质瘤

颗粒细胞瘤，泡膜细胞瘤，硬化性间质瘤，支持-间质细胞瘤（支持细胞瘤，睾丸间质细胞瘤，支持细胞-睾丸间质细胞瘤，两性母细胞瘤，性索瘤伴环状小管，未分类）。

2. 类固醇细胞瘤

间质黄素瘤，睾丸间质细胞瘤（门细胞瘤，睾丸间质细胞瘤），肾上腺皮质型肿瘤，类固醇细胞瘤。

3. 其他

非功能性肿瘤，妊娠期男性化肿瘤，门细胞增生过长，卵巢水肿。

颗粒细胞瘤占卵巢肿瘤的 1%～2%，5%在青春期前，95%在成年后，绝经后多见，主要分泌雌激素，少数病例分泌雄激素。泡膜细胞瘤很少见，主要分泌雌激素，少数分泌雄激素，一般 5～10cm 大小，多为单侧性，很少为恶性。硬化性间质瘤仅少数具分泌雌激素或雄激素的功能，为良性肿瘤。支持-间质细胞瘤含有支持细胞、睾丸间质细胞和纤维母细胞，又称男性母细胞瘤、支持细胞-睾丸间质细胞瘤和卵巢睾丸母细胞瘤。支持细胞瘤常无分泌功能或分泌雌激素，仅个别分泌雄激素。支持细胞-睾丸间质细胞瘤为未绝经妇女最常见的男性化肿瘤，据上海医科大学妇产科医院 207 例分析，平均年龄 25 岁，最小 2 岁，最大 77 岁。该肿瘤中 40%～75%分泌雄激素，血睾酮升高，其他雄激素正常。类固醇细胞瘤主要由黄素细胞、睾丸间质细胞和肾上腺皮质细胞组成。间质黄素瘤主要分泌雌激素，仅少数分泌雄激素，可见卵泡细胞增生。单纯 Leydig 细胞瘤又分为门细胞瘤和睾丸间质细胞瘤两种，必须见到肿瘤中有 Reinke 结晶体方可诊断。两者的血睾酮均明显升高，可达 1041nmol/L（300ng/dL）。肾上腺皮质型肿瘤罕见，分泌雌激素和雄激素。一些上皮性肿瘤，认为是非功能性的肿瘤却分泌雄激素，例如浆液性囊腺瘤、卵巢纤维上皮瘤（Brenner 瘤）、粘液性囊腺瘤、转移性印戒细胞型粘液腺癌（Krukenburg 瘤）、良性囊性畸胎瘤、无性细胞瘤和性母细胞瘤等肿瘤偶尔会分泌雄激素。曾发现在肿瘤组织附近的间质黄素化或增生，此可能为性激素的来源。

四、21-羟化酶缺陷

典型者常在新生儿或婴儿期发病，因该酶缺陷，肾上腺合成的睾酮过多而出现男性化，迟发型因青春期 17，20 裂解酶活性增加，17-轻孕烯醇酮和 17-羟孕酮增加，但 21-羟化酶缺陷，致使睾酮增加。迟发型常需与多囊卵巢综合征鉴别，该综合征是 17-羟孕酮的基值升高，具诊断价值。若有疑问时可作 ACTH 试验，在注射 ACTH 250μg 后，1 小时 17-羟孕酮＞303nmol/L（10ng/mL）具鉴别诊断价值。

五、肾上腺皮质功能亢进症

又称皮质醇增多症或 Cushing 综合征。因肾上腺皮质功能旺盛，合成的皮质醇和雄激素过多，常见的临床表现为肥胖、痤疮、多毛和月经失调。多毛并非为主要表现，且除性毛增多外，常常有全身柔毛增加，此系肾上腺分泌的高雄激素之故。

本病 60%系垂体 ACTH 分泌过多所致，25%系肾上腺本身的疾病引起，其他系异位 ACTH 分泌或 CRH 分泌过多所致。若 24 小时尿皮质醇＜110μg，且过夜地塞米松抑制试验的皮质醇＜1395nmol/L（5μg/dL），则本病可基本除外。

六、肾上腺分泌雄激素肿瘤

肾上腺肿瘤仅分泌雄激素的少见。若无论有无其他临床表现，血睾酮＞521～694nmol/L（150～200ng/dL）为分泌雄激素肿瘤的特征。肾上腺来源的肿瘤在分泌睾酮的同时亦分泌 DHEA-S。

七、特发性多毛

以多毛，但月经正常且循环中睾酮和 DHEA-S 正常为特征，常呈家族性，分布于地中海沿岸，又称家族性或体质性多毛；因肾上腺和卵巢中合成的雄激素均未增加，故称为特发性多毛。近年发现本病患者中 80%的 3aα-diol-G 增加。此提示多毛系 5α-还原酶活性增加所致，而且 5α-还原酶活性与多毛程度和血清中 3α-diol-G 的水平呈正相关。目前认为本病为外周组织中雄激素代谢异常，主要在毛囊皮脂腺部位。

第五节　鉴别诊断

妇科常见的高雄激素血症的临床表现相似，有程度上的不同，较难鉴别，但可从其不同的发病机制、生殖激素的变化进行鉴别诊断（表4-5）。多囊卵巢综合征时睾酮轻度升高，但LH升高且LH:FSH≥2。泡膜细胞增生症有时难与多囊卵巢综合征区别，但LH正常，睾酮升高较明显，必要时作卵巢活检。21-羟化酶缺陷时睾酮升高明显，需与分泌雄激素肿瘤鉴别。迟发型者睾酮轻度升高，但17-OHP升高为特征，必要时可作ACTH兴奋试验。分泌雄激素的卵巢肿瘤以睾酮明显升高为特征，常达694～1041mnol/L（200～300ng/dL）。但非肿瘤性疾病亦有时可达如此水平。若同时伴有DHEA-S升高，往往＞2160μmol/L（8μg/mL），则提示肿瘤可能来自肾上腺。超声，必要时CT或MRI检查有助诊断。肾上腺皮质增生症以睾酮和肾上腺皮质激素升高为特征，可作抑制试验以资鉴别。特发性多毛症的特点为除多毛外，无其他异常表现，且雄激素在正常范围，唯有双氢睾酮的代谢产物3α-diol-G升高。

表4-5　常见妇科高雄激素血症的激素变化

激素	多囊卵巢综合征	泡膜细胞增生病	21-羟化酶缺陷	皮质醇*增多症	肿瘤（卵巢，肾上腺）	特发性多毛
LH	升高	正常	正常	正常	正常	正常
T	2.429～4.134nmol/L	75.205nmol/L	升高	升高	＞6.94nmol/L	正常
DHEA-S	1/2患者升高	正常	正常	稍升高	正常，＞18.90μmol/L	正常
17-OHP	正常	正常	升高	正常	正常	正常
F	正常	正常	正常	升高	正常	正常
3α-diol-G	正常	正常	正常	正常	正常	升高

*：在卵泡期0800时取血

第六节 治 疗

本章仅讨论高雄激素的治疗，对各疾病的处理详见有关章节。

一、口服避孕片

以雌激素为主的雌、孕激素复合片较理想，炔雌醇的量在 35～50μg/片较合适，再加无雄激素作用的合成孕激素，其作用为抑制 LH 分泌，减少血浆中睾酮、雄烯二酮和 DHEA-S 的分泌，且增加性激素结合球蛋白的水平。这就既减少了循环中雄激素的水平，又降低了血中具生物活性的睾酮水平。一般作周期疗法。

二、孕激素类

如安宫黄体酮和甲地孕酮的效果尚佳，有弱的抗雄激素作用和轻度抑制促性腺素分泌的作用，可降低睾酮和 17-酮类固醇的水平。以安宫黄体酮最常用，一般用 20～40mg/d，口服。国外也用肌内注射，每 2 周 100mg 或每 6 周注射 150mg。无论口服或注射均连用 3 个月，需注意液体潴留，有体重增加、肝功能损害、血栓形成和情绪抑郁等不良反应。

三、GnRH-A

长期应用后使垂体细胞的 GnRH 受体去敏感，导致促性腺素减少，从而减少卵巢中性激素的合成。一般用 6 个月为一疗程，因丘脑-垂体-性腺轴被抑制，可有更年期的变化，如潮热、情绪变化、阴道干燥，甚至骨质疏松，一般停药后均能恢复。开始用药时因雌激素降低可出现不规则出血。在月经周期的第 1～5 天开始应用，有经鼻吸入、皮下和肌内注射等途径。布舍瑞林 buserelin 和那法瑞林 nafarelin 喷鼻，每次剂量分别为 100μg 和 200μg，每日 3 次。戈舍瑞林 gose-relin，每月注射一次，每次 375mg。为了减少低雌激素导致的不良反应，可用雌、孕激素联合法作周期治疗。国外常用结合雌激素（premarin）0.625mg 或雌二醇 1mg 与安宫黄体酮 25mg 联合应用。

四、地塞米松

地塞米松的作用为抑制 ACTH，因此最适用于肾上腺来源的高雄激素血症。常用地塞米松 0.25～0.5mg/d，以每晚口服对丘脑-垂体-肾上腺轴的抑制最明显。若用强的松片，则需 5～75mg/d，必须注意用药后早晨的皮质醇水平不应 ＜558rmiol/L（20μg/dL），否则应减少治疗剂量。有作者强调 DHEA-S 中度升高时用地塞米松不一定有效。当 21-羟化酶缺陷时，则需用较大剂量进行治疗。

五、安体舒通

本药往年是拮抗醛固酮的利尿剂，近年发现具有抑制卵巢和肾上腺合成雄激素的作用，在毛囊竞争雄激素受体和抑制 5ct-还原酶的活性，本药主要通过竞争受体起抗雄激素的作用，因抑制雄激素合成的作用个体变化颇大，血中睾酮、雄烯二酮和双氢睾酮均下降，但皮质醇、DHEA 和 DHEA-S 无变化。应用剂量为 50～200mg/d，国外大多认为 200mg/d 效果最佳，可使毛发变细。在应用一段时间后可用维持量 25～100mg/d，可连续用 6 个月至 1 年。在用药 2～6 个月可见疗效。在用药的开始数周应监测肝功能和电解质，以免发生高钾和低血压。用药期常会发生不规则出血，若安体舒通与口服避孕片联合应用，则既可使月经周期正常，又可加强疗效和避孕。有作者用 2%～5% 安体舒通可有效地治疗痤疮，不被吸收入全身，无不良反应。

六、醋酸环丙氯地孕酮

本药为合成的 17-羟孕酮的衍生物。具较强的抗雄激素作用，与雄激素竞争受体而抑制睾酮和双氢睾酮的作用。因其本身属孕激素，故抑制促性腺素的分泌，从而减少睾酮和雄烯二酮，还增加睾酮的清除率。最常见的不良反应是疲劳、水肿、体重增加、乳房痛和性欲减退。本药贮藏在脂肪组织中缓慢释放，因而具有强的长效孕激素作用，在临床应用时作倒序贯法，即月经周期的第 5～14 天，每天服 100mg（50～200mg），在第 5～25 天，每天服乙炔雌二醇 30μg 或 50μg，作周期疗法，停药后月经来潮。近年国外将本药作为避孕药，称 diane；可将本药 2mg 与乙炔雌二醇 50μg 联合应用，月经周期第 5～25 天口服；亦有将本药 2mg 与乙炔雌二醇 35μg 联合应用，称 dianette，一般认为效果良好。有报道在治疗迟发性 21-羟化酶缺陷时，其效果优于氢化可的松。

七、酮康唑

酮康唑有抑制细胞色素 P_{450} 酶系——17，20 裂解酶和 17α-羟化酶以及 11β-羟化酶的作用，可明显减少肾上腺和性腺中类固醇激素的合成。不良反应有肝损害、脱发、疲劳、头痛、皮肤干燥、腹痛和呕吐。常用剂量为 400mg/d，亦可高达 1200mg/d。

第五章　多囊卵巢综合征

多囊卵巢并非一种简单独特的疾病，而是一种多起因，临床表现为多态性的综合征。其病理生理变化涉及范围广，包括神经、内分泌及代谢系统和卵巢局部的调控因素，造成某个调节机制的不平衡而出现的各种反馈失常和连锁反应，致使诊断和治疗复杂化。数十年来对其发病机制的观点，经常有相互矛盾和不同意见的研究报道。随着诊断手段的发展，如放射免疫、超声波、CT 和腹腔镜等的问世，人们对多囊卵巢综合征（polycystic ovar syndrome，P-COS）的认识逐步深入，使治疗更有针对性。但至今尚存在不少无法解释的问题，有待今后进一步研究。本章简要地介绍近年来对该病观点的转变，目前所认识的病理生理上的多态性以及与类 P-COS 病的区别，对病因的初步探讨，试图提高诊断和鉴别诊断水平，以便能对症施治、提高疗效。近 10 年来的热门课题是胰岛素-胰岛素样生长因子（insulin-like growth factor IGF）及高胰岛素血症-抗胰岛素与 P-COS 病因、病理生理以及卵巢局部调节失常的关系。

第一节　对多囊卵巢综合征认识的转变和进展

早在 1845 年 Chereau 曾描述一种硬化囊性变卵巢，1904 年 Frindley 称之为囊性退化卵巢。当时对该症的治疗是切除病变卵巢，即采用双侧卵巢楔形切除术，1935 年，Stein-leventhal 首次归纳其症候群为闭经、多毛、肥胖、不育和双侧卵巢囊性增大，被称为 Stein-Leventhal 综合征。该作者于 34 年中只累积了 108 例典型病例，都采用双侧卵巢楔形切除方法，有 95%恢复正常排卵、月经，

85%受孕，成功率相当高。随着临床实践的深入，在组织学上具有符合以上所描述的典型硬化卵巢伴有无排卵和（或）多毛症标准的病例中，其症候群的范围不断扩大。1962年Goldzieher和Green总结187篇共1079例，认识到其中具有许多非典型征象，如无多毛，甚至有排卵功能等（表5-1）。楔形切除的效果，差别也很大（表5-2）。从此，对本病的命名取消用人名而普遍称之为多囊卵巢疾病（polycystic ovary disease，PCOD），或称之为多囊卵巢综合征，后者为更多学者所接受。1991年Eobo认为较为恰当是把它称为高雄激素长期无排卵症（hyperandrogenic chronic anovulation，HCA），认为其诊断的含义更灵活、更广泛。

表5-1　1079例PCOS患者临床特征的发生率

疲状	例数	发生率（%）	
		平均	范围
肥胖	600	41	16~49
多毛	879	69	17~83
男性化	431	21	0~28
周期性月经	395	12	7~28
功血	547	29	6~25
闭经	640	51	15~77
痛经	75	23	—
双相基础体温	238	15	12~40
术时见黄体	391	22	0~71
不育	596	74	35~94

表5-2　楔形切除术

结果	效果（%）	
	平均	范围
有规则月经周期	80	6~95
妊娠	63	13~89
多毛减少	16	0~18

由于放射免疫测定法的不断精确和人们对生殖生理与病理的认识不断提高，使PCOS的研究工作得以从组织学、生物化学和内分泌等途径结合临床同时进行，发展甚快。20世纪70年代以来，PCOS的诊断依据从单靠卵巢组织学

上的变化，转变为着重于生物化学内分泌领域的异常，例如 LH 和雄激素的增多，以及来源于外围组织转化的雌激素等，但仍缺乏一个统一的标准。PCOS的病因也是一个令人感兴趣的问题，从各方面进行探讨，如雄激素的代谢和来源，下丘脑-垂体-卵巢轴的功能，中枢神经对性腺功能的调节以及遗传因素等。所有结果都提示 PCOS 是属于多种诱因造成临床和内分泌的多态性，而在卵巢皆表现有类似的多囊卵巢（poly-cystic ovary，PCO）征象。随着 B 型超声波的问世，可对卵巢变化作无损伤性的观察，而且 B 超对 PCO 的诊断标准已被楔形切除标本的组织特征所证实。Conway 等于 1989 年将以 B 超特征为根据的 556例 PCOS（表 5-3），结合临床和内分泌的不同特点分成多种亚型，如高血 LH亚型、高血睾酮亚型和高血催乳素亚型，更具体地证明 PCOS 的多态性。Poison报道，在正常妇女中 PCO 亦不少见，约占 22%，她们虽然无需为不育或月经失调而就诊，但一般都表现轻度多毛或（和）月经不甚规则。

表 5-3　超声诊断 PCO556 例的临床特征

临床特征	%
皮肤及附件	
多毛	61
痤疮	24
脱发	8
黑棘皮	2
月经紊乱	
正常周期	25
月经过少	45
闭经	26
周期过频	3
痛经	1
生育状态	
未经测定	67
原发不育	20
继发不育	9
证实能生育	4

近年来还观察到在有些具有明确病因的疾病中也伴有 PCO，如先天性肾上腺皮质增生（congenital adrenal hyperplasia，CAH），柯兴综合征，高催乳素血症，包括垂体肿瘤和抗胰岛素症（insulin-resistance，IR）等。它们通过不同渠道导致促性腺素分泌异常，雄激素增多等，造成下丘脑-垂体-卵巢轴反馈作用的失调，导致卵巢出现与 PCOS 相同的异常特征。这类疾病统称为类多囊卵巢（PCO-like）综合征。若能了解每例致病的途径和临床特征，将有利于制订有针对性的治疗方案，以提高疗效。

近 10 年来的研究已趋向于探索 PCOS 的雄激素代谢、H-P-o 和 H-P-A 轴的功能活动、胰岛素-胰岛素样生长因子和高胰岛素血症-抗胰岛素与卵巢局部调节因素的作用，提高了对 PCOS 发病机制的理解，从而开辟了新的思路和研究途径。

第二节　多囊卵巢综合征的病理生理

PCOS 的病理生理是一个复杂的问题，数十年来从不同的途径和不同的对象进行逐步深入的探索，结果有相互补充的共同观点，也有许多争论的问题。已被公认的基本特征有：①雄激素过多；②恒定的雌激素水平（E_1 比 E_2 高）；③高 LH 伴有正常或低水平的 FSH；④卵巢组织形态学上有多个囊性卵泡和间质增生；⑤高胰岛素血症-抗胰岛素。

一、雄激素过多——多毛症

1. 雄激素过多

正常月经的女性所产生的雄激素，主要有雄烯二酮（andro-stenedione，$\triangle^4$A）、睾酮（test-osterone，T）、脱氢表雄酮（DHEA）和它的硫酸盐（DHEA-S）；来源于卵巢、肾上腺和小部分自腺外的组织转化而来。睾酮和雄烯二酮的主要来源是卵巢，其分泌量随着月经周期规律性地波动着，中期达高峰，约等于从肾上腺所分泌的睾酮的 2 倍。双氢睾酮（dihydrotestos-terone，DHT）和 DHEA 则不受卵巢周期的影响，DHEA、DHEA-S 几乎全部来源于肾上腺皮质网状带，其分泌量的波动规律则随着肾上腺皮质素的昼夜差别，晨起的分泌量约等于总量的 80%。

在 PCOS 中，几乎所有的雄激素都明显地升高。同时，性激素结合球蛋白（sex hormone-binding globuin，SHBG）则减少，致使未结合的游离雄激素增多，从而导致其活性的增强。Goldzieher 等研究卵巢在体外合成雄激素和雌激素的比例时指出：PCO 时的比数为 8:1，生理状态时则为 2:1。至于过多雄激素的来源是卵巢或肾上腺，众说不一。Gnash 激动剂以兴奋内源性促性腺素，可促使 PCOS 时卵巢分泌过多的睾酮、雄烯二酮和 17α-羟孕酮。相反地，大剂量的 GnRH 激动剂对促性腺素起降调节作用，降低了两侧卵巢所分泌的全部雄激素以及 17α-羟孕酮，提示 PCOS 时卵巢中 $P_{450}c17\alpha$ 酶活性的增多。地塞米松只能抑制肾上腺分泌 DHEA。Kirschner 等在应用地塞米松前后测定卵巢和肾上腺静脉血中的各种雄激素水平，支持了卵巢和肾上腺是 PCOS 过多雄激素的共同来源。ACTH 兴奋试验又能促使肾上腺的 DHEA 与 17α-羟孕酮同时增多，说明肾上腺网状带也存在增多的 $P_{450}c17\alpha$ 活性；再者 $P_{450}c17\alpha$ 似乎具有 17α-羟化酶和 17,20 裂解酶的两重功能。总之，肾上腺与性腺功能的关系是十分密切的，也是错综复杂的，有待今后阐明。

2. 多毛征象

雄激素过多的体表征象为多毛，特别是性毛，并有面部痤疮，严重者有男性化征象。但 PCOS 的血睾酮水平往往与多毛的程度不符，多毛只占 17%～83%，平均为 69%，且极少有男性化征象。不符的原因：①睾酮不能直接作用于皮肤，皮肤敏感的雄激素是双氢睾酮（dihydrotestosterone，DHT），而它的形成需经局部 5α-还原酶的作用，所以这种酶的多少可影响睾酮与多毛的关系；②引起多毛症是具有活性的睾酮。体内雄、雌激素在运输过程中，大部分是与 SHBG，少量与非特异性白蛋白相结合形成无活性睾酮，只有少量是游离的。SHBG 在肝脏合成，产量受性激素水平影响，雄激素、孕酮（甲孕酮除外）和糖皮质素起抑制作用，雌激素和甲状腺素则起促进作用，PCOS 时 SHBG 水平可下降 50%。SHBG 与雌、雄激素的亲和力也不相同；与睾酮的亲和力约 3 倍于雌二醇，但只有双氢睾酮的 1/3，且较弱于雄烯二酮的亲和力，所以睾酮活性水平与体内内分泌环境有密切关系。临床上测得的血睾酮水平是结合与游离的总和，因此与体表多毛的程度不一致。

雄激素过多对卵巢的影响是使卵巢白膜增厚，并加速不成熟卵泡的闭锁。

二、雌酮过多

卵巢产生的雌激素主要是雌二醇（estradiol，E_2）。PCOS 的 E_2 血浓度来源于多个不同成熟期的卵泡，一般维持在早、中卵泡期水平，而雌酮（E_1）则明显增多，形成 E_1/E_2 比率增高（正常 $E_1/E_2 \leqslant 1$），E_1 的来源除了与 E_2 的正常互相转化外，大部分来自雄烯二酮在外周组织经局部芳香化酶的作用转化而成，特别是肥胖者，脂肪多，芳香化酶多，E_1 水平则更高，而且来源于外周组织的 E_1 不受垂体促性腺素的调节，无周期性变化，而是处于持续性高水平。高雌激素的生物作用是：①使垂体对下丘脑的 GnRH 的敏感性增加，LH 水平上升；②雌激素和多个不同生长阶段的卵泡所产生的抑制素对垂体 FSH 有选择性的抑制作用，FSH 水平较低，从而出现 PCOS 典型的垂体内分泌的内在环境 EH＞FSH。用孕酮类药物有撤药性出血，服氯䤧酚胺可导致卵泡成熟排卵而月经来潮，提示 PCOS 虽雄激素水平高，但雌激素也有一定水平，子宫可以略大和内膜可增厚。临床以月经稀发为主，闭经次之。

三、促性腺素比例失常

LH 水平升高是由于下丘脑-垂体轴的脉冲式释放的增加，达到高于或接近正常卵泡中期的水平，而 FSH 则维持在相当于或低于卵泡早期的水平，形成 LH/FSH 的比例为≥2.5～3。外源性 GnRH 可促使垂体的敏感性增加，实验证明持续高水平的雌酮的作用是通过促进促性腺素的合成和导致垂体 GnRH 受体的增多，从而加强垂体对 GnRH 的敏感度。

在下丘脑中多巴胺能（dopaminergie）和阿片类能（opioidergic）对 GnRH 神经元的抑制作用失控，被认为可导致 LH 分泌的增加，但更多认为下丘脑的异常是继发于雌激素的异常反馈，特别在缺乏孕酮的环境下，孕酮可通过促进阿片类能的活动而抑制 GnRH-LH 的分泌。Berga 于 1989 年报道醋酸甲孕酮（MPA）可使 LH 的频率减少，幅度增强，即从无周期的雌激素影响模式转变为有周期性的孕酮影响模式。naloxone 不能改变 PCOS 的 GnRH-LH 分泌模式，然而它可使由于 MPA 导致的 LH 模式逆转，说明阿片类能也参与了孕酮的诱发作用，是属功能性，而并非下丘脑的内在因素。总之，导致 PCOS 的无周期性促性腺素分泌，趋向于因卵巢和肾上腺的反馈异常。此外，高胰岛素和增多的游离 IGF-I 也参与分泌过多 LH 的可能性，必须加以肯定。FSH 的低水平，可以用无对抗性的雌激素和卵泡液中的抑制素的协同作用的结果来解释。

四、高催乳素血症

催乳素（prolactin，PRL）是垂体分泌的 3 种调节卵巢功能的激素之一，属多肽类激素。PRL 的生物作用不仅限于生殖系统，还包括代谢和水盐平衡作用。除了促使乳腺生长和乳汁分泌外，还抑制下丘脑-垂体-性腺轴使 FSH、LH 和雌激素分泌减少，从而导致闭经。在卵巢和肾上腺也有 PRL 受体，PRL 作用在卵巢可使黄体提早溶解并抑制颗粒细胞合成孕酮，还能减少血睾酮向 DHT 转变；在肾上腺则参与调节肾上腺雄激素的产生。PRL 的分泌受下丘脑催乳素抑制因子（prolactin inhibiting factor，PIF）的控制，受多巴胺的抑制，并随着饮食、运动、应激而波动。高催乳素血症与 PCOS 的关系比较复杂，有文献报道，PCOS 中高催乳素血症的发生率约占 10%～15%，PRL 含量差异很大（700mIU/L～7000mIU/L），但能确诊为 PCOS 者的 PRL 一般都在轻度或中度高水平，更高水平的病例多与分泌 PRL 的垂体肿瘤有关。然而引起高 PRL 的机制尚不清楚，可能有：①PRL 的上升与血雌酮水平增高有关；②下丘脑多巴胺的相对不足，这是用多巴胺激动剂，如溴隐亭治疗 PCOS 无排卵或多毛症成功的依据，高 PRL 尚能使卵巢对外源性促性腺素无反应。

五、高胰岛素血症与抗胰岛素

Burghen 等在 1980 年首先报道 PCOS 的胖者与正常肥胖妇女相比含有更高的血胰岛素，提示这些患者存在着抗胰岛素因素，但在不肥胖的 PCOS 患者中也观察到不同程度的抗胰岛素征象。从此，高胰岛素血症与 PCOS 的关系成为近 10 多年来的热门课题。

1. 抗胰岛素与高雄激素症

多囊卵巢综合征中，有部分患者尤其是肥胖者，血胰岛素升高，现认为系机体组织对胰岛素的对抗，导致胰腺细胞分泌胰岛素增加的结果。高胰岛素常与高雄激素和肥胖伴存，认为是胰岛素与 IGF-I 共同作用于卵泡中的泡膜细胞促使合成雄烯二酮和睾酮所致。LH 持续性升高可导致对 LH 受体的降调节作用，但胰岛素则抑制此种降调节作用，从而加强 LH 促使卵泡中泡膜细胞合成雄激素的作用。胰岛素在卵巢局部能加强 LH 的生物效应，说明 PCOS 伴高胰岛素血症时，与全身其他组织不同，在卵巢中无对抗胰岛素现象，而是促使泡膜细胞合成过多的雄激素。

Weber 等（1993）认为多囊卵巢综合征伴轻度高胰岛素血症时与肥胖有关，但不影响雄激素的合成；只在持续性高胰岛素作用下，方增加卵巢中雄激素的合成。有一种重度抗胰岛素血症时出现黑棘皮症（acanthpsis nigricans）。此与胰岛素受体异常有关，然而 PCOS 抗胰岛素患者中，尚未能找到受体缺陷的依据，可能是由于受体后葡萄糖运输者缺陷所导致。

曾有报道注意到胰岛素在动物和人的颗粒细胞中有选择性地导致 E_2 分泌的减少，可能是由于抑制芳香化酶活性所致。Wiftis 等（1995）在 PCOS 的颗粒细胞培养研究中，推测 PCOS 的高胰岛素通过增加 LH 受体数或 LH 对受体的亲和力加强了颗粒细胞对 LH 的反应，在已经增高的 LH 水平情况下，这种作用可导致类似 LH 峰的作用，使颗粒细胞的分化终止，结果造成 PCOS 患者未成熟的卵泡（5～10mm）中虽具有类固醇合成活性的颗粒细胞而不能发育到排卵前阶段，这可能是 PCOS 无排卵机制之一。

2. 胰岛素和胰岛素样生长因子与卵巢类固醇合成

胰岛素和 IGFs 对由促性腺激素引起的卵泡生成和类固醇合成起着重要的调节作用。IGFs 属肽类激素，分 IGF-I 和 IGF-II，成年人的 IGFs 主要来源是肝脏，而它的受体则普遍存在于多种组织中，在人类的卵巢中存在胰岛素和 IGFs 受体。IGF-I 受体能与 IGFs 和胰岛素结合，其亲和率依次为 IGF-I＞IGF-II＞胰岛素。IGF-II 受体能与 IGF-I 和 IGF-II 结合，但不能与胰岛素结合。血液和组织中的 IGF-I 和 IGF-II 尚能与 IGFs 的结合蛋白（IGFBPs）相结合，起着调节 IGFs 活性的作用。现知有 6 种 IGFBP，IGFBP-1～IGFBP-6，但卵巢中未见 IGFBP-6。

不同族种的动物之间，由于生殖功能的差异，卵巢局部产生 IGFs 的具体卵泡细胞部位各不相同，众所周知鼠类卵巢产生 IGFs 的部位，主要是卵泡的颗粒细胞。据 EL Roseity 的实验报道，在人类卵巢中小的腔卵泡产生 IGFs 和其受体的部位，IGF-I 的 mRNA 表达在泡膜细胞内，而其受体只有在颗粒细胞上；IGF-II

也在泡膜细胞内表达，颗粒与泡膜细胞上皆具有其受体；胰岛素受体则普遍存在于颗粒细胞、泡膜细胞和间质细胞。多囊卵巢综合征的卵巢局部 IGFs 产生部位与正常小的腔卵泡 IGFs 的产生部位无差别，但随即停止成熟。在优势卵泡中未见 IGF-I；但颗粒细胞内含大量 IGF-II mRNA，同时也见到大量的 IGF-II 和 IGF-I 受体；泡膜细胞上也见到少量的 IGF-II 受体；胰岛素受体也普遍存在于各种细胞上。提示 IGF-II 大量存在于颗粒细胞内与卵泡的生成有关。

IGFBP 在小的腔卵泡和多囊卵巢综合征的卵泡的分布情况：大量的 IGFBP-2mRNA 表达在颗粒细胞和泡膜细胞内但未见 IGFBP-1；在泡膜细胞内有中量 IGFBP-3、IGFBP-4、IGFBP-5；在颗粒细胞和间质细胞能见到少量的 IGFBP-4 和 IGFBP-5；相反地在优势卵泡的颗粒细胞内含大量的 IGFBP-1；而相当量的 IGFBP-2 只在泡膜细胞内找到；在颗粒、泡膜和间质细胞中都能见到中、少量的 IGFBP-4 和 IGFBP-5。

从以上资料可见小的腔卵泡缺少 IGFBP-1，IGFBP-1mRNA 在优势卵泡的颗粒细胞内得到充分的表达；PCOS 的卵泡和闭锁卵泡所含的 IGFBP-1 极少或缺如；而排卵前的卵泡含有高浓度的 IGFBP-1，能在实验中由黄素化颗粒细胞合成都证明 IGFBP-1 是成熟颗粒细胞必然具有的物质。

相反地，小的腔卵泡颗粒细胞和泡膜细胞内所含的 IGFBP-2 较多，而在优势卵泡中，只在泡膜细胞内含有 IGFBP-2，从 PCOS 和闭锁卵泡中提取的卵泡液中有较多的 IGFBP-2，提示 IGFBP-2 对 IGF-I 的抑制作用，IGF-II 能抑制 IGFBP-2 的合成和分泌，并鉴于 PCOS 的卵泡与闭锁卵泡相同含有较多的 IGFBP-2，说明 IGFBP-2 参与了 PCOS 卵泡发育的终止。

3. 抗胰岛素与肥胖

PCOS 的症候群中肥胖者（BMI≥25）占 20%～60%不等，其体态表现为脂肪分布不均匀。Kirschner 等 1990 年指出，不同的内分泌环境能造成不同的体态：雄激素升高和游离睾酮升高均表现为上身肥胖；由雄烯二酮芳香化而使雌酮增多者下身肥胖；PCOS 者的肥胖多集中于上身，腰-臀比例＞0.85。PCOS 肥胖者常伴有抗胰岛素和高雄激素血症，而 PCOS 非肥胖者亦有抗胰岛素现象，差别在于血胰岛素的水平。Dunaif 等于 1988 年报道 PCOS 伴肥胖者空腹血胰岛素浓度最高，PCOS 体重正常者和正常对照组的肥胖者居次位，正常对照组体重正常者胰岛素血浓度最低,提示肥胖加剧了 PCOS 的内分泌异常情况。体重的增加常伴有血胰岛素水平的升高和 SHBG、IGFBP 的下降,从而使游离性激素和 IGF-I 的增多。有报道 PCOS 的肥胖患者一般都具有抗胰岛素-高胰岛素血症,这种情况对造成高雄激素征象起着主要的作用,其 LH 水平可能不太高甚至在正常范围内。体重正常的 PCOS 患者的 LH 水平较高,而胰岛素水平则较正常,高 LH 和 GH 诱发高雄激素可能起主导作用。尚有一部分患者具有高胰岛素伴有高 LH,主要表现为雄激素分泌的调控失常。这些资料只说明肥胖对 PCOS 内分泌失调的参与活动,可控制饮食以减轻体重(减少脂肪)作为 P-COS 的辅助疗法。

六、细胞色素功能异常

近年来随着对卵巢局部因素在调节机制具有重要性认识的提高,类固醇生成障碍在 PCOS 病理生理中所起的作用,逐渐被人们所重视。这种障碍可能是病理生理中的一种表现,也可能是一种诱因。PCOS 患者常见 17-羟孕酮的升高,这是由于卵巢泡膜细胞内酶 $P_{450}cl7\alpha$ 调节机制失常所导致。$P_{450}cl$ 具有 17-羟化酶和 17,20 裂解酶的双重活性,在 5 途径上将孕酮转化为 17-羟孕酮和雄烯二酮,在 4 途径上将孕烯醇酮衍变为 17-羟孕烯醇酮和 DHEA。

17-羟孕酮是肾上腺合成皮质醇的重要前身,也是卵巢合成性激素特别是雄激素的重要前身,PCOS 患者升高的 DHEA 很容易被地塞米松所抑制,说明 5 雄激素是来源于肾上腺。相反,地塞米松对升高的睾酮、雄烯二酮和 17-羟孕酮则无明显的作用,提示其来源是卵巢。若给 PCOS 患者 GnRH-A 进行兴奋试验,特别在用地塞米松抑制后见明显升高的 17-羟孕酮、雄烯二酮和雌酮。

说明:①增多的 17-羟孕酮来源于卵巢;②雄烯二酮和雌酮的合成并无受阻而是增多,说明 17-羟孕酮的增多并非由于酶的缺乏而是由卵巢 P450cl7α 酶活动的亢进;③孕酮的水平正常也说明异常情况是在 P450cl7α 酶。其调节机制异常的模式是 17-羟孕酮和雄激素的增多与男性相似,因而称之为卵巢的男性化调节异常。

$P_{450}cl7\alpha$ 酶活动亢进可能是由于 LH 刺激的结果。许多 PCOS 患者的 LH 升高，在泡膜细胞上其受体的数量则减少，泡膜细胞的功能似乎与 Leydig 细胞相似，在过度刺激下出现降调节。但有些 PCOS 患者的 LH 并不升高，LH 的作用有可能被存在的胰岛素和 IGF-I 所加强，或其他因素尚待证明。

七、下丘脑-垂体-卵巢轴（H-P-O 轴）的恶性循环

PCOS 的诱因众多而复杂，任何因素均可影响 H-P-O 轴反馈机制中的环节，其主要变异环节如下：①促性腺素；②类固醇的分泌和反馈；③卵巢局部的肽类物质的异常。这些因素若持续一定的时间都能诱发 H-P-O 轴自身恶性循环的运转。

第三节　多囊卵巢综合征病因的推测

有关 PCOS 的病因迄今尚无统一的意见。近年对 PCOS 病理生理的见解有新的突破，为某些病因的可能性提供了依据。

一、肾上腺功能初现时功能过盛

1. 肾上腺因素

肾上腺功能初现时（adrenarche）标志着生长发育的开始，约在性腺发育的前 2 年，肾上腺即开始分泌 DHEA、DHEA-S 和雄烯二酮。Yen 等早在 1976 年提出 PCOS 可能是从性成熟早期，肾上腺功能失调开始，即持续分泌过多的雄激素。这假设是根据：①Yen 等分析 100 例 PCOS 的临床症状，多数患者月经初潮年龄与正常女子不相上下，但其月经失调一般都是初潮后出现月经不规则，肥胖与多毛也多发生在青春期前后；②PCOS 的肾上腺于地塞米松抑制后，在 ACTH 兴奋下所分泌的雄激素前体增多。这些现象似乎与肾上腺功能初现期网状带功能亢进，分泌过多的雄激素有关。然而，激活肾上腺皮质网状带的具体机制尚不清楚。

2. 细胞色素 $P_{450}cl7\alpha$ 调节机制的失常

Rosenfield 等近来所提供的实验资料也支持肾上腺功能初现时功能过盛的假设。他们认为细胞色素 $P_{450}cl7\alpha$ 的调节失常可诱发 PCOS。肾上腺功能初现时的关键，在于通过激活 cl7、20 裂解酶的活性，促使肾上腺开始分泌雄激素。17-羟孕酮是形成皮质醇的重要前体。但肾上腺内所含的 $P_{450}cl7\alpha$ 形成的 17-酮类固醇趋向于经 5 途径，导致 DHEA 多于雄烯二酮。成年 PCOS 妇女对 ACTH 兴奋的反应，其 17-酮类固醇增多的情况与青春期肾上腺成熟期极其相似，表现为 cl7、20 裂解酶相对增多，而 3β-羟类固醇脱氢酶的活性则相对减少，证实肾上腺因素的参与。再者，大多数 PCOS 对 GnRH 激动剂 nafarelin 的反应，表现为 17-羟孕酮、雄烯二酮和 E_1 分泌的增多，提示卵巢泡膜细胞和间质细胞含有雄激素合成酶 $P_{450}cl7\alpha$ 功能的亢进。这种雄激素的分泌模式类似男性睾丸间质细胞的雄激素的分泌模式，因而称为男性化型调节功能失调（pasculinized dysregulation），至于 $P_{450}cl7\alpha$ 的亢进是由于两个腺体的内在因素，或是从肾上腺异常功能开始而延及卵巢，尚不知晓。此外，什么因素诱发肾上腺成熟期 $P_{450}cl7\alpha$ 的亢进，又是什么情况导致这种异常功能延伸到成年等问题，都有待进一步阐明和论证。

3. 胰岛素样生长因子的异常

在青春期正常性发育过程中，常见抗胰岛素现象，表现为胰岛素、IGF-I 和 GH 的增多，SHBG 和 IGF-BP-I 的减少，从而增加了胰岛素和 IGF-I 的活性。再者，肾上腺若分泌过多的雄激素又会引起腺体外雌激素的形成，从而在青春期增强了垂体对内在的 GnRH 的敏感度，这两种变化的协同作用，增强了促性腺激素对卵巢的影响。于是推测，青春期的抗胰岛素和它的一系列反应，可能是使高雄激素分泌功能从肾上腺转移到卵巢的连接因素。鉴于 50% 的 PCOS 的肾上腺和卵巢是其高雄激素的共同来源，可能是属于青春期肾上腺网状带功能亢进，cl7、20 裂解酶活性相对增高的延续，随后肾上腺和卵巢在各自的促激素的诱发下，出现相似类型的 $P450cl7\alpha$ 亢进，导致两个腺体 17-酮类固醇的分泌增多。然而，伴有抗胰岛素和高胰岛素的成年型糖尿病患者并不发展为 PCOS，肢端肥大症伴有高胰岛素和升高的 IGF-I 水平者亦不具有 PCOS 的生物化学变化，这也支持"肾上腺功能初现时功能过盛"的假设。理由是显而易见的，研究青春期过渡时期的内分泌-代谢特征的重要性，在于它可能肯定或否定以上的假设。

4. 肥胖

人体脂肪的分布与其内在的内分泌-代谢状态有一定的关联。凡在青春前期的女孩脂肪累积于臀部者，表现有高水平的雌激素、雄激素和促性腺素。除了脂肪分布部位能反映体内内分泌情况外，它还加剧高胰岛素和高雄激素的程度，也是导致无排卵的重要因素之一。虽然，肥胖在 PCOS 发病机制上所起的作用尚不清楚，但在处理上则是一个不容忽视的问题。Kazer 1989 年根据鼠类在断奶期间所用饲料的蛋白质含量对 GH、IGF-I 的影响而推测，采用牛奶或其他高蛋白的人工喂养法，很可能对某些婴儿在成长的过程中，将处于长期高 IGF-I 活性环境的危险中，此推测尚需今后证实。

二、遗传因素

Polsin 等报道，B 超普查 PCOS 患者子代的卵巢，常见有 PCOS。有些患者存在核型异常，似属 X 连锁显性型。但大多数患者核型为 46，XX，其中关系有待今后研究阐明。

第四节 诊断与鉴别诊断

一、多囊卵巢综合征的诊断

PCOS 的诊断是结合临床现象、内分泌的异常和卵巢形态的变化而确定的。从其病因、病理生理和临床征象提示了 PCOS 的诱发因素甚多，引起 H-P-O 轴各个不同环节不同程度的失调，致使个体内分泌异常变化有所偏重。临床症状与体征也因此有所差别，故会出现临床与内分泌异常的多态性。PCOS 的共同特征有以下几种。

1. 临床特征

表现为月经失调、多毛、肥胖及不育。

（1）长期无排卵。表现为月经失调和不育。月经以稀发居多，闭经次之，偶见功能性出血。多发生在青春期，为初潮后不规则月经的继续。有时可有偶发排卵或流产史。

（2）雄激素征象。表现为多毛、痤疮，极少数有男性化征象。多毛以性毛为主，如阴毛的分布常延及肛周、腹股沟或上伸至腹中线。尚有上唇细须或乳晕周围有长毛出现等。

（3）代谢失调。表现为肥胖或微胖，一般只占 30%～60%，青春期脂肪细胞量多而成年期脂肪细胞肥大。

2. 内分泌异常

（1）LH 与 FSH 失常。LH 偏高而 FSH 水平相当于早期卵泡期水平，形成 LH/FSH≥2.5～3。

（2）雄激素过多。从血睾酮和（或）雄烯二酮以及 DHEA\DHEA-S 水平了解雄激素来源（卵巢、肾上腺或两者兼有之）。测血睾酮和尿 17-酮和 17-羟时，需注意 17-酮，虽其属酮类雄激素，但并不能反映睾酮水平，所以可以出现睾酮正常而尿 17-酮偏高，提示主要来源为肾上腺，17-羟反映皮质醇的水平。

（3）雌酮与雌激素失常。恒定的雌激素水平，E_2 水平波动小，无正常的月经周期性变化；E_1 水平增加，形成 $E_1/E_2>1$。

（4）阴道脱落细胞成熟指数。是初步了解体内性激素状况的简易方法。睾酮过多的涂片往往出现 3 层细胞同时存在的片型，明显增高时 3 层细胞数几乎相等，但必须与炎症相区别。雌激素水平可以从表层细胞百分比来估计，但不能反映血液中激素的含量。

3. 卵巢形态异常

PCO 特征为卵巢表面平滑，白膜增厚，可达 150～600μm（正常≤100μm）。白膜下见许多不同发育程度的卵泡及闭锁卵泡，偶见白体。不同程度的泡膜细胞黄素化，可延伸到外泡膜细胞层，间质细胞增生。检查方法如下：

（1）B 型超声。卵巢增大，每平面至少有 10 个以上 2～6mm 直径的卵泡，主要分布在卵巢皮质的周边，少数散在于间质间，间质增多。

（2）气腹摄片。双侧卵巢增大 2～3 倍，有时可达 5 倍或与子宫相同大小，若雄激素的主要来源为肾上腺，则卵巢相对小些。

（3）腹腔镜（或手术时）。见卵巢形态饱满，表面苍白平滑，包膜厚，有时可见其下有毛细血管网。因外表颜色呈珍珠样俗称牡蛎卵巢，表面可见多个凸出的囊状卵泡。

二、多囊卵巢的鉴别诊断——卵巢形态学

1. 多卵泡卵巢

主要特征为卵泡增多，而间质无增生。患者体重偏轻，用 GnRH 脉冲治疗或增加体重可诱发排卵，卵巢形态恢复正常，多属下丘脑功能不足型闭经。

2. 泡膜细胞增生症

本症系一种男性化综合征。卵巢间质中，于远离卵泡处见弥漫散在黄素化的增生的泡膜或间质细胞群，而与 PCOS 的区别在于 PCOS 的黄素化泡膜细胞一般皆局限于卵泡周围。两者之间的临床和卵巢组织学上有许多相仿之处，泡膜细胞增生症者比 PCOS 更肥胖、更男性化，睾酮水平高于 PCOS，约 520.5～694nmol/L（150～200μg/dL），DHEA-S 则正常。卵巢的变化可能继发于增多

的 LH，有人认为可能是同一病理生理过程中的不同程度。

三、与类多囊卵巢综合征的鉴别

PCO 并非 PCOS 的专一特征，尚有许多腺外或其他腺体病灶所产生的激素影响 H-P-O 轴，导致类 PCOS 的反馈恶性循环，并出现类似 PCOS 的表现，需加以鉴别。

1. 肾上腺疾病

（1）肾上腺功能亢进

①柯兴综合征：肾上腺皮质增生，分泌大量皮质醇和雄激素，表现为月经失调、圆脸、肥胖、紫纹、多毛等典型临床症候群。实验室测定：LH 在正常范围；皮质醇水平高，无昼夜波动，小剂量地塞米松无抑制作用；常伴有不同程度的雄激素增多。

②肾上腺肿瘤或癌：产生大量 17-酮类固醇、DHEA 和雄烯二酮，不被大剂量地塞米松所抑制；ACTH 持续性低水平。B 超或后腹膜充气摄片见肿块，若需要可作 MRI、CT 定位。最近国外报道于手术前成功地采用碘（^{131}I）甲基正胆固醇（60-^{131}I，iodometh-ylnorcholesterol，NP-59）定位。

（2）肾上腺酶缺乏症

①迟发型 21-羟化酶缺陷：21-羟化酶属细胞色素 P_{450} 酶，促使皮质醇和醛固酮的合成，它的轻度缺乏可导致轻型先天性肾上腺皮质增殖症，多发病于青春期间或以后。临床征象有月经失调、多毛，一般无外阴男性化等症状，与自发性多毛症和 PCOS 极其相似。诊断的依据是 17-羟孕酮的分泌量明显增多伴有 ACTH-皮质素的昼夜波动规律，有些 17-轻孕酮在正常范围者则需根据其对 ACTH 的诱发有过度反应来确诊。与 PCOS 的鉴别在于 PCOS 的 17-羟孕酮水平低于本症且无昼夜波动，提示其来源于卵巢，与 ACTH 无关。尿激素测定见 17-酮增多而 17-羟减少。

②3β-羟类固醇脱氢酶-异构酶缺乏症：其特征是导致类固醇代谢沿着 5 途径发展，同时影响卵巢和肾上腺的功能。若只是部分缺乏则患者不至于在婴儿期死亡，可生存达成年期。临床所表现的月经失调和多毛等征象与 PCOS 相似。

确诊的依据是 ACTH 兴奋试验的结果显示经过 5 类固醇代谢途径的比率高于 4 类固醇的代谢途径。5 雄激素（DHEA，DS，ASA-di01）增多，4 雄激素（雄烯二酮和睾酮）则在正常范围内。这种试验实际上只需在 DHEA-S＞6μg/mL 时进行。

③11-羟化酶轻度减少症：具有类似 21-羟化酶减少的症候群和征象，但常伴有高血压。激素代谢表现为皮质醇和醛固酮合成的障碍和 ACTH 的升高。诊断依据为，11-去氧皮质酮（deoxy-corticosterone，DOC）的升高，特别在 ACTH 兴奋试验后。

2. 卵巢疾病

（1）泡膜细胞增殖症。临床与内分泌征象与 PCOS 相仿但更严重。其特征有：①增多的雄激素主要来源于卵巢，包括睾酮，雄烯二酮和双氢睾酮，因雄激素的水平高于 PCOS，故临床症状更明显；②雌酮水平增高，主要由高雄激素转化而来；③LH 和 FSH 水平正常或经常低于正常妇女；④对一般抗激素治疗，如氯底酚胺促排卵效应差；⑤在卵巢间质中见黄素化泡膜样细胞群且含有脂质，而在 PCOS 的间质中则无此现象；⑥最突出的是可能存在着抗胰岛素和高胰岛素血症，在程度上明显高于 PCOS 中所见到的水平，其胰岛素的水平与从卵巢静脉血中所提取的睾酮、雄烯二酮和 DHEA 的水平呈正相关，提示其高胰岛素与卵巢间质的黄素化细胞群所产生的雄激素有因果关系。于是，推测胰岛素可能对泡膜细胞黄素化的发展起着一定的作用。

（2）卵巢雄激素肿瘤。男性细胞瘤、门细胞瘤、肾上腺残迹瘤或癌都产生大量雄激素，男性化征象较明显，也可能是进行性，一般是单侧性的，可用 B 超、CT、MRI、碘[131I]甲基正胆固醇加以定位。只有血睾酮达男性水平时可见阴蒂增大、肌肉发达和音调低沉等男性化征象。

3. 高催乳素血症

高催乳素血症常伴有高雄激素，以 DHEA、DHEA-S 为主。由于 PRL 直接作用于肾上腺皮质，使类固醇合成趋向于 5 途径，临床出现类 PCOS 征象，鉴别：除较高水平的 PRL 外，DHEA 水平高，促性腺素正常或偏低，雌激素水平也偏低。另一特点为雄激素升高，但很少出现多毛和痤疮。可能与 DHEA 的活性较低，PRL 使 5α-还原酶活性下降，DHT 不高有关。少数患者伴有垂体腺瘤。

PCOS 约有 1/3 伴有高催乳素血症，可能是由于高 E_1 水平或其他外来因素所引起的。若用溴隐亭治疗可使 DHEA 水平下降，单用外源性促性腺素治疗一般无效。

4. 甲状腺功能亢进或低落

甲状腺素的过多或减少能引起 SHBG 和性类固醇代谢和分泌明显异常。对有些患者可导致无排卵，形成类似 PCOS 的征象。甲亢使 SHBG 水平上升，雄激素和雌激素的清除率降低，血雄激素和雌激素水平上升，使外周转化率上升，导致 E_1 水平的增高。甲状腺功能低落使 SHBG 水平下降，睾酮的清除率增高而雄烯二酮正常，导致向睾酮转化，趋向于 E_3 水平的增高，E_1 和 E_3 的功效都比 E_2 差，造成对促性腺的反馈作用失常，引起类似 PCOS 的恶性循环。

5. 抗胰岛素

PCOS 并发抗胰岛素者，可出现黑棘皮症，表现为肥胖、雄激素过多、闭经、后颈及腋下皮肤出现局部色素沉着。卵巢具有类 PCO 变化。胰岛素对卵巢直接作用，使卵巢间质和泡膜细胞产生更多的雄激素，又作用于肾上腺和外周组织，形成抗胰岛素与雄激素过多的类 PCOS。

总之，PCOS 作为一种综合征，由于多种因素诱发反馈机制的异常而出现临床和内分泌的多态性，引起诊断的困难，任何一种因素都不能单独充分地解释本综合征。其主要环节——下丘脑与卵巢和（或）肾上腺都无内在固有的异常，可能是由于它们容易受内、外环境影响（如紧张、反馈机制以及代谢变化等）的脆弱性。这种脆弱性与敏感度可能与遗传因素有关。尚有许多具有明确诊断的疾病也伴有 PCOS 特征，即类 PCOS 者，在诊断过程中不宜忽视，典型的 PCOS 诊断并不困难，但问题在于不典型 PCOS 和类 PCOS 者。首先需取详细病史，了解病程的进展和体征的变化。PCOS 常发病于青春期前后，伴有多毛与肥胖，可与丘脑型闭经作初步的鉴别。雄激素过多表现为多毛，若有男性化且进行性发展，需排除器质性病变。雌激素水平可根据乳房的发育与阴道脱落细胞成熟指数来估计。卵巢大者的雄激素多来源于卵巢，而较小者需多考虑来源于肾上腺或其他组织。高雄激素或高 PRL 者，若经长期的抑制治疗，仍持续高水平者，则可能存在其他的致病因素，不容忽视。

第五节　治疗措施的选择与疗效的关系

PCOS 的长期无排卵，关键在于反馈机制的失常，主要环节有：①LH/FSH 失常，LH 过高而 FSH 偏低；②雄激素过多；③$E_1 > E_2$，雌激素相对稳定；④卵巢有不同程度的多个不成熟的囊性卵泡和泡膜细胞黄素化，并有间质增生。处理必须按个体病理生理情况，针对突出的失调环节和程度，选择不同治疗方案。治疗方法可分为：①诱发排卵法：可通过启动卵泡成熟或对已成熟的卵泡促使排卵；②抑制法：如抑制 LH、雄激素、PRL 等。治疗程序可根据个体情况选择单一方法，如促排卵法或抑制过多因子法，在一疗程内加辅助法，如氯蔗酚胺，中期加入 HCG 等；促排卵与抑制法同期应用；促排卵与抑制法分段进行等。治疗目的应以恢复排卵为主，不愿生育者可在恢复排卵后，选用其他方法避孕。

一、诱发排卵法

1. 启动卵泡成熟

（1）氯蔗酚胺。又名构橡酸克罗米酸（domiphene citrate），商品名有舒经酚、氯米酚，属非类固醇类抗雌激素制剂，具弱雌激素作用，能与雌激素受体相结合。本药通过减少细胞内受体，从而使 FSH 水平上升，同时也伴随着 LH 水平的上升。关键是 FSH 促使卵泡成熟，但不能忽视 LH 的不正常升高，在疗程中期若拟加 HCG 时宜谨慎，因可能出现过激征象。

治疗对象的选择，PCOS 中 FSH 偏低而具一定雌激素水平。用黄体酮有撤药性出血者，PRL 在正常范围内。

剂量与用法：50mg/d，月经第 2～5 天开始服 5 天，在停药 7 天左右排卵。PCOS 者所需剂量较低，但有时亦需用 100mg/d，3 个周期为一疗程，必要时再继续治疗，剂量可加减，对来源于卵巢的高雄激素血症成功率较高。促排卵成功者见黄体，伴有睾酮和雄烯二酮水平下降。

（2）人类绝经期促性腺素（HMG）。主要作用是直接促使卵泡的成熟，在 PCOS 中可能导致过多 E_2 的分泌，易造成过激征象，所以 HMG-HCG 并非 PCOS 治疗的首选药物，应用时需严密监护。

病例的选择：FSH 偏低，卵巢偏小者，LH 和 E_2 不太高者，用其他疗法无效时可慎用之，更适用于曾用抑制法治疗后。治疗剂量应慎防过大。

目前国外应用纯 FSH，即 LH 含量较低的制品（FSH 75IU；LH 011IU），在理论上可防止过激现象发生，但据不同作者分析，其对促排卵和生育的疗效相同，且并不比 HMG 安全。

（3）GnRH。用脉冲法注射生理剂量的 GnRH 可调节下丘脑-垂体轴，诱发垂体前叶分泌 FSH 和 LH，从而促使卵巢的卵泡发育。

用法与剂量：选用 GnRH 即十肽制剂较为合适。最理想的方法是用脉冲微泵模拟生理释放模式，按频率每 60 分钟、90 分钟、120 分钟注入一次，每次 5～20μg，静脉或皮下注射均可，然而这种疗法还不理想。若用大剂量 GnRH 激动剂造成垂体促性腺功能低落征象，然后继之以上的小剂量脉冲式疗法，其效果将明显增高。

2. 诱发排卵

一般用在促卵泡成熟后的辅助治疗，以模拟 LH 峰状分泌。

（1）HCG。自孕妇尿中提取，属肽类糖蛋白；具有与 LH 类似的化学结构和生物活性；除了维持排卵后的黄体功能外，它的促排卵潜力已被公认。一般用在 HMG 或其他药物促卵泡发育后。在 B 超监护下，当卵泡达到成熟时，一次肌内注射 HCG5000～10000IU 以模拟排卵前的 LH 高峰。若促排卵成功，可见基础体温明显上升呈双相型。若遇多个卵泡达到成熟期，则宜慎用或不用以防止卵巢出现过度刺激征象。

（2）GnRH-A 冲击法。可用于氯蔗酚胺促排卵中期卵泡发育较差者，用 GnRH50～100mg 肌内或静脉注射，每日 1～2 次，1～2 天。作为辅助疗法，也可以单独使用。

（3）雌激素冲击疗法。可加强 LH 排卵峰，同时使不成熟卵泡闭锁。若使用时间过早，可使主卵泡消失导致无排卵。适用于具有一个 $18mm^3$ 以上的成熟卵泡,卵巢直径小于 5cm,雌激素水平偏低者。一次肌内注射苯甲酸雌二醇 2mg,但 PCOS 中需用这种方法者不多。

（4）黄体酮冲击法。适用于卵泡成熟伴有足够中期雌激素峰者。一次性肌内注射黄体酮 10mg 或口服安宫黄体酮 5mg,所诱发的 LH 峰一般在 8～20 小时后上升,但过大剂量或过早给药会抑制排卵。

二、抑制法

1. 肾上腺皮质类固醇

在尚无氯蔗酚胺之时（1961 年前）常单用糖皮质激素,主要作用是抑制来源于肾上腺皮质的雄激素。据报道服强的松 7.5mg/d,2 个月后多数患者的血睾酮下降,约 44%妊娠,说明其作用不局限于其靶器官肾上腺,同时也能降低其他来源的血睾酮,估计对 H-P-O 轴有直接作用。如用比较大剂量的地塞米松亦能抑制 GnRH 的反应。若在临睡前服地塞米松 0.5mg,与氯蔗酚胺合并使用,可提高排卵率和受孕率,特别对同时来源于肾上腺和卵巢的雄激素过多者具有更明显的效果。近来尚证明,肾上腺雄激素对地塞米松的抑制作用比皮质醇更为敏感。临睡前服地塞米松 0.25mg 能抑制肾上腺雄激素达正常水平而不影响皮质醇的分泌。本制剂对抗雄激素虽有明显效果,但对多毛的影响不明显,只能阻止新毛的生长。

2. 安体舒通

其作用是通过阻止睾酮与毛囊相结合,也可能通过抑制 17a-羟化酶,从而干扰卵巢雄激素的合成。每天 50mg 可导致睾酮的产生和水平下降 50%,清除率增加,从而使 75%患者的毛发生长减少,并使毛发变细。对于高雄激素伴有无排卵而月经失调者,自月经第 5～21 天口服 20mg,每天 2 次,睾酮与 LH 恢复几乎达正常,85%可恢复正常排卵周期,不良反应少。

3. 溴隐亭

属于麦角制剂,作用于下丘脑,类似多巴胺激动剂,增加催乳素抑制因子,从而抑制催乳素的分泌。本制剂每片含 25mg,开始每次服半片,每天 1～2 次,3 天后无不良反应可服 25mg,每天 2～3 次。可单独服用或与促排卵剂如 clomid

或 HMG 合并应用，以增强疗效。

4. GnRH-A 大剂量抑制法

作用机制是与垂体促性腺细胞上受体相结合，以诱发 LH 和 FSH 的合成。GnRH 尚能导致自身在垂体部位的受体量的增多，若连续使用会使 GnRH 受体不断增多，而促性腺素的分泌和合成下降，称为降调节或脱敏作用。这种作用于垂体-卵巢轴是可逆的，开始对垂体的 FSH、LH 和卵巢的雌、雄激素起兴奋作用，14 天后下降达正常水平，但需 28 天达去卵巢状态，停药后可恢复。但在用药的第 7 天对外源性 GnRH 100μg 一次性兴奋试验已无反应。本制剂对 DHEA 和来源于肾上腺的雄激素无影响。国外用喷鼻法 200μg/次，每日 800～1200μg，或每日皮下注射 100～200μg，1～2 次。据报道用本抑制法所造成的去卵巢的内在环境后，使用 HMG 或 FSH 促排卵，其妊娠率和排卵率无明显差别。上海医科大学妇产科医院用国产 GnRH-A 为 200～500μg/d，当抑制 LH、FSH 达到接近正常水平时，加用促排卵剂如 HMG，以期能减少 HMG 的用量来减少过度刺激的发生率，尚在试用之中。目前本产品价格昂贵，用量大，使临床应用受到限制。

5. 孕酮类抑制法

（1）复方口服避孕药。内含孕酮类和雌激素制剂，可抑制 LH 和卵巢雄激素的产生，同时也可能是通过减少孕烯醇酮的形成或直接影响 ACTH 的释放，抑制肾上腺合成雄激素，其中雌激素成分引起与剂量大小相关的血 SHBG 的上升，从而减少游离睾酮，同时也抑制睾酮转化为双氢睾酮。这种雌、孕激素合并疗法能使无排卵型的子宫内膜规律性地脱落。一般在 6～12 个月内，可抑制毛发的生长。Shailaja 在 1982 年主张用低剂量雌激素的避孕药，如炔雌醇 20～30μg 加醋酸炔诺酮 15mg，较为合适，醋酸炔诺酮的效能约双倍于炔诺酮。本制剂的组成不但使 SHBG 上升，减少游离睾酮，且更有效地抑制 LH 和睾酮总量，提示其作用机制是通过抑制中枢而导致睾酮总量的减少。

（2）醋酸甲孕酮（medroxyprogesterone acetate，MPA）。又称安宫黄体酮，是一种 17a-羟孕酮的衍生物，有效的雄激素制剂。其作用是通过中枢抑制 LH 的分泌从而减少血睾酮和在周围与雄激素争夺受体的双重作用。适用于血 LH 和雄激素特别是睾酮过高者，残余卵泡过多或过大者和卵巢增大者。据文献报道，有效量差别很大：①如 Gorden 用 40mg/d 较长时间能抑制正常排卵周期和 PCOS 的 LH 分泌量达 50%，减少血睾酮 43%。②用长效甲孕酮针剂每 2 周 400mg 肌内注射，在 6 个月内可使卵巢缩小，3 个月内约 2/3 患者的多毛可减少，LH 降低 70%，睾酮下降 40%；6 个月内 FSH 和 E_2 各降低 50%。我们目前所用的剂量，安宫黄体酮 6～8mg/d，能有效地缩小卵巢和卵泡，减少 LH 和睾酮的水平，但在各种不同情况下，最低有效量尚需探讨。

（3）醋酸环丙氯地孕酮（cyproterone acetate，CPA）。属高效孕酮和抗雄激素制剂，因在脂肪组织内累积，活性至少可长达 8 天之久。与其他孕酮的不同在于具抗雌激素作用，因此在采用本品时必须与炔雌醇并用。国外报道有用高、中、低 3 种剂量：①高剂量反序贯疗法：醋酸环丙氯地孕酮 50～100mg，自月经第 5 天开始到 14 至 16 天，加炔雌醇 40μg 自第 5 至 26 天。由于本制剂的剂量大和活性持续时间长，一般在停炔雌醇 3 至 7 天才有撤药性出血。但有些患者会有不规则阴道流血伴有其他不良反应，如体重增加、性欲减退、乳房发胀、情绪低落和失眠等。上述所用的剂量约等于转变子宫内膜为分泌期剂量的 3 倍。本疗法重点在抗雄激素作用，用药后 6 个月和 9 个月后可分别使 50% 和 70% 患者的多毛得以减少。然而停药后 3 个月内常复发，因此常需继之用小剂量以维持疗效。②低剂量综合疗法：每天用本制品 2mg 加炔雌醇 35～50μg，共 21 天。本疗法对痤疮、皮脂溢、脱发有效，但对多毛效果差。③中剂量疗法：在低剂量的基础上，开始 10 天每天用本制品 10mg。效果明显提高，对皮脂溢（97%）、痤疮（100%）和中、重度多毛（55%）患者有效。④注射疗法：凡用高剂量无效者，可用 cyproterone 300mg，每月肌内注射一次，随之服炔雌醇 40μg/d，共 21 天，对多毛效果明显。

三、手术疗法

1. 双侧卵巢楔形切除

使血睾酮和雄烯二酮水平下降。上海医科大学妇产科医院于 1985 年在 28 例 PCOS 患者中进行双侧卵巢楔形切除手术，观察到血睾酮普遍下降，但对 LH、FSH 的影响意见尚不一致。适用于血睾酮高，双侧卵巢增大，DHEA、PRL 正常者，提示主要因素来自卵巢，去除卵巢所产生过多的雄激素，纠正了 H-P-O 轴的一系列反馈机制。但尚存在并发症，如楔形切除手术后可引起盆腔粘连，严重者可导致不育。偶见报道有 2 例单侧和 1 例双侧卵巢萎缩。由于疗效的不稳定和并发症，以及促排卵药物的问世，双侧卵巢楔形切除曾一度被人们所摒弃，但近年来有许多学者认为有重新采用的必要：①增高的雄激素来源于卵巢者，手术后可降低雄激素水平；②对并发输卵管粘连，扭曲或有小囊肿者可同时作粘连分离或囊肿切除以增加受孕机会；③手术时对残留卵泡作穿刺或用显微手术以减少粘连的机会。

2. 腹腔镜下手术

腹腔镜下进行卵泡穿刺、电凝或激光疗法有一定的效果。Gjonnacse 报道用电针灼刺疗法促使排卵效果良好，术后激素变化与卵巢楔形切除效果相似，但术后粘连尚待解决。

总之，对 PCOS 患者治疗效果的关键在于对个体的个别对待。

（1）诊断和较准确地了解不同个体的病理生理的关键环节。首先需排除具有类 PCOS 者，如垂体肿瘤、肾上腺肿瘤或抗胰岛素症等，其次深入了解其阻碍排卵的关键环节和程度，如来源于卵巢、肾上腺或两者皆有的高雄激素，LH 的高水平或高 PRL 水平等，从而按个体的内在内分泌环境分别制订合适的治疗计划。

（2）治疗计划的选择和制定。治疗不外乎去除抑制因素和（或）促排卵。使用方法则根据个体，可单独使用或分别在不同时期前后应用或同时联合使用。

（3）辅助疗法。控制饮食和运动皆有助于提高 PCOS 者的疗效。肥胖者酌情控制饮食以减轻体重，可以纠正由肥胖而加剧的内分泌失调环境，减轻抗胰岛素和高血胰岛素的程度，使 SHBG 增多导致游离雄激素的水平下降，血胰岛素、IGF-1 浓度减低和 IGF-BP-I 增加。减轻体重可以使 1/3 以上的肥胖型 PCOS 者恢复排卵。适当的运动，通过增加消耗，可使 IGF-BP-I 增多和 IGF-1 下降约 20%。

第六章　功能失调性子宫出血病

功能失调性子宫出血病（dysfunctional uterine bleeding，DUB）简称功血，是指月经的调节功能失常而非生殖器官本身的器质性病灶或全身疾病所引起的不正常子宫出血症，本章仅叙述常见的无排卵性功血。临床表现为月经周期、月经量和月经期的紊乱。但其他月经失调也可能有类似表现，应作鉴别。

第一节　临床表现

由于缺乏孕酮，子宫内膜仅受雌激素的作用。雌激素水平变化莫测，因而月经的日期亦无法预知；周期不规则，相隔自数天至 1～3 个月不等；经期长短不一，从 1～2 天至 10 天以上，甚至于可达 1 个月以上；经量多少不定，淋漓不断到冲血。以上现象皆取决于子宫内膜在雌激素作用下脱落与修复的情况。若流血过多过久，还会出现不同程度的贫血征象。若病程持续过久，子宫可能略有增大，子宫内膜呈不同程度的增生过长。功血多发生在青春期，初潮开始后的 1～2 年和更年期。

第二节 病理生理

有关功血的病理生理的研究资料甚少，且对它局部出血的止血机制认识也不足。一般都是通过子宫内膜的检查、基础体温的变化和血或尿的激素测定来确诊和处理。

一、下丘脑-垂体-卵巢轴调节机制的失调

测定功血者的促性腺素和类固醇的分泌模式，证明大多数功血者属无排卵型子宫出血。

1. 青春期功血

E_1 和 E_2 血浓度皆在正常范围内，但缺少正常的由雌激素正反馈而出现的 LH 峰，而导致无排卵。在失去正常周期性的促性腺素调节下，卵巢的反应呈现无规律性，不同成熟程度的卵泡，分泌以雌激素为主的性激素，作用于内膜，引起不规则的子宫出血。给予青春期功血患者以氯蔗酚胺治疗，能恢复排卵，从而支持了以上的论点，说明青春期少女的功血，主要是由于下丘脑-垂体系统对雌激素正反馈作用的缺陷。

2. 更年期功血

主要致病因素是由于卵巢功能的衰退，对促性腺素的反应下降，形成促性腺素水平的升高而卵泡仍不能规律性地成熟而失去排卵的功能。

3. 生育年龄功血

起因比较复杂，其内分泌失调的模式属类固醇反馈机制的不协调，加上外周雄激素转化为雌激素增加，造成 LH 和雌酮水平的升高，致使 FSH 和 LH 的比率失常，无 LH 峰，无排卵。另一些患者表现为不明原因的 FSH 和 LH 比率偏低，影响卵泡的成熟过程、雌二醇和抑制素分泌不足和 LH 峰的偏低。

二、子宫内膜的变化

无排卵型子宫内膜出血，属雌激素撤退性或突破性出血。在长期的雌激素作用下，子宫内膜细胞不断增生，呈增生期内膜。持续增生则会导致内膜增生过长，如：①单纯型增生过长，包括腺囊型增生过长；②复杂型增生过长，亦称腺瘤型增生过长，表现为腺体紧靠和复层等结构；③严重者可发展为核异形，为不典型增生过长，这类型被认为是癌前期，需另作处理。而对复杂型增生过长则需积极处理，严密观察并定期随访以防其发展。

增生过长的子宫内膜，由于缺乏孕激素周期性的保护作用，子宫内膜增厚，血管和腺体增多，间质支架缺乏，组织变脆。当雌激素不足以维持增厚的内膜时，内膜的表面可出现不规则的脱落和出血，在雌激素的作用下，出血面修复而血止，但另一处可发生脱落出血，造成长期不规则子宫出血，血量多少不定；若内膜上多处同时脱落，且血窦开放可引起较大量的子宫出血。由于无周期性的孕酮作用，故内膜中缺少螺旋血管系统和缺乏节律性的血管收缩等正常的控制月经血流量的因素，所以无排卵型功血的自然止血机制只有靠内源性雌激素分泌量的增多而达到修复的作用，因此这种止血作用只是暂时性而且是短暂的。

三、子宫内膜局部止血机制的失常

1. 雌激素变化与出血的关系

（1）雌激素撤退性出血。雌激素水平突然大幅度下降而导致的子宫内膜脱落出血，例如两侧卵巢切除、放疗或化疗等对卵巢的破坏作用或用雌激素治疗停药后所引起。

（2）雌激素突破性出血。发生在雌激素水平波动时，若雌激素水平高、波动幅度大则流血量多，水平低、波动幅度小则流血量少而时间长。

2. 子宫血管异常

子宫内膜血管有它特殊的构型，基底层血管直而不受性激素的影响，功能层内膜的血供来自对性激素非常敏感的螺旋形动脉，这些动脉除了形态特殊外，另一特点是它们皆属终支，且无分支，每支动脉供血的内膜区域甚小，约 4～9mm^2。这些特点对经期的流血量和止血有很大的作用，Markee 估计约 70%～75% 的经血来自螺旋形动脉。近年来对子宫血管系统中血管数量，特别是对子宫内膜的螺旋动脉数量的研究，提示子宫出血量与血管的数量无关。目前已确认，月经期出血量与内膜血管系统中的止血机制缺陷有关。晚期分泌期内膜的螺旋动脉弯曲度增加，在月经来潮前螺旋动脉出现节律性收缩，收缩的时间不断延长且程度加强，造成血管壁局部缺血、坏死。当血管再度扩张而充血时，引起血管破裂出血。在流血开始的 24 小时内，血小板凝聚并由纤维蛋白加固而形成血栓。数小时内，管腔从部分到全部阻塞，使流血量减少到血止。但这部分内膜 24 小时后随着月经而脱落，流血再度开始。因此，只有在内膜修复后才能完全血止。由此推测可能是螺旋动脉节律性的收缩在控制最初的月经量，即在血栓形成之前的月经量起着重要的作用。当功血时无孕激素作用，内膜血管缺乏螺旋化，内膜血管破裂后无节律性收缩的止血作用。

3. 凝血和纤溶异常

正常月经周期中孕酮使子宫内膜间质细胞蜕膜化，成为蜕膜样细胞。该细胞中含有纤维蛋白溶酶原激活物的抑制物（plas-minogen activator inhibitor，PAI-1）和组织因子（tissuefactor，TF）。PAI-1 可抑制子宫内膜血管周围基质的降解性，保持子宫内膜血管的稳定；PAI-1 还具有抑制纤维蛋白溶酶原激活物的作用，从而抑制纤溶。TF 对血浆 VII 因子具亲和力，VII 因子结合成复合物后可使因子 X 转化成 Xa，从而启动血凝。可见 PAI-1 和 TF 在月经期子宫内膜出血时的止血作用。当无排卵性功血时子宫内膜处于只有雌激素，缺乏孕激素的作用下，一旦子宫内膜出血，缺乏上述正常月经期的生理性止血作用。现知 PAI-1 为一含有 379 个氨基酸的糖蛋白，TF 为一含有 263 个氨基酸的糖蛋白。体外培养中也证实雌二醇加甲孕酮可增加 TF 和 PAI-1 的水平，而单纯雌二醇却无此作用。

月经血，特别是功能失调性的子宫出血症的月经血中都含有比外周血更高的纤维蛋白溶酶原激活物质的抗原，并伴有很低水平的抑制物质，提示局部纤维蛋白溶解活动的增加是功血的出血机制。于是，有采用一种抗纤维蛋白溶解制剂进行治疗的报道。纤维蛋白溶酶原激活物质在子宫肌层的含量高于子宫内膜，而在子宫内膜的周期中则以晚期分泌期的含量最高。分泌晚期子宫内膜的纤维蛋白溶解活动的增多与月经过多的流血量呈正相关，提示局部纤维蛋白溶解酶激活物质释放的增多是造成功血流血过多的关键因素之一，与上述 PAI-1 的作用机制相符。

4. 前列腺素比例异常

前列腺素 PG 的前身花生四烯酸，是由磷脂酶 A_2 作用于细胞上的磷脂酰胆碱即卵磷脂而产生的。花生四烯酸通过存在于细胞膜上的环氧化酶的作用，迅速转变为不稳定的环内过氧化物 PGG_2 和 PGH_2。阿司匹林、吲哚美辛（消炎痛）和甲灭酸类药物都不可逆地抑制了环氧化酶。

与生殖功能有较密切关系的 PG 有 PGE_2、$PGF_{2\alpha}$、PGI_2 和凝血噁烷烷（thromboxane A_2，TXA_2）。PGE_2 和 $PGF_{2\alpha}$ 均存在于子宫内膜中，PG 在增生期开始合成，分泌期内膜中含量增加，月期内膜中 PG 含量最多。因分泌期合成 PG 的能力比增生期大，但持续增生和增生过长的内膜合成 PG 的能力与分泌期相似。在月经周期的不同时期 $PGF_{2\alpha}$ 和 PGE_2 的比例不同，分泌期内膜中 $PGF_{2\alpha}PGE_2$ 的比例大于增生期内膜，也大于持续增生的内膜和增生过长的内膜。现知 PGF_2 使血管收缩，而 PGE_2 则使血管扩张。无排卵功血时 PGE_2 高于 $PGF_{2\alpha}$，特别是增生过长子宫内膜中的 PGE_2 含量更高，故流血量更多。给予前列腺素合成酶抑制剂如甲灭酸能减少出血量，提示子宫内膜中 $PGF_{2\alpha}$ 与 PGE_2 比例失调是导致功血的原因之一。

PGI_2（一般是通过测定其代谢产物 6-酮-$PGF_{1\alpha}$ 来估计）在子宫的合成部位是肌层。PGI 的前身是来自子宫内膜所产生的 $PGF_{2\alpha}$ 和 PGE_2，月经前期和月经期 $PGF_{2\alpha}$ 的增多使血管收缩，从而限制了过多的内过氧化物进入子宫肌层，以减少子宫肌层合成 PGI_2。PGI_2 促血管扩张也抑制血小板的凝集。

血小板内的大部分 PGE_2 和 PGH_2 转变为易变的 TXA_2，具有较强的血小板聚集功能，也是有效的血管收缩剂。其半衰期短，只 40 秒钟即转变为无活性的代谢产物 TXB_2。在血管内膜的平滑肌细胞内，还存在环前列腺合成酶，从而产生环前列腺素。PGI_2 使血管扩张和抑制血小板凝聚。推测在正常情况下，血小板产生的促凝聚和血管收缩物质 TXA_2 与从血管产生的抑制血小板凝聚和扩张血管作用的 PGI_2 之间，维持着一种平衡状态。一旦平衡失调，可造成普遍血栓形成或出血性素质。

第三节 诊断与鉴别诊断

功血的诊断主要靠排除器质性病变和了解卵巢的排卵功能状况，还需要注意鉴别妊娠并发症。全身疾病所导致的月经过多，特别是血液病绝不能忽视。

一、病史

详细询问月经史和月经紊乱以来的情况，如月经周期的变化、经期的长短、经量的多少、经血的性质等；起病的年龄和营养情况，过去的诊断、治疗和效果，特别需注意曾用激素的种类、剂量，用药的日期（与流血关系的时间），了解其近期效果和停药后的变化，末次服药的日期。

二、体格检查

1. 全身情况

精神和营养状态，是否有贫血或其他病态，如乳房发育情况和有无块物，腹部检查时触诊肝脾和块物情况。

2. 盆腔检查

在出血期以不作阴道检查为妥，但疑有器质性病灶或妊娠并发症者可在消毒条件下作妇科检查。功血病时，盆腔检查为阴性。

三、实验室诊断

1. 诊断性刮宫

为了排除子宫内膜病变，刮宫时必须遍及整个宫腔，特别注意两宫角。当需要了解卵巢是否有排卵功能以及黄体是否健全等，涉及内膜对卵巢功能的反应时，选择适当的刮宫日期是十分重要的。刮宫日期应选在月经来潮前 1～2 天或在月经来潮 6 小时内。若能与基础体温相配合则更为理想。为了确诊子宫内膜不规则脱卸，刮宫日期应选择在月经第 5 天，以观察是否尚有残留的分泌期内膜。刮宫还可起到暂时止血作用。对未婚者，在了解卵巢功能正常后，认为其出血由于器质性病变可能性大者，可征得家属同意给予刮宫。

2. 基础体温

呈单相型基础体温。若呈双相型基础体温，为月经中期出血者属排卵期出血，若伴有不规则出血时，应排除器质性病灶。

3. 宫颈粘液

在流血前，甚至流血期，宫颈粗液呈羊齿状结晶时提示有雌激素作用，而无排卵功能。

4. 凝血因素

如血小板计数、出血和凝血时间及凝血酶原等凝血因子的测定。

5. 阴道脱落细胞

对疑有卵巢功能性肿瘤者，进行周期性的连续涂片检查，对协助诊断有一定的价值。

6. 激素测定

雌二醇可反映雌激素水平；孕酮可了解有否黄体功能，与其他月经失调作鉴别；若睾酮升高应与多囊卵巢综合征鉴别。

7. B 型超声波或腹腔镜

了解子宫和内膜的情况，除外器质性病变。了解卵巢大小和卵泡情况，利于鉴别诊断。

8. 宫腔镜和碘油造影

可以协助排除子宫粘膜下肌瘤和内膜息肉等病变。

第四节 治 疗

对单纯由于内分泌失调引起功血者的治疗，目的是控制多量的出血，防止再发生不规则出血（即调整周期）和处理子宫内膜的病变。治疗可分阶段进行，对青、中年病人以达到排卵为目标。无论其对当时的生育功能是否需要，排卵标志着卵巢功能的恢复，恢复排卵往往可以避免复发，或减少复发的机会。更年期者应调整至规则的月经周期，月经量正常。所以对疗效的评定，不但要看当时的止血效果，还须考虑复发和排卵功能的恢复。在治疗过程中又需按当时的出血量、时间，与上次出血时间的关系以及病人的体质考虑用药的种类和剂量。

一、止血

首先按当时的流血过程、流血量、贫血程度来决定激素的种类和剂量的选择，孕酮类药物具有有效的抗雌激素作用，通过促进 17β-经类固醇脱氢酶和磺基转移酶的活性使雌二醇转化为硫酸雌酮，硫酸雌酮很快由细胞内排出。孕酮类药物还通过抑制雌激素受体减少雌激素对靶细胞的生物效应。可抑制雌激素促使子宫内膜有丝分裂的作用，抑制子宫内膜生长。此外，足够量的孕酮类药物可使子宫内膜出现分泌期变化，且子宫内膜间质呈蜕膜样变化，停药后有类似正常月经期的内膜脱落。流血日期、经量则取决于用药前内膜的厚度。孕激素制剂中，常用的有 17-羟孕酮衍生物（甲孕酮和甲地孕酮）和 19-去甲基睾酮衍生物（炔诺酮、醋酸炔诺酮、异炔诺酮、18-甲基炔诺酮和肟炔诺酮等）。19-去甲基睾酮类止血效果较好，但对肝功能影响较大，因此有必要选用最低的有效量。雌激素的止血作用是使内膜继续增生，覆盖子宫内膜脱落后的创面。此外尚有升高纤维蛋白原水平，增加凝血因子，促进血小板凝聚的作用和使毛细血管通透性降低等作用。停药后出现撤退性出血，出血多少和日期皆不能预计。

两种激素的撤退性出血皆在停药后 1～3 天，大剂量的口服雌激素常会引起恶心、呕吐，患者常不能坚持服药。应用睾酮类制剂能减少流血量，但不能改变子宫内膜的结构，无立即止血的作用。应用女性激素止血主要是直接作用于子宫内膜，所以用药时血止，停药后有撤退性出血（不要误认为症状的复发）。应正确掌握用药的久暂和停药的时间。应用性激素的止血剂量与当时流血量有关，大量出血时，所需要激素的剂量都是超过生理量，这样就存在减量的问题。止血后减量，一般以 1/3 量递减，然后维持正常生理量或略超生理量，达一个月经周期。中、少流血量时所需要的剂量都接近生理量，不必减量，可以持续服用一个周期。目前常用的性激素止血法有下列几种：

1. 大量出血止血法

只用于就诊时出血量过多者（注意排除由于孕酮引起的撤退性出血）。选用的剂量有赖于当时出血的情况，要求达到 24 小时内流血量明显减少，48～72 小时血止。

（1）孕酮类。

①炔诺酮（妇康片）：属 19-去甲基睾酮类，止血效果较好。每次服 5mg，每 8 小时一次，流血应在 3 天内停止。随后递减，每 3 天减 1/3 药量，直至维持量在 2.5～5mg/d，在止血后 20 天左右停药。同时可以加用（或不加）少量雌激素。如果就诊时流血量非常多，开始每次 5～10mg，每 3 小时一次，共 2～3 次，然后改用 8 小时一次。

②己酸孕酮 250mg 与戊酸雌二醇 5mg 的复合针剂（即 I 号避孕针）1 支，同时加复方黄体酮 1 支，肌内注射，10 天后再注射 I 号避孕针 1 支。

③甲孕酮（安宫黄体酮）：属孕酮衍生物，具轻度雄激素作用，对内膜的作用略逊于炔诺酮，不良反应亦较轻，对肝功能影响小。每次口服 6mg，每 8 小时一次，若出血较多，开始可用 10mg，每 3 小时一次，2～3 次后改为 8 小时一次。递减法同炔诺酮，维持量每日 4～6mg。若出现突破性出血可加服炔雌醇 0.005mg 或己烯雌酚 0.125mg，每日一次。

（2）雌激素止血剂。由于口服反应大，大量出血所需要的剂量大，往往使病人不能耐受而较少被采用。

①己烯雌酚 2mg，每 8 小时服 1 次，3 天内止血后，按每 3 天减 1/3 量逐

渐递减，随后维持 1mg/d，达血止后 20 天停药。若恶心、呕吐剧烈，可改用苯甲酸雌二醇肌内注射。

②苯甲酸雌二醇 2mg，每 6～8 小时肌内注射 1 次，递减法如上，减到每天 2mg 量时可改用口服己烯雌酚。若就诊时流血量过多，开始可肌内注射 2mg，每 3 小时一次，2～3 次后改用 2mg，每 8 小时一次。

③结合雌激素（倍美力，premarin），静脉注射止血效果较明显，常用 25mg，每 4 小时一次，一般 3～4 次后出血明显减少或止血，一般用药不超过 6 次。血止后给予周期治疗。

2. 中量或少量出血时的止血法

采用生理剂量的全周期或后半周期的短期疗法，既可以止血又能起调节周期的作用。

3. 止血剂

（1）非类固醇抗炎药物（non steroid anti-infectious drug，NSAID）。月经过多者的子宫内膜中 6-酮-$PGF_{1\alpha}$（PGI_2 代谢物）比正常子宫内膜中的浓度要高 3 倍，且 $PGF_{2\alpha}/PGE_2$ 比例与月经量呈负相关，因此本制剂能抑制环氧化酶，使 PG 下降而有效地减少月经期出血量。常用的有甲灭酸、氯灭酸和氟灭酸等，能减少月经过多时出血量的 30%～50%。但可有头痛、消化不良、恶心、呕吐和腹泻等不良反应，仅需在月经期服用为其最便利之处。

①甲灭酸：每日服 3 次，每次 0.25g，首次可服 0.5g，月经期开始，用药不宜超过 1 周，肾功能不正常者慎用。

②氯灭酸：每日 3 次，每次可服 0.2～0.4g，经期第 1 天开始，约服 5～7 天。

③氟灭酸：每日服 3 次，每次 0.2g。月经期服用，偶有胃部不适、腹泻、皮疹、蛋白、血尿和水肿。

（2）抗纤溶制剂。功血时子宫内膜中纤溶活性增加，导致子宫内膜破碎后，破裂的血管壁缺乏纤维蛋白凝块，血管破裂后封闭的时间延迟，是出血量多的原因之一。因此，抗纤溶制剂有较好的效果。

①对羧基苄胺：具有抗血纤维蛋白溶解作用，机制与氨己酸相同，效果较强，毒性较低，不易发生血栓。针剂每支 0.1g（10mL）或与葡萄糖、生理盐水

混合后缓慢静脉注射。

②氨基己酸：能抑制纤维蛋白溶酶原的激活因子，从而抑制纤维蛋白的溶解，达到止血作用。针剂每支 10g 或 20g（10mL），静脉滴注，初用量 40～60g 加 5%～10%葡萄糖或生理盐水 100mL 稀释，15～30 分钟滴完，维持量每小时 10g。

③止血环酸：止血机制与对羧基苄胺等相同。针剂为每支 0.25g（5mL），片剂为每片 0.25g。可用 0.25～0.5g 溶于 25%葡萄糖液 20mL 中，静脉注射，或口服 0.25g，每日 3 次。

④desmopressin：为精氨酸血管加压素的类似物，主要增加凝血因子 VIII，常用于凝血障碍者。一般 0.3mg/kg 溶于生理盐水 50mL 中，在 15～30 分钟内静脉滴注。为血凝障碍、大量出血而无法止血时的最后一着，一般不轻易使用。

4. 刮宫术和宫腔镜

这两种方法可作为诊断和治疗，一般不作为首选的治疗方法。

往往在激素治疗无效时方采用刮宫术，刮除内膜后止血效果明显。曾认为子宫腔内和子宫角部子宫内膜的脱尽有利于子宫内膜的再生，故刮宫术止血效果显著。当疑有粘膜下肌瘤、子宫内膜息肉或内膜病变（增生过长和内膜腺癌等）时，应及时做刮宫术或宫腔镜检查，以明确诊断。在宫腔镜下作刮宫术取内膜，则针对性更强，检出的阳性率更高。尤其疑宫腔内有较小的病灶时，在宫腔镜引导下作刮宫术可相得益彰。

二、调节周期法

一般采用性激素引起内膜的周期性变化和按时撤退性出血，特别是用雌、孕激素顺序疗法可使内膜有类似正常月经周期的变化。

1. 全周期疗法

（1）雌、孕激素序贯疗法。较适用于青春期或生育年龄卵巢功能较落后、子宫偏小者。乙炔雌二醇 0.05mg/d 或己烯雌酚 1mg/d，共 20～22 天，在最后 10 天加服安宫黄体酮 8～10mg/d，或在最后 5～7 天加黄体酮 10mg/d，肌内注射。

（2）雌、孕激素合并疗法：较适用于生育年龄、雌激素水平偏高、子宫内膜较厚以及子宫较饱满者。其中有复方炔诺酮片（Ⅰ号避孕片）或复方甲地孕酮片（Ⅱ号避孕片），全量或半量，每晚1片，共22天。

2. 后半周期-短期疗法

主要目的是利用孕激素作用于体内已有雌激素影响的增生期子宫内膜，在雌、孕激素影响下出现撤退性出血，以调节本月月经周期。若体内雌激素不足，可在孕激素的基础上加雌激素，若估计将有过多的撤退性出血，可在雌、孕激素的基础上再加雄激素。口服剂如：①安宫黄体酮，8～10mg/d，共10天；②安宫黄体酮8～10mg/d，加己烯雌酚0.5～1mg/d，或结合雌激素0.625～1.25mg/d，共10天；③安宫黄体酮和己烯雌酚0.5～1mg/d，或结合雌激素0.625～1.25mg/d，再加甲基睾酮5mg/d，共10天。针剂如：①黄体酮10mg/d肌内注射，共5～7天；②复方黄体酮，每日肌内注射1次，共5～7天；③三合激素每日1支，肌内注射，共3～5天。

三、促排卵法

一般用在月经周期已基本得到控制后，目的为恢复排卵功能。

1. 氯蔗酚胺

常用量为50～150mg/d，共5天。开始1～2个周期为50mg/d。正常的排卵效果发生在停药7～10天，但也有停药20天左右排卵者。若停药后20天尚无排卵征象者，可用孕激素或用雌、孕激素致撤退性出血，以免功血复发，然后再开始下一周期的治疗。若于停氯蔗酚胺后10天左右见卵泡成熟，可加用HCG激发排卵。

2. 促性腺素释放激素（GnRH）

GnRH脉冲式给药可促卵泡发育排卵。GnRH激动剂近年亦应用于无排卵功血的治疗。治疗目的在于抑制排卵，解决多量出血和难控制的出血。因此，其仅适用于下列情况：不适合用性激素、性激素无效、血液病和手术前的准备。因本制剂无法达到立刻止血的目的，因此需同时或先用止血剂。应用本制剂后抑制卵泡发育，雌激素水平下降，甚至闭经，然后按需要使病人出现撤退性出血，或处于暂时闭经状况，以便安排下一步的处理，而且在用药期利于体质恢复。国外常用于血液病和器官移植期，因免疫抑制剂常影响性激素的效果。

总之，对功血的处理首先须排除生殖道器质性病变和血液病，并了解是否有排卵功能。无排卵功能开始的治疗原则是用最低有效量的性激素达到迅速止血的目的，调节周期和促排卵是防止复发的关键。因此，对无排卵功能的随访是十分重要的。

四、子宫切除术

往年因功血导致重度贫血，影响全身健康时，曾以子宫切除术作为治疗方法。近年因诊断和治疗的进步，药物治疗已能奏效，仅对无条件作较长期药物治疗或子宫内膜增生过长不宜药物治疗者作手术治疗。

五、处理上的几个关键问题

（1）在诊断上，对所有不规则阴道流血，首先必须排除生殖道器质性病变以及识别与功血合并的器质性病灶。

（2）止血方面，要求能迅速止血和调节周期，但又必须善于选择最合适的制剂和使用方法以及最低有效量，使病人避免不必要的过多出血，并尽可能减轻肝脏的负担。

（3）对青年妇女要以恢复排卵功能作为治愈的标志，在无排卵情况下，复发机会多，因此在调节周期后，应在排卵功能恢复后才能称为痊愈。由病人应用基础体温作较长期随访，既方便病人，且不需要经常复诊，又可以及时发现问题。对更年期妇女用孕酮，使子宫内膜周期性地脱落，可以防止子宫内膜增生过长和恶变。

第七章 黄体期缺陷

临床上诊断月经失调时首先得了解卵巢的功能，明确属卵泡发育缺陷或排卵障碍、抑或黄体期缺陷。黄体功能不足则为黄体期常见的失调。近年的研究发现卵泡未破裂黄素化是一潜在的黄体期失调，本章讨论的黄体期缺陷包括黄体功能不足和卵泡未破裂黄素化综合征。

第一节 黄 体

卵集的黄体（corpus luteum）系 Malpighi 在牛卵巢中发现一黄色物体而得名。黄体的功能是在卵泡分泌雌激素的基础上再分泌雌、孕激素，使已受雌激素影响的子宫内膜呈分泌变化，为孕卵着床和胚胎发育所必需。因此黄体功能是保证从未孕到着床的生理性过渡,若未受孕则黄体维持一段时间后自然消亡,即黄体溶解。若受孕，但黄体功能不足则可影响孕卵着床和胚胎的发育而发生流产。近年的研究发现，黄体功能的正常除受促性腺素调节外，尚受局部因素的影响，但确切机制尚未阐明，而黄体溶解的机制更如在迷谷之中，似存在黄体的细胞自然凋亡作用。

一、黄体的结构和功能

黄体是由卵泡发育成熟，卵子排出后的卵泡演变而来，卵泡中的颗粒细胞和泡膜细胞黄素化而成为黄体细胞。排卵后颗粒细胞和泡膜细胞层之间的基底膜破裂,且泡膜细胞层的血管生长入无血管的颗粒细胞层,形成广泛的血管网,完成血管化过程,以保证血供,可输入足够的 LDL-胆固醇,供给合成性激素的需要。约在排卵后 5 天黄体成熟,成一约 15mm 直径的结构,突出在卵巢表面。黄体为暂时的内分泌器官,若未受孕则约在 7～9 天开始退化,其相对固定的生存期为 12～16 天。

早在 1919 年已发现哺乳类动物黄体中有大小和形态不同的细胞。现认为人的黄体中有两种黄体细胞:围绕在卵细胞周围的颗粒细胞在排卵后形成大黄体细胞,又称大颗粒黄体细胞;泡膜细胞形成小黄体细胞,又称小泡膜黄体细胞。两种细胞的超微结构和抗原性有明显区别。大黄体细胞不再发生分裂,但细胞体积增大;小黄体细胞可继续增生,细胞数不断增加,而细胞体积无变化。但有实验研究发现在黄体的中期及中期以后有一部分大黄体细胞可转变为小黄体细胞,有部分小黄体细胞也会转变为大黄体细胞;另有实验发现随着黄体期进展,大细胞转变为小细胞,呈纤维母细胞样的形态。据 Fisch 的实验发现人黄体期的不同阶段,大、小黄体细胞的比例不同,黄体早期以大黄体细胞为主,随着黄体期的进展,大黄体细胞逐渐减少。

黄体由排卵后的卵泡演化而来,两种促激素,两种细胞合成性激素的功能依然保存,大、小黄体细胞均合成孕激素、雌激素和雄激素。大黄体细胞合成较多量的孕酮,比小黄体细胞合成的孕酮量要多 2 倍,合成一定量的雌酮和 17β-雌二醇和少量的雄激素。小黄体细胞合成的雄激素比大黄体细胞多 2 倍,主要合成雄烯二酮,雄烯二酮为大黄体细胞合成性激素的前身物质。Fisch 采取人早、中、晚期的黄体组织做实验研究,分别以大、小黄体细胞作培养,发现在围排卵期合成雌二醇和孕酮的能力最高,但分泌率相对较低;黄体中期时类固醇合成的能力已下降,但类固醇的分泌率达到高峰,认为此现象系早期黄体期黄体结构的血管化不足,未能充分供应 LDL-胆固醇,限制了类固醇的合成率;中期黄体期时充分的血管化,可供应丰富的 LDL-胆固醇,此时虽类固醇合成能力已开始下降,但因有充足的前体,而孕酮合成和分泌达高峰。黄体中除合成类固醇激素,尚合成抑制素、激活素和一些生长因子等肽类物质。黄体中除黄体细胞外,尚有血管内皮细胞、结缔组织的纤维母细胞、免疫系统的巨噬细胞和淋巴细胞。

二、黄体功能的调节

黄体功能在生殖中具有关键作用，其非但使子宫内膜为着床做准备，而且与早期胎盘组织合成 HCG 等蛋白质有关。若未受孕则黄体功能维持 14 天左右，因功能退化而月经来潮。近年的研究已发现黄体功能的调节非常复杂，除了以往认识的 FSH 和 LH 的调节作用外，尚有局部的调节因子通过自分泌和旁分泌参与调节，但确切机制尚未明确，认为存在自然凋亡作用。

1.中枢生殖激素

LH 为黄体生成和维持黄体功能必不可少的激素，月经中期的 LH 峰非但与激发排卵有关，尚与排卵后的黄体形成以及黄体的功能，促使黄体分泌以孕激素为主的各种激素直接相关。黄体中有多量的 LH 受体，在黄体的早期到中期 LH 受体数不断增加，但在黄体期的晚期则受体数下降，显然说明了 LH 与黄体合成孕激素功能的关系。1960 年 Vande 等在切除垂体的女性中发现黄体的生存期有赖于 LH 的持续性分泌。LH 在黄体细胞合成、分泌孕酮中起主要作用。在猴的实验中于黄体期用 LH 抗血清或 GnRH 拮抗剂后 2～3 天月经来潮，也说明黄体功能的维持有赖于促性腺素，尤其是 LH 的促黄体作用。LH 还促使黄体分泌抑制素等多肽类物质，但未见 LH 脉冲式分泌与抑制素释放的明确关系。值得注意的是 HCG 与 LH 的 β 亚单位具同源性，使 HCG 可结合于黄体的 LH 受体。这一生物特性使受孕后 HCG 可振兴处于衰退过程中的黄体功能，起到承前启后的作用。

黄体由排卵后的卵泡的细胞黄素化而成，因此 FSH 在卵泡期对卵泡生成的调节作用间接影响到排卵后的黄体功能。FSH 促进卵泡生长和芳香化酶活性，增加 LH 受体和 FSH 受体，促使卵泡正常地生长发育。若卵泡期 FSH 分泌失常则卵泡生成不良，可导致今后形成的黄体功能异常。在早至中期黄体期，FSH 直接作用于大黄体细胞合成雌激素，但 FSH 尚需与其他调节因素，尤其是 LH 的共同作用合成雌、孕激素。例如正常黄体期雌、孕激素的脉冲式分泌与 LH 脉冲式分泌相一致，即为 FSH 与 LH 协同作用的例证。

PRL 对黄体的调节作用未明。黄体中存在着 PRL 受体说明黄体是 PRL 的靶器官，现认为维持黄体的生理功能必须有 PRL 的作用。PRL 过高时可直接抑制卵巢和垂体 LH 的分泌，从而抑制雌激素和孕激素的合成；长期抑制则颗粒细胞减少，在颗粒细胞培养的研究中发现 PRL 水平在 25～50ng/mL 时对雌、孕激素合成无影响，PRL600ng/mL 时则孕激素合成减少。高催乳素血症和药物引起 PRL 过低时均见黄体功能不足。

2. 局部调节因子

（1）前列腺素（PG）。黄体功能的调节除中枢性生殖激素外，尚有黄体局部的旁调节和自身调节作用。近年的实验研究提示前列腺素也在卵巢内合成，PG 在灵长类黄体生成和退化中起一定作用。动物实验发现 PGE_2 和 $PGF_{2\alpha}$ 与大黄体细胞具高亲和性，PGE_2 促进大黄体细胞分泌孕激素。在猕猴的中期黄体期时，黄体细胞仅对 PGE_2 起反应，增加孕激素的合成。现知在灵长类 PGE_2 和 PGI_2 通过激活腺苷酸环化酶促使类固醇合成，在猕猴黄体中注入 PGE_2 和 PGI_2 等可防止外源性 $PGF_{2\alpha}$ 的溶黄体作用。在早期黄体期 $PGF_{2\alpha}$ 合成增加，到中期黄体期稍下降，晚期黄体期再度上升。在中、晚期黄体期的黄体组织培养中 $PGF_{2\alpha}$ 对促性腺素的促孕酮合成有抑制作用，在体内亦观察到 $PGF_{2\alpha}$。有抗类固醇合成，且使黄体溶解的作用。近年发现 20 烷 4 烯酸（20-hydroxyeicsatrae-ndic acid，20-HETE）在体外培养中具有抑制黄体细胞的类固醇生成作用，且有抗促性腺素作用。

（2）生长因子。生长因子属多肽类物质，卵巢产生多种生长因子，主要通过自分泌和旁分泌作用参与促性腺素对卵巢功能起增强或减弱的作用。

①胰岛素样生长因子（IGF）：在卵巢局部产生的 IGF-I 主要作用是促卵泡的发育和类固醇的合成，IGF 是低分子量的单链多肽，结构与胰岛素类似。卵巢局部产生的 IGF 主要是 IGF-I 和 IGF-II，IGF-I 的受体存在于颗粒细胞、泡膜细胞和黄体细胞上，而 IGF-II 的受体则较明显地在黄素化的颗粒细胞上表达。IGF-I 依赖于生长激素起作用，其最主要作用是促进 DNA 合成、类固醇的生成、芳香化酶的活性、LH 受体的合成和抑制素的分泌。特别是在与 FSH 和 LH 的协同作用下，促使卵泡的生长和类固醇的合成，包括雌二醇和孕酮的合成。IGF-II 主要是促颗粒细胞分裂增生，主要影响胎儿的发育。卵巢中还存在着数种胰岛素样生长因子结合蛋白（IGFBP），主要作用是与 ISF 结合，结合后 IGF

则无生物活性,从而起调节作用。

②其他生长因子:常见的有转换生长因子β(TGFβ)、纤维母细胞生长因子(FGF)、表皮生长因子(EGF)等。

a. TGFβ:具有加强 FSH 诱导颗粒细胞上 LH 受体的作用,抑制 LH 诱导雄激素合成的作用,对 LH 促使孕酮合成的能力起增强作用。在卵泡腔前期,泡膜细胞分泌一定量的 TGFβ可抑制雄激素合成,以防雄激素过多影响卵泡的正常发育,因优势卵泡的大小和功能影响到今后的黄体功能。

b. FGF:与 TGFβ相反,FGF 抑制 FSH 诱导的 FSH 和 LH 受体,抑制 FSH 诱导芳香化酶的作用。对孕酮的合成具促进作用,还有血管生成的性能,因此在早期黄体的血管化过程中起重要作用。

c. 血小板衍生生长因子(PDGF):增加颗粒细胞上 LH 受体形成,协同 FSH 促使孕酮合成,在血体期参与黄体的形成。

d. EGF、TGFα:均结合于同一受体,对 FSH 诱发 LH 受体和 FSH 自身受体、芳香化酶活性和抑制素合成均具抑制作用,对 LH 诱发孕酮的合成也起抑制作用。

卵巢产生的各种生长因子功能各异,相互有协同,亦有制约,参与促性腺素对卵巢功能的调节。对其具体机制知之甚少,只能简述一二。

(3)抑制素、激活素。抑制素是一种强有力的 FSH 抑制剂,但有加强 LH 诱发雄烯二酮合成的作用。激活素能增强 FSH 对卵巢的调节作用,促进抑制素的合成,在排卵前抑制卵巢合成孕酮,故有防止卵泡黄素化的作用。在卵泡期,激活素促使颗粒细胞对 FSH 的敏感度增加。卵泡中期,对 FSH 最敏感的卵泡中的芳香化酶活性,抑制素的产生和 LH 受体的表达均达到决定性的程度,当抑制素的水平和芳香化酶的活性相匹配时,此卵泡可继续发育直至排卵。优势卵泡中的颗粒细胞在 LH 作用下继续合成抑制素,抑制素加强 LH 作用,在 LH 和 IGF-I 的作用下使泡膜细胞合成的雄激素增加,以供排卵前合成雌激素,达到峰状分泌的需要,此为旁分泌的正反馈调节。此反馈保证了排卵的条件和排卵后形成健全的黄体。抑制素在中期略下降,黄体期再度上升,于月经来潮前数天再次下降。此时 FSH 开始上升,为下一月经周期 FSH 活动的起始。

3. 性激素

雌、孕激素除在卵泡发育和黄体功能中起作用外,近年认为与黄体功能衰退（黄体溶解）有关。据实验研究在全身或局部用雌二醇可诱发月经来潮；体外研究发现雌二醇有直接抗促性腺素对黄体细胞的作用。雌激素抑制 3β-羟类固醇和 $\triangle^{4,5}$ 异构酶，促进花生四烯酸的代谢以影响黄体类固醇的合成。上述作用与 PG 一起具有溶黄体作用。孕激素和雄激素亦参与调节作用，但尚不确切。高浓度孕激素抑制 LH 分泌已公认。

第二节 黄体功能不足

黄体功能不足（inadequate luteal function）是指排卵后卵泡形成的黄体，这一与生殖密切相关的暂时的内分泌器官的功能不足，主要指其合成和分泌的孕激素等物质不足，可影响孕卵着床或导致早期流产。虽 Jones 自 1949 年报道至今，但本症的诊断和治疗仍有争论。可见黄体功能不足的诊断和治疗仅对不育症和反复流产者方具临床意义。据报道在初潮后和绝经前常有黄体功能不足，生育期亦可见黄体功能不足。Vollman 曾作过一次广泛的调查，发现初潮后的第 1 年黄体期短的发生率占 53%，以后逐渐降低，在生育期中黄体期短的发生率约占 10%。据欧美报道黄体功能不足在不育症中约占 3%～20%。国内外均有报道子宫内膜异位症者常伴有黄体功能不足；在药物促使卵泡发育和诱发排卵时常有黄体功能不足。大多数作者认为黄体功能不足并非一种持续存在的疾病，可发生于某些月经周期中，但在其他的月经周期中黄体功能正常。其临床表现不明显，除月经周期稍短外，常无其他表现。此外，在不育和早期流产中若不作监测也难发现黄体功能不足，可见本症是一种偶然发生的功能不足，处于亚临床状态。在无临床表现的女性中估计有本症散在性发病，故无法确定本症的发生率。

一、病理生理

黄体功能不足的发病机制不仅因黄体期异常所致，尚可因卵泡期异常引起。

1. 卵泡期失调

在卵泡生成过程中，某些失调可导致以后形成的黄体功能异常。曾发现在早期卵泡期和中期卵泡期 FSH 水平较低会导致黄体功能不足。在月经期注射GnRH-A 导致卵泡期 FSH 低值，继而黄体期短，且黄体期孕酮水平低值。此实验证实了卵泡期 FSHP 降低影响卵泡发育，继而对黄体功能的影响。但上述的

FSH低值与正常对照组的FSH值之间有重叠。认为FSH低值影响颗粒细胞增生和功能，且不能诱导卵泡上生成足够的LH受体。

卵泡期LH分泌的脉冲频率改变可导致黄体功能不足，LH频率增加或减少均会影响黄体功能。有作者指出LH频率增加常发生于年龄较大的不育症者，而LH频率减少常见于年轻者、运动员和营养失常者，LH脉冲异常可能因下丘脑或下丘脑以上的中枢功能失常。

排卵期FSH和LH峰状分泌失常也是导致黄体功能不足的因素，据Strolh对7个周期黄体期短的FSH和LH的研究发现排卵期时FSH和LH的峰状分泌在生理范围，但FSH/LH的比值较正常低，提示此比值低与黄体功能不足的关系。

PRL的高低影响LH脉冲的频率和幅度，临床上可见PRL过高或甲状腺功能减退时常伴有黄体功能不足，而药物引起PRL低下时也见黄体期孕酮值降低。有报道在围排卵期和黄体期出现暂时性的PRL升高（有时在睡眠时升高）均会抑制黄体功能。推测其作用系PRL影响下丘脑中多巴胺能和阿片类物质的分泌，改变了GnRH的脉冲分泌。

卵巢局部因素亦影响卵泡正常发育，曾发现早、中卵泡期抑制素水平低则常有黄体功能不足，此可能是颗粒细胞对FSH反应不良，而导致抑制素分泌减少。尚发现排卵前优势卵泡较小者亦常伴有黄体功能不足，有报道卵泡期长（＞20天）时，虽有排卵，但黄体功能不足的概率较高。在无β-脂蛋白血症时，因LDL-胆固醇缺乏，影响卵巢中类固醇激素的合成，也可导致黄体功能不足。

2. 黄体期失调

黄体的形成和黄体合成、分泌孕酮的功能与排卵前的LH峰和黄体期的LH持续分泌有关，实验证实在黄体期的中期用GnRH拮抗剂后孕酮突然降低，若加HCG则孕酮可回升。尚发现黄体功能不足时LH排卵峰和中、晚期黄体期的LH水平均明显低于对照组，正常黄体期LH脉冲分泌的特点是频率低、幅度高，当黄体期LH脉冲分泌的频率或幅度异常时，都会影响黄体功能。

近年发现运动量过大和体重过轻均易发生黄体功能不足。强烈运动者常有黄体功能不足，且LH脉冲频率低，而慢跑锻炼者却无此现象。突然的强烈运动会影响卵泡生成，继而影响黄体功能，孕酮的合成减少。

体重过轻会导致黄体功能不足，甚至闭经。尚发现以素食为主，低热量（每天 4184kJ）时体重虽未降，但 LH 脉冲频率降低，黄体功能不足。

在早、中期黄体期以大黄体细胞为主，分泌的孕酮 2 倍于小黄体细胞。在中、晚期黄体期大黄体细胞对 LH 反应日渐变差，此时的孕酮主要由小黄体细胞分泌，故大黄体细胞缺陷则导致早、中期黄体功能不足，而晚期黄体功能不足系小黄体细胞功能缺陷。有报道认为早、中期黄体期孕酮分泌不足，主要影响子宫内膜腺体；晚期黄体期孕酮分泌不足时主要影响子宫内膜的间质。

虽黄体的主要功能是分泌孕酮使内膜成熟，但黄体分泌的雌激素具协同作用，若中期黄体期时雌、孕激素的比值升高或下降均影响子宫内膜，此事实已在 IVF（体外授精）中被证实。在猕猴的实验中亦发现不同雌、孕激素的配比对子宫内膜的影响。

3. 早孕期失调

晚期黄体期随着 LH 和 PG 等局部因素的变化，黄体溶解，月经来潮。若受孕、胚胎种植，则 LH 的促黄体作用由 HCG 所取代，HCG 使处于衰退过程的黄体功能再度兴起。若因黄体功能不足，子宫内膜准备不良，或受孕后 HCG 的生物活性下降和分泌模式改变，则可导致孕酮分泌不足而引起早期流产。因晚期黄体中，孕酮主要由小黄体细胞分泌，若小黄体细胞缺陷亦可为孕酮分泌不足的原因。

4. 子宫内膜因素

近年的研究发现表皮生长因子、胰岛素样生长因子和它们的结合蛋白（IGFBPs）以及子宫内膜中的多肽类均影响子宫内膜的生长和分化。因此当上述因子失常时必然影响子宫内膜在黄体期的生长和分化。子宫内膜的性激素受体缺陷，导致孕激素在子宫内膜中不能起相应的生物效应，故虽孕激素水平正常但子宫内膜组织象落后于应有的组织学特征。促性腺激素受体与腺苷酸环化酶连接需通过鸟嘌呤核苷酸结合蛋白（guanine nueleotide binding protein，G 蛋白）激活腺苷酸环化酶产生第二信使。因此 G 蛋白缺乏会导致黄体功能不足。有作者将黄体功能不足分为孕激素不足和子宫内膜接受功能不良。将内膜因素者称为假性黄体功能不足。

二、诊断

目前尚无理想的标准来诊断黄体功能不足。因其往往无明显的临床表现，仅能从月经周期短、不育和早期流产等病史中得到诊断线索，主要依靠实验诊断来了解孕酮的分泌功能和子宫内膜的生物效应，超声监测有助于反映卵泡发育和排卵的情况。

1. 子宫内膜活检

子宫内膜组织学能较真实地反映雌、孕激素的生物效应，目前被公认为比较可靠的诊断方法。Noyes（1950）和 Shangold（1983）描述了黄体期每日的内膜特征。若活检的子宫内膜组织学特征未达应有的特征，即比应有的组织学特征落后 2 天，如此则可诊断为黄体功能不足。Noyes 等认为按月经周期 28 天计算，在月经周期的第 17 天子宫内膜腺体扩大，细胞核下出现糖原空泡；第 19 天腺体分泌明显；第 22～23 天子宫内膜间质水肿；第 24 天螺旋动脉周围的间质出现蜕膜样变化；第 25 天上皮下也出现蜕膜样的变化；第 27 天全部子宫内膜间质均蜕膜样变且有淋巴细胞浸润；第 28 天月经来潮。若按上述方法来判断内膜的情况，则子宫内膜活检的时期必须准确，否则无法判断活检日是月经周期的第几天。若仅用基础体温来指导取材日往往欠准确，因此有用超声监测卵泡，结合尿 LH 测定，确定排卵日，再计算子宫内膜活检日。有作者提出在基础体温上升的第 12 天或 LH 峰开始的 13 天后作子宫内膜活检。此外子宫内膜组织学的诊断标准可因人而异，也影响诊断准确性。Noyes 和 Haman 报道两位观察者观察同一组织，诊断为相同组织学特征的仅占 25%。Scott 等报道两位观察者观察同一子宫内膜组织，结果 80%不一致，有早晚 2 天的差别，为此亦有将分泌期子宫内膜分为早、中、晚 3 期作诊断的。选择子宫内膜活检时期可以先用测基础体温的方法观察 2 个月经周期，然后按观察的资料选择下一次月经预期来潮的前 1～3 天作子宫体前后壁内膜活检（不必做诊刮）。再按照子宫内膜活检后月经来潮的日期，推算子宫内膜活检日应为月经周期的第几天。若能作超声监测排卵当更具有价值，且能明确排卵前优势卵泡的大小和形态。严格地说若 2 个月经周期均有相同的子宫内膜组织学诊断方可确诊为黄体功能不足。

2. 基础体温

基础体温在排卵后升高系孕酮的升温作用，据认为血孕酮达 795mnol/L（25ng/mL）时约升温 0.5℃。一般认为升温的天数小于 10 天为黄体期过短。因基础体温是升温效应，故欠准确，只能作为诊断的参考指标。

3. 孕酮

一般测定中期黄体期的血清黄体酮水平反映黄体功能，当血清黄体酮≥954nmol/L（3ng/mL）时子宫内膜呈分泌期变化。不少研究发现排卵周期中黄体酮水平在 954～318nmol/L（3～10ng/mL），在中期黄体期黄体酮水平在 318nmol/L（10ng/mL），因此认为黄体酮<318nmol/L（10ng/mL）为黄体功能不足。但应注意黄体酮分泌为脉冲式分泌，若取血时正值脉冲分泌的低谷，则黄体酮水平可较低，为此有作者提出在预期的月经前第 4、6、8 天分别测血黄体酮水平，3 次黄体值的平均值<477nmol/L（15ng/mL）为黄体功能不足。有作者发现黄体期的黄体酮水平在 2～3 小时内可有 10 倍的升降，认为多次标本测定可准确反映黄体分泌黄体酮的功能，但临床应用不方便。

尿中黄体酮代谢物孕稀二醇-3α-葡萄糖苷酸（pregnanediol-3α-glucuronide，PGD）与血中黄体酮水平相关，若收集一昼夜尿标本测定 PGD 水平能反映 24 小时的黄体分泌功能。因 PGD 随年龄和月经周期变化，故实用性有待进一步研究。

4. 超声检查

超声检查可动态观察卵泡发育情况、优势卵泡大小和排卵情况，且可与卵泡未破裂黄素化作鉴别。Check 等观察了 50 例经子宫内膜活检证实为黄体功能不全者，其中卵泡未发育成熟者占 52%，卵泡正常者占 40%，尚有 8%为未破裂卵泡黄素化综合征。

近年应用超声检测子宫内膜影像和厚度来判断子宫内膜的组织学变化，有一定准确性，但尚欠成熟。

黄体功能不足的诊断是一困扰临床的问题，因为黄体功能不足并非是持续存在的病症，可仅在某一月经周期中发生，而下一月经周期则黄体功能正常，但以后的月经周期中又可不定期地发生黄体功能不足。因此本次月经周期中黄体功能不能作为估计下一周期的依据。我们认为其诊断应以实验室诊断结合临床表现。若临床呈现月经周期短、不育、早期流产等情况则可诊断，若偶发月经期短，且不存在影响生殖问题，则诊断应慎重。

三、治疗

1. 黄体酮

在黄体期补充黄体酮一直是治疗黄体功能不足的主要方法，Goldstein 在 144 例黄体功能不足的 455 个周期中发现 E_2 和黄体酮比例失调的问题，黄体酮值低下者受孕率低，若虽黄体酮值正常 E_2 明显低下时受孕率亦低，且子宫内膜的成熟明显受影响。认为受孕时需要 27525pmol/L（75pg/mL）和黄体酮 2544nmol/L（80ng/mL）。Angus 等对人和鼠 IVF/ET（体外授精/胚胎转移）的研究中发现，E_2 过高，黄体酮和 E_2 比值低影响着床。若补充黄体酮可对抗 E_2，利于受精卵着床。国内常用黄体酮 10～20mg，在排卵后肌内注射，每天 1 次，7～10 天。国外常用黄体酮栓 25～100mg/d，置阴道或肛门内或口服微粒化，黄体酮 50～100mg/d。据报道黄体酮栓 100mg 置阴道或肛门后，当日血中浓度可分别达到平均 44nmol/L（135ng/mL）和 72nmoL/L（225ng/mL）。

在用黄体酮治疗的受孕周期中无法确定是否存在黄体功能不足，故临床上对应用黄体酮治疗的效果存在争议。

用雌、孕激素联合治疗效果较好，常用乙炔雌二醇 0.025mg 和安宫黄体酮 10mg 联合应用，于基础体温上升的第 2 天开始，每日 1 次，共 10 天。雌、孕激素联合应用使子宫内膜的变化利于孕卵着床和早期的胚胎发育。

2. 氯蔗酚胺

卵泡发育不良是黄体功能不足的原因，因此对卵泡发育不良者用氯蔗酚胺诱发卵泡生长往往有较好的效果。据报道对黄体期短和子宫内膜成熟差，正常月经周期和内膜成熟度相比，相差超过 5 天者效果良好。因氯蔗酸胺诱发排卵后仍可能有黄体功能不足，因此可在基础体温上升后加用黄体酮或 HCG。

3. HCG

为常用的方法，因 HCG 的 β亚单位与 LH 相似，能与黄体细胞上的 LH 受体结合，促进早期黄体期的大、小黄体细胞合成性激素。HCG 除在黄体期单独应用外，亦可与诱发排卵药协同应用。在排卵后，早期黄体期开始应用，方法不一：①HCG 1000IU 每日 1 次，肌内注射，5～7 天；②HCG 2000IU 隔日 1 次，肌内注射，3～4 次；③HCG 5000IU 在排卵后一次肌内注射。

此外，黄体功能不足常与子宫内膜异位症伴存，尚见黄体功能不足者有 PRL 或 DHEA 升高等情况，可参考有关章节处理。

第三节　卵泡未破裂黄素化综合征

卵泡未破裂黄素化为一临床征象不明显的病症，1975 年 Jew-elewicz 报道了使用氯蒗酚胺后未引起排卵，但出现泡膜细胞和颗粒细胞黄素化，称为卵泡未破裂黄素化（luteinizedunruptured folli-cle，LUF）。因并非每一次月经周期均有卵泡未破裂的现象，而且仅从月经的情况和基础体温记录无法与正常排卵周期区别。

正常的月经周期中，卵泡经历许多生化、物理和结构改变，如卵泡随生长移向皮质表层并突起于卵巢表面。突起的顶部充血、毛细血管内栓塞、间质融化，膛原纤维水解，最后成熟破裂排出卵细胞。但 LUF 的发生机制未明，有认为与卵泡发育有关，有认为与前列腺素有关，有认为与子宫内膜异位症有关，此外卵巢内局部水解酶、胶原酶、前列腺素功能失调或缺陷也待排除。李念珍报道对家兔在排卵前投以消炎痛，抑制了其排卵经过的变化。WallacH 等对猕猴进行 HMG-HCG 联合应用促排卵时加用消炎痛后，见卵巢发生卵泡不破裂但持续分泌黄体酮，再使用前列腺素 $PGF_{2\alpha}$ 后又恢复排卵功能。IUF 也见于诱发排卵的月经周期中。

一、发生率

Kerin 等认为这种情况仅为生殖调节中一项暂时性偏异，并不构成一种综合征群。他们对 66 名月经规律的妇女，逐日进行 B 超监测，共 183 周期，发现 45% 曾呈现此现象。另外，有一项 5 篇报道的综合分析提供了如下的一些资料：LUF 诊断率 6.1%～46.6%；一组 225 名进行腹腔镜检查的妇女中，发生率为 7.2%（0%～12.1%）；另有一项对 8 篇腹腔镜检查结果报道的综合分析，显示 507 例患不孕症的妇女中 LUF 发生率为 42.2%（29.3%～68.3%）。而进行超声监测的 7 组报道 636 名一般妇女中，LUF 发生率为 18%（9%～54%）。

经超声检查 78 例 6 篇 LUF 的重复发生率为 31.8%（28%～88%），由此可见 LUF 可以重复发生并影响正常的生育功能，但并非必然。近年国内的 1 篇观察不孕妇女 180 个月经周期的报道，自然周期中 LUF 占 10.1%，促排卵周期中 LUF 占 31.8%，且重复发生占 63.6%。另一篇 1993 年报道 71 例月经正常，基础体温双相型的不育者中 LUF38 例（其中小卵泡黄素化 23 例）占 53.5%。另有报道对 28 例无排卵不孕者用氯蔗酚胺促排卵，1 例无反应，27 例显示排卵样反应，但实际上有排卵者 16 例（59.2%），卵泡未破裂黄素化者 11 例（40.8%），对此 11 例给予同样治疗而见 LUF 重演。不少报道认为 LUF 常与子宫内膜异位症并存；近年国内有一报道 46 例经腹腔镜证实的 I 期子宫内膜异位症中 LUF 占 48%。

二、临床表现

卵泡未破裂黄素化往往无症状，亦无异常体征。因月经周期，月经期与自然周期（有排卵）相仿，基础体温曲线也呈双相型，与有排卵月经的体温曲线相似，唯有在超声监测卵泡发育和排卵时或腹腔镜检查时方被发现。

卵泡未破裂黄素化的月经周期中，其生殖激素的分泌波形图与自然周期（有排卵）的分泌波形图（profile）相仿。近年有研究发现 LUF 周期中，在基础体温上升后做腹腔镜检查的同日测血清和腹腔液的雌二醇和孕酮值，显示无论有无雌二醇升高，但孕酮值均降低的现象，且发现有时黄体期较短。在 10 例 LUF 的研究中黄体中期的孕酮水平较低，且发现 PRL 对 TSH 的反应过强，提示 PRL 的分泌异常在 LUF 的发生中起一定作用。有 1 例 LUF 的研究报道，发现卵泡生长发育慢，颗粒细胞缺陷，卵泡周围的血供较少，在 LH 峰状分泌时无孕酮的升高；但在 LH 峰后孕酮分泌增加。认为此例 LUF 可能与颗粒细胞缺陷有关。

三、诊断

目前比较公认的诊断依据为：①超声监测显示无排卵；②腹腔镜检查证实

无排卵；③组织学显示有黄素化的卵泡。

1. 超声监测卵泡发育

监测卵泡发育，自优势卵泡出现直到基础体温上升后3～5天，显示卵泡持续存在。超声监测需与宫颈评分和基础体温相结合。当基础体温上升，宫颈评分下降且见粘液变稠，具诊断价值。但与囊状黄体难以区别。

在卵泡发育过程中发现卵泡未破裂黄素化有两种情况：一种为优势卵泡达成熟卵泡大小（18～25mm）时出现黄素化，一种为优势卵泡大小在15mm左右时出现黄素化（有著者称为小卵泡黄素化）。未破裂的卵泡黄素化以后又有两种转归，一种为可继续增大数毫米，但无论增大与否一般在月经来潮前数天消失，另一种为黄素化的卵泡持续存在，无论黄素化的卵泡增大与否，在月经来潮后依然存在，可持续存在或数个月经周期后方消失。

2. 腹腔镜检查

在基础体温结合宫颈评分提示"排卵"后做腹腔镜检查，若结合超声监测卵泡发育则更能准确选择腹腔镜检查的日期。主要观察有无排卵孔和血体的征象，若未见上述征象可确立"无排卵"的诊断。一般在提示"排卵"后的2～4天做腹腔镜检查。

3. 组织学检查

曾有超声诊断LUF以后做卵巢活检证实卵泡内有卵细胞和卵泡细胞黄素化的报道。近年有研究报道在超声引导下经阴道做穿刺，取卵泡做组织学检查。虽组织学检查是一非常可靠的确立诊断的方法，但不宜轻易做此检查。若在腹腔镜检查做诊断的同时，做LUF活检可谓一举二得。

4. 腹腔液中孕激素测定

卵泡未破裂黄素化时，后陷凹内液体中黄体酮的量明显低于排卵以后后陷凹内液体中黄体酮的量。国内外均有类同的研究报道，认为系由黄素化但未破裂的卵泡中渗出，但并非因排卵后直接由排卵口流出，故LUF时黄体酮的值低于排卵者。测定后陷凹中黄体酮值有重要参考价值，但操作较复杂，且后陷凹中腹腔液有限，限制了临床的应用。

四、防治

LUF 大多在不育症者作卵泡发育和排卵的系统监测中发现，而且并非每一个月经周期中都出现 LUF，因此其防治问题，仅对不育症方具临床意义。鉴于 LUE 并非每一周期均发生，可以认为连续 2 个月经周期均出现 LUF 再作治疗较妥当。

对 LUF 的防治尚无成熟的经验，疗效亦欠理想。大多主张在超声监测卵泡达成熟时，用 HCG（10000～15000IU）激发排卵。有报道将 LUF 分为两种类型，成熟型和早熟型。当卵泡达成熟卵泡大小（平均径 18～24mm），且雌二醇＞734pmol/L 而孕酮＜795nmol/L 时为成熟型。当卵泡未达成熟卵泡大小，孕酮＞795nmol/L 时为早熟型，对成熟型主张用 HCG 或 HCG 与 HMG 同时注射以激发排卵，取得一定效果。对早熟型可用较大量的雌激素或 GnRH-A 抑制卵泡发育，继而再用 HMG 诱发卵泡生长。对卵泡较小（未达成熟卵泡大小）黄素化者有主张用氯蔗酚胺或 HMG 促进卵泡发育，当卵泡成熟时再用 HCG 激发排卵。

LUF 的防治仅为不育者而为，因为 LUF 并非一持续存在的疾病，在用药时并未能预测该周期一定会发生 LUF，可见用药后的目的是为了防止此周期又发生 LUF 而影响受孕。事实上用药后发生排卵的话，可能为治疗的效果，也可能为自然排卵，故 LUF 的疗效更难确切地判断。

第八章　性早熟和青春期延迟

第一节　性早熟

一般指第二性征发育过早，当第二性征出现在正常性发育年龄（平均值）减去 2 个标准差以前时为性早熟。欧美国家大多以 8 岁为女孩性发育的最早年龄界限。性早熟又分为完全性同种性早熟和不完全性同种性早熟。前者指下丘脑分泌 GnRH，促使垂体促性腺素分泌，从而启动了下丘脑-垂体-性腺轴的功能，性发育提前开始，此种性早熟与正常性成熟过程相仿，故又称真性、中枢性或 GnRH 依赖性性早熟，约占性早熟的 80%；后者指垂体以外部位分泌促性腺素或性激素，促使性征发育，但并不依赖 GnRH 的分泌，此种性早熟并非下丘脑-垂体-性腺轴的正常活动所致，故又称假性、不完全性性早熟或非 GnRH 依赖性性早熟，约占性早熟的 20%。若女孩在性成熟年龄以前出现男性性征，称为异性性早熟，本文不作讨论。

一、特发性真性性早熟

主要表现为乳房发育、外生殖器发育、色素沉着、阴道粘膜成熟、分泌物出现，性征成熟过程较正常性发育过程快，但肾上腺功能活动并不完全相一致。在 5～6 岁以前出现性早熟时耻毛发育差、稀少或缺乏；6 岁以后的真性性早熟往往同时有肾上腺功能早活动。身高增加迅速，尚与生长激素及胰岛素样生长因子 I（IGF-I）升高有关。促性腺素、性激素水平、LH 对 GnRH 反应均与正常青春期相同，故可有月经来潮、排卵和受孕的可能。常呈家族性，发病年龄大多近 8 岁。

二、中枢性真性性早熟

中枢神经系统的肿瘤常导致真性性早熟，常见的肿瘤有视神经胶质瘤、下丘脑胶质瘤、星形胶质细胞瘤、室管膜瘤和少见的颅咽管瘤。认为肿瘤影响了抑制 GnRH 分泌的神经通道而导致性早熟。虽上述肿瘤的早期表现为性早熟，但可出现头痛和视觉障碍。肿瘤过大可发生脑积水和视神经萎缩。

灰白结节的错构瘤常发生真性性早熟，此瘤中含有与下丘脑中央突分泌 GnRH 的神经元类似的神经分泌细胞，经免疫组织化学证实此神经分泌细胞经错构瘤走向中央突，因此设想错构瘤中的 GnRH-神经分泌细胞不受内源性中枢神经抑制机制的作用，而呈 GnRH 异位释放；也可能有下丘脑中央突的 GnRH 同步释放。据美国健康研究院报道，87 例女孩真性性早熟中 16%为下丘脑错构瘤，40%其他中枢神经系统异常，60%为特发性真性性早熟。

中枢神经的其他疾病如脑积水、脑炎、脑脓肿、蛛网膜囊肿、神经纤维瘤病等可伴有真性性早熟。

蛛网膜囊肿常由感染和手术引起，步态和视野异常。可使蝶鞍增大或受损，可伴有 GH 缺少。

神经纤维瘤为神经鞘和纤维组织过度增生所致，表现为皮肤有咖啡色斑块，腋部有斑为一特征；内部有骨质损害，脊神经根受压时有剧痛且有感觉和运动障碍；中枢可影响视神经和下丘脑出现性早熟，伴有抽搐、视觉障碍和智能低下。

脑外伤和脑部放疗后亦可出现真性性早熟，认为放射激活了 GnRH 分泌，建立了 H-P-O 轴的功能。

三、MeCune-Abright 综合征

主要表现为性早熟，皮肤上有边缘不规则的咖啡色素斑，进展缓慢的骨质多发性纤维发育不良，又称多发性骨纤维发育不良症。

本症的性早熟是由于卵巢自主的活动，出现功能性囊状卵泡。卵巢中有多个囊状卵泡，有时呈单个较大卵泡囊肿而卵巢不对称，有性激素活动，但无促性腺素活动，无排卵。LH 对 GnRH 的反应不敏感。性激素水平波动，呈自主性，常与囊状卵泡的大小变化相一致。故性征变化和阴道出血时好时发，一般不影响成年后身长。

骨病变在皮质涉及长骨和颅底，常伴有面部不对称，易骨折。本症还可涉及其他内分泌腺体，如甲状腺（结节性增生伴中毒性甲状腺肿）、肾上腺、多发性增生性结节伴肾上腺皮质功能亢进、垂体腺瘤具分泌 Gn 或 PRL 功能和甲状旁腺（腺瘤或增生）等。因此，被认为是一种多发性内分泌腺瘤病。

四、肿瘤性假性性早熟

卵巢肿瘤中最常见的是自主性卵泡囊肿，具分泌雌激素功能，促使性征发育和阴道流血。因囊肿不大，超声检查有助诊断。一般不作手术切除，可作穿刺术。少见的肿瘤有颗粒细胞瘤、内泡膜细胞瘤和性母细胞瘤，肿瘤大小不一，小者数厘米，大者可在腹部扪及，性母细胞瘤常发生在条索状性腺且染色体核型中伴 Y 染色体者。手术切除后预后大多良好。少见的恶性畸胎瘤可分泌 HCG 和生长催乳素（somatomammotropin），故除性征发育外，尚有溢乳。

Peutz-Jehers 综合征：主要病变为粘膜皮肤色素沉着、消化道息肉病和性索瘤。因肿瘤分泌雌激素而出现不完全性性早熟。偶尔伴发无性细胞瘤和支持细胞-间质细胞瘤。手术切除肿瘤仅能解决性早熟。

五、甲状腺功能减退症

幼儿和少年期的甲状腺功能低下，长期未经治疗则可出现假性性早熟。虽有性征发育和阴道出血，但无性毛生长，亦无生长突增。卵巢内可出现单个或多个小囊肿。有雌激素活动，TRH 升高促使 TSH 升高常伴有 PRL 升高故可出现溢乳。曾发现 FSH 升高，但 LH 正常，因甲状腺功能低下且伴有 GH 下降，故骨成熟延迟而无生长突增。

六、诊断

性早熟的诊断首先要排除对机体危害较重的疾病如中枢病变和肿瘤、卵巢和肾上腺肿瘤，以及非内分泌异常引起的阴道出血，如炎症、异位、外伤和肿瘤等。其次要区别完全性或不完全性性早熟。

病史中应了解有否诱发因素，如摄入性激素和营养食品等情况。了解发病年龄、病程快慢和生长情况。

体格检查时应记录身长、体重和性征发育的分期，外生殖器发育的情况，腹部和盆腔检查情况。全身检查注意 McCune-Albright 综合征、甲状腺功能减退的特有体征以及神经系统异常。

实验室诊断应了解骨龄和生殖激素测定（如 FSH、LH、E_2，必要时测定 DHAS、睾酮、孕酮、17-羟孕酮和 HCG）。DHAS 与实足年龄和骨龄的关系能反映肾上腺功能初现，有助于真性性早熟的诊断。中枢性真性性早熟除有肾上腺功能初现外，尚有下丘脑和垂体的功能活动。因此，作 GnRH 兴奋试验可了解垂体的功能状况，FT_4 和 TSH 有助于反映甲状腺功能。CT 或 MRI 头部检查可了解脑部的肿瘤，腹部和盆腔的超声检查可了解肾上腺和卵巢大小及形态，以及卵泡情况。

若性征发育且 GnRH 试验的反应似青春期的模式，则为真性性早熟。若神经系统检查、头部影像检查无异常发现时，则最可能为特发性。应予注意的是颅脑部病灶较小不易发现，应长期观察随访，以免漏诊。当促性腺素未升高，而雌激素升高时应考虑卵巢或肾上腺肿瘤；若雌激素明显升高则考虑有异源HCG 分泌。卵巢分泌的雌激素常促使生长加速、骨成熟。乳房发育约相当于骨龄 11 岁；月经来潮约相当于骨龄 13 岁。血孕酮升高提示为黄体瘤。性征发育、阴道出血，而身材矮小，骨龄小于实际年龄则提示为甲状腺功能减退。若伴有PRL 升高，可出现溢乳。

七、处理

处理的目的为消除病因，抑制性发育，直到正常青春期年龄。尽量促使身高达到最终身长，注意情绪变化，必要时进行健康教育和性教育。

抑制性发育的药物有醋酸甲孕酮、环甲氯地孕酮、氯地孕酮和达那唑等。上述药物对抑制性发育均有理想效果，但对身高的增加无抑制作用，往往性征发育中止，但身高继续增加，骨骺提早接合，以致最终身长低于应有身长。近年应用 GnRH 激动剂治疗真性性早熟取得理想效果，既可抑制性发育，又可控制身高增加。

1. 醋酸甲孕酮

可抑制中枢促性腺素的分泌，对性激素的合成也有直接抑制作用。可使发育的乳房缩小，甚至退化到未发育状态；白带减少，消失；月经闭止；对骨骼的生长无明显的抑制作用，往往骨龄继续增加，骨骺提早接合。尽管有此不足，仍为最常用药物。常用量为每日 2 次，每次服 5～10mg。若用肌内注射，100～200mg/m²，每周 1～2 次。本制剂具有糖皮质激素的作用，对 ACTH 有抑制，而使皮质醇分泌减少，不宜用量过大。本制剂本身具有促进食欲，增加体重作用，若用量过大会出现满月面容、血压升高等现象。

2. 醋酸环丙氯地孕酮

具有抗雄激素、抗促性腺素和孕酮类作用的特性。因此其优缺点与醋酸甲孕酮类同，但具有抑制 ACTH 分泌，使皮质醇降低的作用。用药后会出现疲劳、乏力等不良反应。常用量为每日 70～100mg/m²，分 2 次口服。国外尚用肌内注射，100～200mg/m²，每 2～4 周一次。

3. GnRH 激动剂

为近年应用，效果理想。本制剂与 GnRH 的作用类同，开始应用时可激发促性腺素释放，较长期应用，因降调节的作用而垂体处于去敏感状态，从而使促性腺素明显减少，性激素合成减少，生物效应下降。治疗 GnRH 依赖性的性早熟，效果明显，获效快，一般治疗 1 年可获稳定的良好效果。在用药开始的第 1～2 个月会出现性征进一步发育，骨生长加速，甚至偶尔月经来潮，继而性征消退，月经闭止，生长速度减慢。最终身长取决于开始用药时性征发育的阶段、药物剂量是否足够和停药时的骨龄。本制剂与 GnRH 的区别在于 GnRH 的第 6 位和第 10 位的氨基酸被替代，从而加强效能和延长了作用的时间。常见的GnRH 激动剂，见表 8-1。用药后应监测 E_2 水平，要求 $E_2 < 367pmol/L（10pg/mL）$，

且对 GnRH 试验无反应。近年有报道认为观察夜间 LH 脉冲分泌比 GnRH 试验更敏感。据美国 NIH6 年的研究报道，用 deslorelin 每日 $4\mu g/kg$，共 20 例，卵巢体积缩小 1/2，67% 的病例 E_2 被抑制。GnRH 兴奋试验的 LH 反应从 885IU/L（平均值）降到治疗 1 年后的 41IU/L（平均值）和治疗 6 年后降到 30IU/L（平均值）；FSH 从 218IU/L（平均值）降到治疗 1 年后的 33IU/L（平均值）和治疗 6 年后的 18IU/L。骨龄增长从骨龄和实足年龄的 27 降到治疗 6 年后的 0.5。在用本制剂以前，主要用喷鼻的制剂，常需每日 2～3 次，因喷鼻剂生物利用度低，故药物剂量要很大。近年应用的 leu-prolidfc，可每月 1 次，肌内注射，效果良好，更增加其实用性。

治疗应持续到骨骺接合或当达到青春期年龄时。若在治疗过程中青春期的变化再现，甚至出现规则的排卵功能，亦应停止治疗。据报道停药后促性腺素和性激素于 3～12 个月恢复到治疗前水平。曾有报道 46 例中 44 例于停药后 4 年出现月经初潮，90% 在初潮后 2 年内排卵。

表 8-1　常用的 GnRH 激动剂

制剂	被替代的氨基酸		强度*	半寿期	使用途径
	第 6 位	第 10 位			
buserelin	D-丝氨酸	乙基胺	50	75（1mg 皮下，0.5mg 静脉）	皮下，喷鼻
trytorelin	D-色氨酸	—	100	50	皮下，肌肉
histrelin	D-组氨酸	乙基胺	100	＜60	皮下
leuprorelin	D-亮氨酸	乙基胺	15	180（1mg 皮下）	皮下，喷鼻
goserelin	D-丝氨酸	氮甘氨酸	—	7 小时	埋植
nafarelin	萘-丙氨酸	—	200～300	240（0.2mg 皮下）	皮下，喷鼻
deslorelin	D-色氨酸	乙基胺			

*强度以鼠动情期被抑制作为计算基础，天然 GnRH 为 1

八、性发育的变异

1. 乳房早发育

仅有一侧或双侧乳房发育，无其他性征发育，常见于 2 岁左右幼儿，很少有超过 4 岁者。可于数月或数年后自然消退，少数可持续到青春期。有的呈现乳房发育、消退迟缓的现象；乳头发育不明显，阴道雌激素化不明显，子宫常不增大。雌激素稍升高或无明显升高，卵巢中可出现单个或数个小卵泡。卵泡亦可时而消退，时而出现，且往往与乳房变化相一致。FSH 达青春期水平，且对 GnRH 有反应。LH 处于青春期以前的水平，对 GnRH 的反应不明显。确切的发病机制不明，曾有几种设想：①新生儿期促性腺素的分泌未及时中止，体内的促性腺素导致雌激素分泌，在循环中维持一定水平；②乳腺组织对循环内的低雌激素水平较敏感，从而对低水平的雌激素产生了生物效应；③暂时的 FSH 和（或）LH 分泌，促使卵泡发育，分泌雌激素。

2. 月经初潮提前

指仅有周期性阴道出血而无其他性征的发育。常见于 1～6 岁的儿童。雌激素水平波动，可处于青春期前雌激素水平的高值，促性腺素不升高。

3. 肾上腺功能早现

指阴毛、腋毛提早出现，而无其他性征发育。常发生于 6 岁以后的儿童，亦有早至仅有数月的女婴。DHEA、DHEAS、雄烯二酮和睾酮、尿中 17-酮类固醇均升高，其升高的程度与正常性毛发育 II 期的激素水平相一致。促性腺素不高，对 GnRH 反应处于青春期前的状况。骨龄和身长均稍高于实际年龄，但无骨过度成熟，亦无生长突增。若骨龄过高且睾酮达青春期水平，则应考虑类固醇激素合成中的酶缺陷。

第二节 青春期延迟

青春期性发育并非生殖系统的独立事件，有全身性变化，且受全身健康状况的影响，如营养不良、过瘦、过胖。青春期延迟指实际年龄超过正常性发育年龄平均值的 2 个标准差以上尚未出现性征发育者。

一、体质性青春期延迟

主要表现为性幼稚和身材矮小，生长速度较同龄者缓慢，但骨龄与性征发育状况相一致，促性腺素和生长激素水平低下，常有家族史。

二、低促性腺素性青春期延迟

主要表现为性幼稚，但无生长延迟，身材与年龄相符，促性腺素低下，可见系 GnRH 分泌缺陷或促性腺素分泌缺陷所致。

1. 中枢性

可由中枢神经肿瘤、炎症、血管病变或损伤引起，若病变影响 GH 分泌则生长延迟。但肿瘤引起的生长延迟出现较晚。

颅咽管瘤为导致下丘脑、垂体功能障碍和性幼稚的最常见肿瘤。表现为头痛、视觉障碍、矮小、糖尿病和肢体乏力，常有眼底和视野异常。除促性腺素低下外，还有其他激素受累，如 GH、TSH、ACTH 或 ADH 等，有时 PRL 增高。胚组织瘤（germinoma）为蝶鞍外肿瘤中最常见的一种，可导致血管加压素和 GH 缺乏，FSH 和 LH 低下，而 PRL 升高，少数病例甲胎蛋白升高。胚组织瘤亦可是神经纤维瘤病的病变。胚组织瘤大多开始表现为烦渴和多尿，继而视力障碍。少见的中枢神经肿瘤尚有下丘脑或视神经胶质瘤、星形细胞瘤和嫌色细胞瘤。

头面部放射常引起下丘脑-垂体功能障碍，除性轴功能失常，尚有 GH 分泌缺陷。

2. Kallmann 综合征

表现为低促性腺素性性幼稚和嗅觉障碍，身材无明显矮小。

3. 单纯促性腺素缺乏

性幼稚系促性腺素低下所致，无身材异常。用促性腺素治疗可使性腺功能正常活动。

三、特发性垂体性侏儒

常因下丘脑释放激素缺陷导致全垂体功能低下，因此首先表现为侏儒继而表现性幼稚，身材矮小为早期表现。替代治疗有效。

四、混合性性发育延迟

1. Prader-Willi 综合征

以明显肥胖、矮小、性幼稚和智能低下为主要表现。尚有婴儿期肌张力低，手脚小，双眼杏仁样面容等特征，约有半数患者伴有 15 号染色体长臂部分缺失。

2. Laurence-Moon-Biedl 综合征

主要表现为肥胖、多指（趾）、性幼稚和智能低下，常伴有色素性视网膜炎，为常染色体隐性遗传病。

3. 功能性促性腺素缺乏

全身明显代谢紊乱、营养不良或精神因素均可导致促性腺素分泌低下，无法启动性轴的功能活动，当上述因素去除后下丘脑-垂体-性腺轴的功能活动会恢复正常。青春期或青春前期营养不良、重度慢性内分泌疾病均可导致青春期延迟。精神性厌食、运动性闭经与明显消瘦有关，据认为体重下降至正常体重80%以下时常导致促性腺素分泌功能障碍。

五、高促性腺素性性发育延迟

大多数患者系遗传因素导致的性腺分化和发育异常。其中以 X 染色体数目或结构异常所致的最常见，此外尚见其嵌合体，如 X/XX 和 X/XY 等，单纯性腺发育不全亦常见，以 46，XX 型多见，46，XY 型较少见。其他病因导致的高促性腺素性青春期延迟罕见，如 17α-羟化酶缺陷导致性激素合成障碍，半乳糖血症和镰状细胞贫血等。

六、诊断

1. 病史

青春期延迟很少见，首先注意遗传因素或下丘脑、垂体因素所致。继而注意全身疾患、营养、精神状况、运动的体能消耗状况和饮食习惯。

2. 体格检查

身高、体重、体型和性征的分期为首查内容，但面容异常往往提示染色体异常的可能性。缺乏性毛、面色苍白提示可能是甲状腺功能减退症。全身皮肤有片状黄棕色斑提示神经纤维瘤病的存在。身材矮小可能生长激素缺乏或染色体异常。另外，应予注意的是，X 染色体结构异常往往无特纳综合征的典型表现。嗅觉异常为下丘脑 GnRH 神经元异常的特异性表现。体重过低往往影响青春期的发育，有报道认为体重与身长相比，体重低于 5%～10% 时可引起功能性促性腺素缺陷，青春期延迟。青春期分期可了解性征发育情况，反映性激素的水平。一旦出现乳房发育（T_2 期），可预计 95% 的个体将完成青春期发育，2～3 年后出现月经初潮。

3. 实验室诊断

（1）常规检验。血、尿常规，红细胞沉降率，肝、肾功能等检测可了解全身情况。

（2）甲状腺功能。了解有无甲状腺功能低下。

（3）肾上腺功能。了解肾上腺功能状况，有无机能初现。

（4）卵巢功能。主要测定雌二醇水平以了解卵巢的功能状况。当雌二醇＞33.03pmol/L（9pg/mL）时，一般认为已有青春期功能活动。但雌二醇常有波动，不能仅以此作为诊断依据。

（5）下丘脑-垂体功能。正常青春期启动时于夜间出现 LH 分泌增加，因而测定夜间 LH 值有诊断价值。

GnRH 试验可了解垂体的功能状况。当骨龄已达青春期，若用外源性 GnRH 后 LH 值升高，说明垂体已受到内源性 GnRH 的影响，能对外源性 GnRH 起反应，提示青春期来临。但在青春期前，低促性腺素性发育延迟则无法与之鉴别。

（6）生长激素。全垂体功能低下时生长激素水平低下，但生长激素稍低于正常水平时，不能除外体质性青春期延迟。因体质性青春期延迟生长激素水平往往稍低于正常。

（7）CT、X 线和 MRI 检查。手腕平片测定骨龄应列为常规检查。因青春期起始与骨龄的相关性甚于与实足年龄的相关性。体质性青春期延迟者均可见骨龄低于实足年龄，当骨龄达 13 岁时一般都会自然发育。因此应定期观察骨龄的情况，尤其出现生长加速时更应了解骨龄。

颅咽管瘤大多有蝶鞍异常，且 70% 呈现钙化，因此侧位平片或 CT 检查可协助诊断。近年应用 MRI，对中枢神经的肿瘤具诊断价值。

表 8-2　常见性发育延迟的特征

诊断	身长	Gn	GnRH 试验	女性激素	DHAS	其他
体质性	矮，与骨龄相符	青春前期	青春前期	低	低于年龄与骨龄相符合	—
高 Gn 单纯 GD	正常	高	明显反应	低	与年龄相符	XX 或 XY
染色体性 GD 低 Gn	矮，始于儿童期	高	明显反应	低	与年龄相符	XO 或其他异常
单纯 Gn 缺乏	正常	低	无反应	低	与年龄相符	—
中枢神经肿瘤	生长缓慢	低	无反应	低	正常或稍低	—
垂体性侏儒	矮，始于儿童期	低	无反应	低	低	—
Kallmann 综合征	正常	低	无反应	低	与年龄相符	嗅觉差或无

注：Gn 促性腺基础；GD 性腺发育不全

七、处理

首先是去除病因，病因去除后青春期会自然来临。对高促性腺素主要为激素替代治疗促使性征发育、"月经"来潮或促使生长。尤其是规则的"月经"来潮对青年女性的性心理状态至关重要。但对染色体核型中有 Y 染色体者应做性腺切除。

1. 期待治疗

在诊断未明确以前，尤其是拟诊为体质性青春期延迟时更应采取期待的方法，以观察青春期会否来临，但需对病人进行解说以取得合作。观察期应做必要的检测，可及时发现青春期启动的变化，骨龄达 13 岁时一般会自动发育。

2. 激素治疗

雌激素治疗是否会加速骨骺接合是普遍关注的问题，现已明确超生理剂量的雌激素方具此作用。一般用乙炔雌二醇 0.005mg/d，无促骨骺接合作用，有轻度促长骨生长作用，长期应用可使乳房稍发育。有报道认为乙炔雌二醇 0.005mg/d 相当于月经开始来潮时的雌激素水平的 1/4。欧美尚用倍美力（premarin，0.3mg/d）和雌二醇每月一次，每次 0.5mg，肌内注射。国外报道认为加用低剂量雄激素氧甲氢龙（oxandrolone）每天 0.1mg/kg，有加速生长作用，但无明显的男性化作用。

对高促性腺素性发育延迟以顺序法作替代治疗。对低促性腺素性闭经可用 HMG/HCG 或 GnRH 促使卵泡发育，诱发排卵解决生育问题。

第九章　肾上腺皮质功能失常与生殖功能

肾上腺位于肾脏上端，左右各一，腺体呈三角形，分为皮质和髓质两部分。髓质由交感神经细胞衍化而来，它的分泌调节作用与皮质激素截然不同。在此略为概要地对皮质的分泌和功能及其失常加以简述。

根据其结构形态和细胞含酶的功能，肾上腺皮质分为三层，外层称球状层，分泌醛固酮，受肾素-血管紧张素系统调节；中间为束状层，主要分泌糖皮质激素（皮质醇）；内层为网状层，主要合成雄激素和小量雌激素及孕激素。中间层和内层的分泌功能均受垂体的促肾上腺素（ACTH）调节，糖皮质激素对ACTH产生反馈作用。皮质醇分泌水平低落时，ACTH分泌增加，皮质醇分泌量高时，抑制ACTH的分泌。

肾上腺皮质激素虽然并不是生殖功能调节轴的主要环节，但是它对性功能和生育产生直接而关系密切的影响。肾上腺皮质功能失常，常伴生殖系统功能的变异。在此，作以下几方面概要的叙述：①先天性肾上腺皮质增生症；②肾上腺皮质功能亢进；③肾上腺皮质功能不足。

第一节　先天性肾上腺皮质增生症

肾上腺先天性皮质增生症，主要是因肾上腺皮质中某些激素合成酶先天性缺陷所导致的疾病，皮质中各种激素的合成可以进行到一定程度，但至酶缺陷的环节时功能阻断、不能正常前进，于是环节后应合成的激素匮缺而环节前所合成的激素积聚，实际上先天性肾上腺皮质增生症可涉及5种酶缺陷，但是疾病的发生率则各不相同。简述如下。

一、21-羟化酶缺陷

1. 发生率

这是先天性肾上腺皮质增生症中最常见的一种类型。据国外某些统计占总患者中90%～95%。故也有称这类病症为典型肾上腺皮质增生症。几年来已有数起这方面的调查报道，在阿拉斯加爱斯基摩人中的发生率为1:700，不同族的白种人中发生率为1:5000至1:15000。中国尚未见此类大规模普查报道。实际上，如将轻度缺陷和不典型病例合计在内的发病率，必远不止上述数值。

2. 临床表现

21-羟化酶的缺陷如果比较轻，则皮质醇的水平虽低仍可能不产生明显症状。但是21-羟化酶作用环节前已合成的黄体酮和17a-羟孕酮即有积聚，且不断衍化为雄激素，过量的雄激素运行循环中导致女婴男性化和男孩的早发育。

女性胎儿在46，XX染色体构成情况下，卵巢和内生殖器形成正常，但肾上腺源的过量雄激素作用抑制其正常发育，而且使外生殖器官男性化。阴蒂增生长大，生殖泌尿道可能融合成泌尿生殖窦或形成尿道下裂，小阴唇下段会合如阴囊（但内无睾丸），临床体检时如见新生儿呈尿道下裂或假性阴囊，应疑及此病，需做进一步检查明确诊断。过高的雄激素抑制垂体的促性腺素分泌，少女的卵巢和生殖器不发育造成原发闭经，但雄激素可直接作用于长骨使其提早生长，少女较同龄儿高大，但是雄激素的持续作用也使长骨骨骺提前接合，最后导致患者成人时较一般妇女矮而壮实。

男性胎儿的生殖器官形态无变异，但幼时在雄激素的作用下性器官提前发育，体魄生长也如女孩提早生长，高于同龄儿，但最终矮于一般成人。在雄激素对垂体的促性腺素分泌抑制下，睾丸功能低落，生精功能也受抑制。

21-羟化酶的缺陷既影响皮质酮的合成，也影响醛固酮的合成。醛固酮缺少可降低肾小管回收钠离子的功能而导致血钠低落、血钾升高的症候。如果缺陷程度严重，新生儿即可有呕吐、脱水、休克，甚至2周内死亡，称"失盐性肾上腺皮质增生症"。

除上述较典型的病症外，有些患者早期可能无异常表现，而是在儿童的生长发育中或达青春期时，女孩骤然男性化，男孩则性发育加速并过度。这种病有时被称为获得性或继发性肾上腺皮质增生症，也有称为迟发性肾上腺皮质增生症。另外，还有患者并不表现临床症候，只是作为某一典型病人的家属而接受普查时，才发现他也具同样的代谢异常，有时又称这类患者为非典型肾上腺皮质增生症。有轻微皮质醇不足而卵泡发育，但呈多囊性变。

3. 实验室诊断

（1）血激素测定。①皮质激素：测定值可能呈正常的低值或更低。②17a-羟孕酮（为 21-羟化酶作用环节前积聚物质）：显著升高，甚至可达正常值的数百倍。③醛固酮：此激素改变后有时难以测定，则可借助于肾素值。④肾素：醛固酮值低落时，肾素水平即增高。肾素/醛固醇的比值也升高。

（2）血钠减少，血钾升高。

（3）尿激素测定。17-羟类固醇低落，反映皮质醇水平低。17-酮类固醇升高，反映雄激素合成过多，代谢产物也增多。孕三醇高水平，为 17α-羟孕酮的代谢产物。

4. 遗传因子

调节基因位于第 6 号染色体的短臂或接近人相容性抗原（HLA）的位置。先天性 21-羟化酶缺陷为一种常染色体的单基因隐性遗传病。患者的 HEA 型与其家族成员的 HLA 型一致。因此常利用 HLA 型检测以识别同种病因携带者以及无明显临床表现者。

5. 产前诊断

当怀疑某孕妇的胎儿患 21-羟化酶缺陷症时，及早进行检验明确，胎儿的外生殖器于 10 周已开始分化，如她患 21-羟化酶缺陷症，则高雄激素环境可导致其发育异常。10 周前可经子宫颈取绒毛活检，进行 DNA 杂交等试验可以确诊。于妊娠 16 周后经腹壁抽羊水，可测定其 17-羟孕酮值，羊水中细胞可检测其 HLA 分型，联合检测也可获准确的诊断，但是此时女性胎儿的外生殖器官已经显示一定程度男性化变形了。如在胎儿 10 周时给孕妇应用适量皮质醇制剂，此激素可能透过胎盘抑制胎儿垂体的 ACTH 分泌，而防止或减轻胎儿的异常发育。但是，未经确诊即常规给这类孕妇应用皮质醇不恰当。因为即使父母双方均为杂合子，胎儿又为女性，患病的可能仅为 1/8，则将有 7 名胎儿不必要地接受了皮质醇。

二、11-羟化酶缺陷

1. 致病机理

先天性肾上腺皮质激素的合成酶系统缺陷，除 21-羟化酶以外的其他 4 种酶缺乏所引起的病症发病率总和不满 10%。

11-羟化酶使 11-脱氧皮质酮转化为皮质酮，并使 11-脱氧皮质醇转化为皮质醇。患此病时，皮质醇不足对 ACTH 的反馈抑制减弱，ACTH 的继续增加导致脱氧皮质醇的严重积聚，同时 21-羟化酶作用前的黄体酮和 17α-羟孕酮也过多积聚，这些物质不断转化为雄激素，雄激素水平的持续升高使女性型外阴男性化。另外，脱氧皮质醇不能转化为皮质酮也就不能进一步转化为醛固酮。但是，脱氧皮质酮本身也具类似醛固酮的钠、钾代谢调节作用。因此，当它积聚过多时也引起血内高钠低钾和高血压症候，而此种高血压症多在儿童期即开始表现，病情严重时可影响中枢神经系统，甚至导致死亡。

11-羟化酶缺陷也是一种隐性遗传性疾患，它的调节基因位于第 8 对染色体的长臂上，不与 HLA 联系，故与 21-羟化酶缺陷不同。

2. 诊断

除临床症候外，实验室测定显示：①尿液：脱氧皮质酮和脱氧皮质醇的四氢代谢产物（如 3ct-羟基、5p-氢的四氢皮质醇等为主的代谢物）值升高；如作 ACTH 刺激测验，则测定值更高，数百倍于正常值；尿 17 酮类固醇值明显升高。②血醛固酮和肾素水平呈低水平。③血钠可正常，血钾可能正常或降低。④血雄激素如雄烯二酮、睾酮水平升高。

3. 治疗

一般给予皮质醇制剂治疗，以抑制过高的 ACTH 分泌和过多脱氧皮质酮积聚。治疗时需注意剂量，尤其对幼童不可过度，以防出现醛固酮功能不足。

三、3β-羟类固醇脱氢酶缺陷

此酶缺陷极少见。患者因酶缺陷致黄体酮、17α-羟孕酮、雄烯二酮和睾酮的合成和代谢受阻。17-羟孕烯醇酮和脱氢表雄酮积聚，由于脱氢表雄酮为较弱的雄激素，故女性患者的男性化程度轻。但是男性患者则因雄激素功能不足，致性发育欠缺，甚至形成尿道下裂。根据酶缺陷的程度也可表现其他激素合成欠缺的症候，如皮质醇、皮质酮、醛固酮的不足等。

治疗：给予皮质醇制剂以抑制 ACTH 的过度分泌，减轻雄激素的积聚和影响，同时根据病情严重程度，对其他激素的不足予以补充。

此症的基因尚未获得定位，但已确认与 HLA 无关联。

四、17α-羟化酶缺陷

此症的发生率更低，病情更属罕见，它的缺陷妨碍孕烯醇酮转化为主 17α-羟孕烯醇酮，黄体酮转化为 17α-羟孕酮，于是雌、孕激素和皮质醇均难以合成，患者性发育均受阻，女性呈原发性闭经。但是，此酶的缺陷并不阻碍黄体酮转换成皮质酮和醛固酮，后两者积聚过多时可引起血压升高和低钾，病情严重者可危及生命。

治疗：此症也以皮质醇制剂的补充为治疗方法，以抑制 ACTH 过量分泌。此酶的调节基因位于第 10 对染色体。

五、胆固醇裂解酶缺陷

此酶缺陷将致卵巢和肾上腺皮质的全部类固醇激素合成受阻，胎儿无性发育，新生儿则多于婴幼期因肾上腺皮质功能缺乏而死亡。

此酶的调节基因位于第 15 对染色体。

总之，以上情况反映先天性肾上腺皮质增生症及其激素的合成酶缺陷可引起月经不调、无排卵、停经、闭经、不孕及不同程度的男性化等症候，也可致多囊卵巢综合征样病情，应当注意鉴别。

【病例1】

21 岁，原发性闭经，生殖器外貌发育异常，进行性加重，无法适应社会生活。体检：矮壮男性型体形。乳房平，腋毛、阴毛密，阴蒂长 2.5cm，1.2cm 直径，阴蒂下有小阴道口，深 2cm。气腹造影示子宫卵巢存在，但为正常的 1/3 大小。腕骨骨骺已接合，血压正常。拟诊先天性肾上腺皮质增生症，可能为 21-羟化酶缺陷。但是不同单位进行染色体核型分析，意见分歧（46，XX？46，XY？）。因为有睾丸组织位于腹腔内，易恶变，故行剖腹探查，术中发现完整但尚未发育的卵巢及子宫、输卵管，证实上述诊断。术后给予皮质醇治疗（强的松 5mg，每日 2 次），3 个月后出现月经，以后每月自潮。这反映强的松反馈抑制了 ACTH 的过高分泌。随之雄激素的水平降低，促性腺素（FSH 与 LH）的分泌功能恢复，卵巢及内生殖器开始发育，卵泡成熟排卵，子宫内膜增生，阴道组织吸收成腔而月经来潮。但是已增大的阴蒂不会消退。如不切除，除异观外无其他影响，但如作整形切除将减少性感。患者选择不手术，婚后即受孕，1 年足月分娩一男婴，产程中运用氢化可的松静脉滴注以保障孕妇的应激反应能力，阴道分娩与哺乳顺利，男婴生长似正常，2 岁及 4 岁时对其进行遗传性检测证实无异常。

此病因系基因缺陷所致，而今尚未能作基因纠正性治疗，故用皮质醇的替代性治疗需终生维持。各人各时所需药量随病情而定，而且应注意每遇应激情况，暂时性调节用药剂量。如果女性呈尿道下裂，则当警惕反复发生泌尿道感染。也有某些患者生殖器发育不全，难以完全恢复正常功能；故幼小时及早发现并予以治疗，能使患者免受激素合成和代谢异常所引起后遗症的痛苦。此外，有时肾上腺皮质的某些酶缺陷症状轻微，表现可能不突出，需多警惕，防止忽视。

【病例2】

22 岁，未婚，原发月经稀少，12 岁初潮，3～4 个月行经一次，每次 2～3 天。身高 170cm，体重 80 公斤。乳房稍隆，外阴正常。气腹造影示子宫形态正常，卵巢为子宫的 1/4 大小。中医调经治疗 3 年无效，常用己烯雌酚-黄体酮促撤药性出血。2 小时 GnRH 兴奋试验示促性腺素分泌功能活跃，血睾酮 375nmol/L。

尿17羟-类固醇值14071μmol/24h（51mg/24h），17-酮类固醇值51658μmol/24h
（149mg/24h）。拟诊多囊卵巢综合征（PCOS）或先天性肾上腺皮质增生症，
意见未统一，按PCOS治疗，但方案多次变换无效。最后停用其他药物，采用
强的松治疗，用药第2周期即排卵怀孕（此时患者已结婚）。随访至妊娠3$^+$月，
胎心正常。

第二节 肾上腺皮质功能亢进症

肾上腺皮质功能亢进一般指皮质醇分泌过多所造成的病理症候。

一、病因

ACTH 分泌过多导致肾上腺皮质激素分泌过多而致病。但是，过多的 ACTH 既可自垂体本身的腺瘤所分泌，又可由于下丘脑促 ACTH 释放因子（CRH）分泌作用的 5-羟色胺作用过强所致。因为使用血清素抑制剂（赛庚啶）能使部分患者的病情缓解。此类病情亦有统称为柯兴病。除 ACTH 引起糖皮质激素分泌过多外，肾上腺皮质细胞瘤或癌也可引起柯兴样病情。

二、临床表现

ACTH 分泌过高者，GnRH 分泌脉冲频率减少，幅度降低，促性腺素功能减退。但 ACTH 高引起雄激素合成增多，转化为雌激素量也增高，两者又协同反馈性抑制垂体的性功能调节轴，引起持续性月经失调，并发展为闭经。男性患者则表现为性欲减退、阳痿、性功能低落。糖皮质激素分泌亢进则改变脂代谢，致动脉粥样硬化、肥胖、满月样圆脸、心血管系统疾病和高血压；蛋白质代谢异常致皮肤变薄且呈紫斑、紫纹等，此外伴有糖尿病。约半数患者可能发生精神错乱症候，如幻觉、焦虑失眠，甚至发生抑郁性精神病。

三、治疗

上述症候相似的病症，病因并不相同，治前必须明确诊断，进行相应的治疗。

第三节　肾上腺皮质功能不足

肾上腺皮质分泌不足主要指皮质醇和醛固酮的分泌不足。

一、病因

肾上腺皮质功能不足主要可由两种原因引起：

（1）ACTH 分泌不足，导致肾上腺皮质分泌功能不全的慢性病情，称继发性肾上腺皮质功能不足。

（2）某些因素直接破坏了肾上腺组织而引起慢性或急性功能不全，称原发性肾上腺皮质功能不足。如本身的免疫系统对自身某种组织产生自我免疫性排斥作用而表现为进行性功能不足症候。自身免疫反应还可以同时影响其他某一内分泌腺或多数内分泌腺，如甲状腺、甲状旁腺、卵巢等，结核病也曾为破坏肾上腺的病因，但今已少见。

此外，严重感染如败血症并发肾上腺出血，或在慢性病的基础上又遭外伤或手术等过重的应激负荷，都可能产生急性的功能衰竭情况。

二、临床表现

一般轻度慢性肾上腺皮质功能低落无明显的临床表现，待近 90% 组织遭破坏时出现症候。皮质醇功能不足出现症候时常引起多系统的症状，如肠胃系统的食欲减退、恶心呕吐、腹痛；心血管系统表现为血压降低、神情淡漠、嗜睡，甚至精神错乱；代谢系统可出现血钾升高、空腹低血糖以及皮肤色素沉着、应激能力减弱等。

如发生急性肾上腺皮质功能不足，亦称肾上腺危机，除有如上表现外，尚可突发剧烈的恶心呕吐、脱水，血压下降，腹痛，低血糖，低血钠，患者重度乏力甚至神志不清，不及时抢救，将发展到休克、昏迷以至死亡。

肾上腺功能不足可有月经失、停经或闭经表现，如病情较轻或治疗后患者可能怀孕。必须警惕，这类孕妇如遇手术、分娩或意外病情必须调整激素剂量，以保护其应激能力，防止发生急性肾上腺危象。

第十章　甲状腺与生殖功能

甲状腺的生理功能涉及全身的代谢功能，与脑、心、肺的功能密切相关，性腺亦受其影响。甲状腺功能亢进或减退均影响女性生殖功能，孕期发生甲状腺疾病更有其特殊性。女性或青春期以前的甲状腺功能异常者很常见，这一事实恐非偶然，不容忽视。

第一节　甲状腺的生理

一、甲状腺激素

甲状腺的滤泡内生成两种甲状腺激素，均为酪氨酸碘化物，分别为 3，5，3'，5'-四碘甲状腺原氨酸（3，5，3'、5'-tetraiodothyronine，T_4）和 3，5，3'-三碘甲状腺原氨酸（3，5，3'-triiodo-thyronine，T_3）。T_4 又称甲状腺素。T_3 和 T_4 结构相似，但 T_3 生理作用比 T_4 强 5 倍；T_4 可转化为 T_3，可能为 T_3 的前身，故 T_4 也是一激素原。甲状腺内还有无生物活性的含碘化合物，如一碘酪氨酸、二碘酪氨酸和反 T_3（rT_3）等，为甲状腺激素的前身和代谢产物。T_3 是 T_4 在外周组织中脱碘而生成，是 T_4 的代谢产物，无致热作用。

T_3、T_4 在甲状腺内与甲状腺球蛋白（thyroglobulin，TGB）结合，在促甲状腺素（thyroidstimulating hormone，TSH）的作用下，TGB 经蛋白酶水解，使 T_3、T_4 游离，由细胞中释放入血流。T_4 的分泌量占总量的 90%，T_4 可在外周转变为 T_3，T_3 的 4/5 由 T_4 在肝、肾中转变而来。血液中的 T_3、T_4 大部分呈结合状态。

血液中有 3 种与甲状腺激素结合的蛋白质，即甲状腺素结合球蛋白（thyroxine Binding globulin，TBG），约 75%与甲状腺激素结合；其次为甲状腺素结合前白蛋白（thyroxine-bidding prealbumin，TBPA）约 15%与甲状腺素结合；其余 10%与白蛋白结合。循环中的甲状腺激素 99%以上呈结合状态，游离的 T_3 和 $T_4 \leqslant 1\%$，只有游离的 T_3、T_4 方有激素的生理作用。雌激素可刺激肝脏合成 TBG，增加循环中 TBG 的浓度。结合的和游离的甲状腺激素处在动态平衡状态。

二、甲状腺激素的生理作用

1. 产热作用

甲状腺激素可增加绝大多数细胞的氧化作用，增加产热量。其产热作用是通过直接诱导 Na^+、K^+-ATP 酶活性，促使细胞钠钾交换而增加耗氧量和产热量，上述酶使 ATP 转变为 ADP，以兴奋线粒体的生物氧化作用而产热。甲状腺激素对心、肝、肾和骨骼肌等组织细胞的作用最明显；对成年人和未成年人的某些组织的产热作用不同，未成年时对大脑皮质、性腺、脾和真皮等细胞具有产热作用，但成年后上述组织不对 T_4 产生致热效应。

2. 蛋白质代谢

对蛋白质代谢作用是双向的，生理情况时促进蛋白质合成，但大量的甲状腺激素则加速蛋白质分解，尤其是骨骼肌蛋白质的分解，导致消瘦和肌肉无力，尿中肌酸增加；骨骼的蛋白质分解，导致高血钙、高尿钙，最终使骨质疏松。甲状腺激素过少时蛋白质合成减少，细胞间粘液蛋白增加，因粘液蛋白结合大量水分子，而导致粘液水肿。

3. 脂肪代谢

促进脂肪合成和脂解，以脂解作用较强。对胆固醇也既有合成作用，又有分解作用，且分解作用超过合成作用，促进胆固醇转化为胆酸，由肠道排出。甲状腺激素还增强 cAMP 系统影响组织对儿茶酚胺和生长素等脂肪动员激素的作用，而促进脂肪分解。

4. 糖代谢

促进消化道对葡萄糖和半乳糖的吸收和增加肝糖原的酵解，因可促进脑组织葡萄糖-6-磷酸酶和6-磷酸葡萄糖脱氢酶的活性,影响糖代谢。甲状腺激素还通过儿茶酚胺和胰岛素对糖原的作用影响糖代谢,甲状腺激素增多时则促使糖原分解。

5. 水和盐代谢

甲状腺激素有利尿作用,粘液水肿时甲状腺激素可解除粘液水肿,甲状腺激素有兴奋破骨细胞和成骨细胞作用,使骨质脱钙,尿中钙和磷排泄增加。

6. 维生素代谢

甲状腺激素过多时组织中维生素 B_1、B_2、B_{12}、C 等的含量均减少,转化为辅酶的能力也减弱;组织中维生素 A、D、E 的含量也减少;甲状腺功能减退时胡萝卜素合成维生素 A 减少,胡萝卜素在组织中积聚,皮肤呈特殊黄色,但巩膜无黄染。

7. 生长和发育作用

甲状腺激素具有促进组织分化、生长和成熟的作用,是维持正常生长发育不可缺少的激素,对脑和骨骼的作用尤具重要性。新生儿期大脑皮质与 T_3 的结合力非常强,提示大脑组织的生理需要。实验研究发现,缺乏甲状腺激素时,大脑皮质的神经元的数量和体积均减少,轴突数目也减少,髓鞘延迟出现,某些酶合成障碍,从而影响智力发育。甲状腺激素有协同生长素的作用,缺乏甲状腺激素则影响生长素发挥作用,导致长骨生长缓慢和骨骺融合延迟,骨龄小于实际年龄。

8. 神经系统作用

除了对中枢神经的发育有影响外,对分化成熟的神经系统也有作用。甲状腺激素过多时,提高中枢神经的兴奋性,表现为易激动、喜怒无常、多言、注意力不集中、失眠和手颤等,脊髓骨骼肌牵张反射的时间缩短。甲状腺激素缺乏时中枢神经呈压抑状态,表现为淡漠、迟钝、少言、行动迟缓、记忆力差和嗜睡。外周的骨骼肌牵张反射时间延长。

9. 心血管作用

使心搏加快和心输出量增加,可升高动脉压。现知 T_4 和 T_3 增加心肌的β-肾上腺素能受体数目,且直接作用于甲状腺素受体,促进钙释放,从而增强心肌收缩力。

10. 呼吸

增加呼吸频率和深度，适应代谢加速的需要。

11. 消化

增加消化道的分泌和运动功能，表现为食欲增加和易腹泻。

12. 性腺

甲状腺激素为性腺的正常代谢所必需，正常的 FSH 和 LH 的分泌需要甲状腺激素存在，过高或过低时均影响性腺功能，表现为卵巢功能低下或排卵功能失常。

三、甲状腺激素分泌功能的调节

甲状腺激素的合成和分泌主要受垂体 TSH 的调控，TSH 受下丘脑的促甲状腺素释放激素（TRH）的调节，且有反馈作用，共同组成一个下丘脑-垂体-甲状腺轴的功能单元。

1. TSH 的调节作用

促使甲状腺细胞增生、腺体增大；促进甲状腺激素的合成和释放。

2. TRH 的调节作用

TRH 是下丘脑中首先分离出的释放激素，由 3 个氨基酸组成。TRH 与垂体 TSH 细胞的膜受体结合后，通过 Ca^{2+} 介导引起 TSH 分泌。TRH 经垂体门脉系统的途径有两条，入门脉后再达垂体。一条途径为沿 TRH 肽能神经元到末梢贮存，在适当刺激下释放 TRH 入门脉，此为经典的神经内分泌途径；另一途径为 TRH 进入第三脑室的脑脊液中，再由室管膜细胞转运到门脉。

3. 反馈调节

TRH 促使 TSH 释放，TSH 促使 T_3 和 T_4 合成与释放。但 T_3 和 T_4 达一定量时可反馈抑制 TRH 和 TSH 的分泌；当 T_3 和 T_4 的量低于一定水平时对中枢的抑制解除，使 TRH、TSH 分泌增加。一般说小量的 T_3 和 T_4 对维持分泌 TRH 的神经元的功能是必需的，TSH 对下丘脑亦有抑制作用。此外，TRH 尚作用于 TRH 神经元，TSH 对垂体分泌 TSH 的细胞有调节作用，一般均为抑制作用。

4. 自身调节

甲状腺在细胞外碘化物增加时，细胞内含碘量也增加，此时 T_4 合成增加；不久细胞摄碘减少，排碘增加，且碘不掺甲状腺球蛋白，T_4 合成减少，保持甲状腺合成激素的相对稳定。此调节机制中无 TSH 作用，故为自身调节。

5. 其他调节因素

雌激素增加垂体 TRH 的受体而加强垂体对 TRH 的反应。糖皮质激素抑制分泌 TRH 神经元的功能，也抑制垂体对 TRH 的反应。生长素使垂体对 TRH 的敏感性下降，而减少 TSH 分泌。

寒冷刺激传到中枢神经后使 TRH 分泌增加，继而 TSH、T_4 和 T_3 分泌增加；紧张性刺激，无论是精神的或机体的均抑制 TRH 分泌，继而 TSH、T_4 和 T_3 分泌下降。神经递质多巴胺和去甲肾上腺素使 TRH 释放，5-羟色胺抑制 TRH 的释放。

四、甲状腺功能测定

1. 甲状腺摄 ^{131}I 试验

口服碘剂后测定甲状腺对 ^{131}I 的摄取率，了解无机碘进入甲状腺的数量和速度，反映甲状腺的功能状况。甲亢时吸碘多而快，有诊断价值，但缺碘性甲状腺肿而甲状腺功能尚正常时摄 ^{131}I 率也可增高。甲减时摄碘少而慢，但与正常人交叉较大，诊断价值不大。各地区水和食物中含碘量不一，影响测定结果。因此，各地区应按当地正常值作判断。上海市正常值：3 小时为 5%～25%，20 小时为 20%～45%。

2. 血浆蛋白结合碘（PBI）

因血液中的碘几乎全部都与血浆蛋白结合，仅 1～2μg 的碘未与血浆蛋白结合。因此，测定血浆蛋白结合碘可反映血中甲状腺激素的水平。本测定易受碘、类固醇激素和甲状腺片等影响，导致测定值高；低蛋白症时则测定值低。本法测定过程中易受碘的沾染率影响，且不易与 T_4 区别，故特异性差。因生理情况下 PBI 的 80%～90% 为 T_4，故近年已倾向于测定血清 T_4 代替 PBI。PBI 的正常值为 0.28～0.55μmol/L（35～70μg/dL）。

3. 血清总 T_4（TT_4）

为在体外检查甲状腺功能的最基本方法。本法的优点是受外源性碘的影响较摄碘试验小，对甲减的诊断较摄碘试验准确，对甲亢和单纯性甲状腺肿引起的摄碘率高时有一定鉴别价值，但各种能影响甲状腺素结合球蛋白浓度的因素均影响 T_4 测定结果。对只有 T_3 升高的甲亢，T_4 值无变化，外源性 T_4 也影响测定值。正常值为 $65 \sim 155\mu mol/L$（$5 \sim 12\mu g/dL$）。

4. 血清总 T_3（TT_3）

为诊断甲亢的一种灵敏指标，因甲亢时 T_3 升高的程度明显高于 T_4，故对甲亢 T_3 更具价值，因 T_4 正常，而仅有 T_3 增高。测定 T_3 对诊断甲减意义不大，因甲减时出现代偿性 T_3 增加，故 T_3 降低不明显，甚至轻度上升。一般讲 T_3、T_4 变化相一致，故两者同时测定更利于诊断。但血中甲状腺素结合球蛋白浓度的变化也影响 T_3 测定值。正常值为 $16 \sim 30nmol/L$（$100 \sim 200ng/dL$）。

5. 游离甲状腺激素（FT_4，FT_3）

即测定血清中未与甲状腺素球蛋白等血清蛋白质结合的甲状腺激素 FT_4、FT_3 来反映甲状腺功能。FT_4 正常值为 $10 \sim 30pmol/L$；FT_3 正常值为 $4 \sim 10pmol/L$。

6. 甲状腺素结合球蛋白（TBG）

血清中 TBG 升高时除甲亢外尚见于高雄激素血症和肝硬化症。甲减和肾病综合征时 TBG 降低。正常值为 $15 \sim 34mg/L$（$15 \sim 34\mu g/mL$）。

7. 促甲状腺素

为诊断甲减的特异性方法，但对正常人不敏感，不能用于正常与甲亢时的鉴别诊断。一般情况下，甲减症尚未出现而其他甲状腺功能异常时即表现为血清促甲状腺素升高。正常值为 $2 \sim 10mIU/L$（$2 \sim 10\mu IU/mL$）。

第二节　甲状腺疾病与生殖

一、甲状腺功能减退症

甲状腺功能减退症简称甲减，系甲状腺激素合成分泌或生物效应不足所致。按发病年龄可分为呆小病（胎儿或新生儿期）、幼年型和成年型。按病因分为原发性、继发性和周围性 3 类。原发性甲减中有：

1. 甲状腺素缺乏性甲减

（1）由甲状腺手术后或放射性 ^{131}I 治疗后所致。

（2）甲状腺生长发育缺陷。

（3）特发性，可能由自身免疫引起，可检出抗甲状腺抗体。

2. 甲状腺肿性甲减

系甲状腺激素合成过程障碍，失代偿时则甲减。常见原因有慢性淋巴细胞性甲状腺炎、桥本病、缺碘、遗传性或药物性等。

继发性甲减系下丘脑-垂体病变所致。周围性甲减系遗传性受体功能障碍或缺如所致。

成年期以前发病者除生长不良、智力差（不同程度）外，且有性发育障碍、青春期延迟，有时可见背部毛发增多。成人期患病则出现月经紊乱，以月经过多为常见，因疾病早期无特异性表现，常感乏力、畏寒、纳差、少汗、便秘和嗓音粗哑，故在月经过多患者中做 TSH 试验可发现不少早期甲减者。尚发现甲减者伴经前综合征，应予重视，病情重时有闭经、性欲减退、阴毛脱落，尚有粘液水肿面容等众多系统功能低下的表现。

二、甲状腺功能亢进症

甲状腺功能亢进症简称甲亢，系甲状腺激素分泌过多所致，多个系统出现病理性变化，女性多于男性，以 20～40 岁多见，起病缓慢，常有精神创伤史。

1. 临床表现

临床表现为新陈代谢增加，神经、心血管系统功能亢进和甲状腺肿大。病因众多，以突眼性甲状腺肿最常见，国外称 Graves 病。甲状腺激素分泌过多时可导致生殖生理功能紊乱，其表现不一，如月经周期缩短或延长，月经量减少，甚至闭经。对生殖能力的影响不一，有的无排卵，有的虽有月经异常但仍有排卵，甚至能受孕。因此，对闭经者亦应考虑有妊娠的可能。当用放射性碘治疗时，必须考虑对妊娠影响的问题。

2. 内分泌的变化

甲亢时的生殖内分泌的变化规律未明。据实验研究有如下发现：血液中雌激素增加，在月经的周期中均比正常时高 2～3 倍，血中 SHBG 增加，17β-雌二醇的代谢清除率降低，此可能是 17β-雌二醇与 SHBG 结合增加所致。在卵泡期或黄体期的 LH 平均水平均比正常人高 2～3 倍；在月经规则的甲亢者 LH 峰值稍低于正常人；闭经者无 LH 峰性分泌，亦无排卵。尚发现甲亢时雄激素增加，睾酮和雄烯二酮升高，睾酮代谢清除率降低，而雄烯二酮代谢清除率不变；雄烯二酮转化为雌酮和睾酮转化为雌二醇的转化率均增加。虽发现上述变化，但这些变化之间的关系以及发生月经异常的机制均未明确。

三、甲状腺疾病与妊娠

妊娠后的生理变化明显，甲状腺功能与新陈代谢密切相关，故非但为妊娠的需要，且受妊娠后生殖激素变化的影响。因此妊娠期甲状腺功能变化明显，而甲状腺功能异常也影响妊娠。

1. 妊娠期甲状腺功能的变化

妊娠后雌激素水平日增，促使肝脏中甲状腺结合球蛋白（TBG）合成，血中 TBG 升高。为了稳定血中 FT4 水平，甲状腺释放出大量 T4，故血中总 T4 浓度升高，而 FT4 在正常范围。此外，T4 的转换率正常，HCG 与 TSH 的α亚单位相同，虽 HEG 的 TSH 样生物活性仅是 TSH 的 1/4000，但妊娠早期 HCG 明显升高，可使甲状腺的 FT3、FT4 轻度升高，妊娠晚期则降至正常范围或正常低值。妊娠期碘经胎盘排出，且肾小球滤过率增加，但肾小管对碘重吸收降低，便血中无机碘减少，母体相对缺碘，因而甲状腺释放碘以维持碘的平衡。可见甲状腺吸收率增高，高峰值前移，有类似甲亢表现。故妊娠期甲状腺增大，甲状腺细胞增生，若缺碘则导致代谢性甲状腺肿大，因此妊娠期应增加碘的摄入。

2. 妊娠合并甲亢

较少见，其中以突眼性甲状腺肿最常见，诊断明确后，病情并不难控制。妊娠早期症状有轻度加重，随妊娠的进展，甲亢有所缓解，此可能与妊娠期免疫功能抑制有关。但妊娠合并轻、中度甲亢时诊断比较困难，因妊娠后的生理变化会出现类似甲亢的临床表现，因此临床警惕性至关重要，例如严重的持续呕吐就应与甲亢作鉴别。当疑有甲亢时应测 T_3。T_3 升高，而 TSH$<$0.3nmol/L 时为甲亢的有力证据，$T_4>$1935nmol/L 时亦提示为甲亢。轻度甲亢时可休息，加强营养，不一定用药物治疗，但必须密切观察。中、重度者应进行治疗，以防止病情发展，甚至因分娩、手术或感染而激发甲状腺危象。药物治疗时以控制 FT_4 在正常范围的高限为宜，对胎儿的甲状腺功能最适合。应慎防导致胎儿甲状腺肿或甲减。

妊娠期放射性碘治疗应列为禁忌。若无法进行药物治疗，可在妊娠中期作甲状腺切除术。轻、中度甲亢一般不影响妊娠，会否导致妊娠高血压综合征或胎儿畸形，尚未见确切的研究报道。

3. 妊娠合并甲减

极为少见。甲减时常有排卵障碍，且流产、死胎和胎儿畸形发生率较高。TSH 升高为原发性甲减的主要诊断依据，一经诊断应立即进行替代治疗。

第十一章 经前期综合征

经前期综合征（premenstrual syndrome，PMS）往年称经前期紧张症，是生育年龄妇女中最常见症候群之一。在人群中的发病率差异很大，约为10%～90%，其原因是由于对症状的意见不一致而造成。有人称约有 150 种症状，目前尚无统一的定义，在人与人之间，周期与周期之间可出现的症状也不相同。

Reid 给予本症的定义是周期性发作于月经周期的黄体期，伴有身体、精神、行为的改变，其严重程度因人而异，可能影响正常活动。首先该特殊的、暂时的、与月经有关的症状发生在黄体期，而消失于卵泡期；其次该症状重复出现，每月发作；症状的严重程度已影响日常生活。只有以上 3 种情况均出现，才能做出诊断。

一、病因

发病原因迄今仍不明，可能是卵巢类固醇激素，内源性阿片肽，中枢神经递质，前列腺素与外周自主系统、内分泌系统之间产生复杂的相互作用的后果。因为内源性阿片肽与前列腺素普遍存在于体内调节精神与生理活动。经前期综合征患者的前列腺素、内啡肽与其他内分泌物质都是不正常的，故认为它们可能是导致本病的一种物质。

1. 内源性阿片肽（EOP）

最近从灵长类动物观察中发现卵巢类固醇激素可以影响中枢与外周的内源性阿片肽浓度。在正常妇女黄体期血中β-内啡肽浓度上升，推测在黄体期中枢的β-内啡肽浓度也有升高的现象。Chuong 1985 年报道妇女患者经前期综合征时黄体期的β-内啡肽浓度反而比卵泡期低。例如平均周期为 25 天，血中β-内啡肽在经前期综合征组仅 20pg/mL，对照组为 64pg/mL，P＜0.0001。但是，这种现象出现的意义还不清楚。1987 年 Casper 称经前期综合征患者如出现烘热症状很像更年期，可能黄体期的孕酮分泌抑制了雌激素活性之故。

2. 前列腺素

1984 年，Jakubowicz 测 19 例经前期综合征的 22 个周期，发现血 PGE_2 与 $PGF_{2\alpha}$ 在卵泡期与黄体期均降低，主要因为经前期综合征患者的合成前列腺素的前身物明显下降，所以使各种前列腺素均降低，这可能就是诱导本征发生的一个因素。

3. 甲状腺功能

甲状腺功能异常者常表现精神忧郁，同时有经前期综合征。经前期综合征患者中多数人出现甲状腺刺激试验反应异常。但是，目前还没有证据说明甲状腺功能异常是导致经前期综合征的原因。

二、临床表现

1. 与忧虑有关的症状

如神经紧张、情绪波动、不安与易激动。

2. 与压抑有关的症状

如好哭、焦急、孤独与自卑感。

3. 与精神状态有关的症状

失眠、健忘、慌乱、思想不集中与精神错乱等。

4. 一般症状

头痛、周期性偏头痛、乳房胀、腹胀、下肢水肿、腹部痉挛和疼痛、体重增加、烘热、头昏恶心、乏力、心悸等。

5. 行为改变

胃纳增加，喜进食，特别是甜的或咸的，不愿到社交场所或工作特别有劲，有些人只愿留在家中，性欲增强或减退等。

RudolphMoos 将 47 种经前期综合征症状分为 8 组：即疼痛、注意力不集中、行为改变、自顾反应、水分潴留、悲观情绪、唤醒感觉以及自控能力。

月经周期的第 1 天开始每天记录各种症状是否出现，并分 4 种等级：0 为无症状；1 为轻度症状，不干扰活动；2 为中度，已干扰活动；3 为严重，不能活动。评分后可以发现有 4 种类型：①整个周期有症状，而黄体期加剧；②仅在黄体期有症状，干扰生活方式；③有时有症状，有时无症状；④卵泡期无症状，黄体期稍有症状。每人至少进行 1～2 个月经周期的评分方能判定。

三、心理询问

MOOS 的月经期症状询问（menstrual distress questionnaires，MDQ）列出 47 种症状，较为常用，根据不同程度评为 1～6 分。若卵泡期，评分<70，在黄体期>90 即可疑经前期综合征。Halbrelich：列出 95 种症状，根据不同程度评为 1～6 分。Steiner：提问 36 种，回答是与无，<6 为卵泡期，>18 为黄体期，有症状。

RuthYork 指出治疗前应至少 2 个周期有明显表现，治疗后重新评分 3 次。列出的 18 种症状为忧郁、易怒、情绪波动、紧张、不喜欢社交、好哭、感到压抑、疼痛、乳房胀、乏力、头痛、失眠、出汗、肌肉痉挛、饥饿感、神志错乱、不协调、性欲改变，每个症状评分从 0～4。

四、治疗

经前期综合征的治疗方法甚多，可惜均无对照，故难以对治疗效果做出正确评价。耐心教育、消除顾虑是治疗前的首要环节。

1. 孕激素治疗

1984 年 Dalton 提出经前期综合征是由于孕激素不足而引起的，给予孕激素是有效的。常用的是孕激素阴道栓剂（或肛门栓），内含孕酮 200mg，黄体期每日给药 2 次，能控制水潴留、烘热、腹部与下肢水肿（比对照组有效）。但也有不少作者持相反意见。因此对孕激素治疗经前期综合征的有效性尚有争议。

2. 维生素

是治疗经前期综合征的常用药，因为维生素 B_6 在合成多巴胺、血清素以及一些前列腺素与酶中起协同作用，而这些物质又对情绪的变化起一定的作用，但尚不能从临床治疗效果中证实它的疗效。

3. 利尿剂

因为经前期综合征有水分潴留，病人下肢有肿感，故利尿药被推荐，metolazonel 5mg 每日 1 次，于经前 1 周给药，可使症状减轻，或给予螺内酯（安体舒通）20mg 每日 4 次，黄体期给几个月，可使症状减轻。

4. 口服避孕药

治疗经前期综合征并不能改善症状，有时反而加重症状。

5. 溴隐亭

黄体期每日 5mg，可以改善水肿、乳房胀痛，情绪也有好转。

6. 前列腺素抑制物与前身物

前列腺素抑制物如 Mefanamic 酸可以控制症状。前列腺素前身物是一种营养补充剂（EfaMOL），内含 72% cis-linoleic acid & 9% gamma linoleicacid，黄体期治疗，症状有好转。

7. 达那唑

1985—1987 年陆续报道用达那唑治疗，可使 19 种症状好转，并有排卵，月经周期无改变。如用每日 400mg 即抑制排卵，对部分人可出现肝功能损害，停药后可恢复。

8. GnRH-A

1984 年 Muse 提出，控制经前期综合征可用"药物去卵巢"的方法，介绍 D-Trp^8-Pro^9-NETGnRH-A50μg 治疗 8 例，于月经第 1～3 天给药，设双盲法对照，设计治疗 6 个月（3 个月后交叉给药），见用 GnRH-A 后可抑制卵巢类固醇激素的合成。也有人用布舍瑞林（buserelin）鼻滴，400～600μg/d，分 2～3 次，不必要使患者的雌激素达到绝经期水平。值得注意的是长期的过大剂量用药将造成长期低雌激素状态，则容易造成骨质疏松症，应引起警惕。Mortola 采用 GnRH-A 与雌、孕激素交替治疗，用 GnRH-A 100μg，每日 1 次，治疗 2 个月后严重的经前期综合征患者中 75% 已有好转，用 3～4 个月后，开始加倍美力 0.625mg，从月经第 1～25 天，于月经第 16～25 天再加甲孕酮 100mg，既可改善症状，又可避免发生骨质疏松。

第十二章　更年期

第一节　更年期综合征

妇女的更年期是指妇女自生育期逐渐到达无生育能力的一段过渡的生命时期，其中包括了最后的一次月经（即绝经），大约在 50 岁。在绝经前的 10 年中卵巢功能逐渐衰退，称为绝经前，妇女全身各系统均发生变化。在更年期可出现一系列的症状，称之为更年期综合征。不同个体轻重不一，主要有 3 类症状：①卵巢功能衰退后内分泌紊乱及不足所致的症状，如潮热、出汗、萎缩性阴道炎等，绝经后晚期还可出现与代谢有关的一些疾病；②社会因素所引起的症状；③与心理因素有关的症状。

一、更年期的内分泌变化

妇女衰老的变化首先表现为卵巢组织的衰退变化，继之则为功能的逐步衰退。由于卵巢功能下降，全身许多系统与器官的组织结构也受到了影响，因而或早或晚地出现了一系列衰退症状。卵巢功能衰退，表现为卵泡发育较差，内分泌功能不足，即卵泡对促性腺素作用的反应较差。颗粒细胞所分泌的雌激素量低，甚至不能排卵，因此，垂体分泌较多的促性腺素以达到排卵的需要。故在绝经前 10 年，虽尚有正常的排卵月经周期，但血中促卵泡素水平已开始升高，以促使卵泡可以达到成熟与排卵的状况，此时的黄体生成激素尚保持原有的正常水平。随着卵巢组织的逐渐衰退即逐渐接近绝经期，卵巢中卵泡群明显减少，雌激素水平明显降低，虽 FSH 及 LH 均升高，也不能使卵泡继续生长。

1. 雌激素

绝经前 90% 的雌二醇与 50% 的雌酮是来自卵巢,其余是由雄烯二酮在卵巢外其他组织中转变成雌酮。雄烯二酮来自卵巢及肾上腺,主要是肾上腺。

在绝经后,雌酮的平均水平为 107±7pmol/L（29±2pg/mL）。雌二醇仅有 48±4pmol/L（13±1pg/mL）,是由雄烯二酮转化而来的;雄烯二酮血浆水平为 2.094±0.035nmol/L（0.6±0.01ng/mL）。睾酮水平为 0.868±0.109nmol/L（0.25±0.03ng/mL）。代谢清除率均较绝经前降低 10%～20%。雌激素总量相当于月经周期的早期卵泡期时的一半量,是晚期卵泡期时的 1/10。在绝经后 10年内就维持在这样的低水平。

2. 促性腺素

接近绝经期时血中 FSH 及 LH 均逐渐升高,绝经 2～3 年时其水平可达到最高水平,此时 FSH 的水平约为正常早期卵泡期的 13～14 倍,LH 的水平约为 3倍,持续这种水平达 5～10 年之久;然后开始逐渐下降,但 20～30 年后仍高于生育年龄时的水平。

3. 促性腺素释放激素

促性腺素释放激素的活动情况可以通过猴实验结果来推测。GnRH 水平在绝经后与 LH 水平一样是升高的,并且也是周期性释放。此时 LH 水平虽已较高,但若再给予静脉注射 GnRH,血中的 FSH 及 LH 水平仍可升高,这种现象说明了绝经后丘脑下部与垂体之间仍保持一定的功能。

4. 催乳素

绝经后催乳素下降,其下降水平与雌激素下降水平相平行。绝经后给予雌激素类药物可以增高血中催乳素水平,如每日给予 25μg 乙炔雌二醇（ethinyl estradiol,EE）,数天后催乳素的量可升高 25 倍,比正常月经周期时的平均水平略高。绝经后服用的雌激素量若比较小,可以消除潮热、出汗等症状,但不引起催乳素增高。

当长期使用雌激素治疗更年期综合征以前,应该先测定催乳素的水平,以避免可能已存在的高催乳素血症被忽略,而混淆了治疗效果。在应用雌激素治疗后,每年应定期随访观察。

二、临床表现

（1）月经紊乱。月经周期延长或缩短，月经量过多或过少，或点滴不尽，常使妇女感到不安。尤其是在 40 岁前后曾以节育环作为避孕措施者，不规则的阴道出血常使医生和患者产生紧张情绪，都希望知道月经紊乱的原因，如是由于排卵机制障碍所致，抑或由于节育环放置时间过久，发生变位或感染，抑或子宫内膜发生了其他病理变化，最为担心的是恶性变化。为了早期发现恶性病变，对发生月经紊乱的妇女，应先排除恶性病变，然后再给以药物治疗。此时应劝说患者取出节育环，在控制感染的状况下进行诊断性刮宫，以便排除恶变后再给予药物调节月经。

（2）阵发性潮热及出汗。发生率约 75%～85%，轻重程度可有不同。有些妇女由于潮热及出汗而干扰了正常工作及家庭的安宁与和睦。

（3）全身酸痛、头痛、肌肉僵硬、抽筋等，通过适当地锻炼可以改善。还可有口干、声音低粗。

（4）注意力难集中，活动的协调性降低，决断力降低，易失眠、遗忘，工作能力与效力均降低。

（5）水钠潴留现象。如肿胀，还有乳房痛、体重增加、皮肤疾病等。

（6）精神反应异常，如不安、易哭、易激动、抑郁、紧张、耳鸣、心悸等。

（7）外阴及阴道萎缩，阴毛渐少。阴道壁的上皮细胞随着雌激素的降低而渐萎缩，绝经数年后，则可发生老年性阴道炎。阴道弹性减低，缩短，皱褶消失，阴道分泌物减少，pH 值呈碱性，有利于细菌生长，并且易受损伤。可发生一系列的症状，如外阴瘙痒，性交时痛，阴道出现血性分泌物，易遭受真菌、滴虫或细菌的侵犯，而发生继发感染。故预防及治疗老年性阴道炎为长期的必要措施，年龄越大越应注意。

（8）膀胱及尿道的症状。膀胱与尿道粘膜均受到雌激素的一定影响。当雌激素缺乏时，膀胱及尿道粘膜萎缩，可发生一系列症状，如尿频、尿急、尿痛、尿失禁等，主要由于尿路感染、萎缩性膀胱炎、尿道炎、尿道口外翻或膀胱无张力等。

（9）子宫及阴道脱垂，尤其是会阴曾有严重撕裂而未修补者。

（10）皮肤萎缩性变化，皮肤皱纹增多，面部及手臂色素沉着，出现老年斑。皮肤干燥、瘙痒，毛发干燥、脱落，色素减少，出现白发。

（11）骨质疏松。妇女绝经后骨质丢失的速度较同年龄男性快得多。骨质疏松仅仅是骨小梁减少，骨质的化学结构并不改变，血清钙正常，血清磷正常或轻度升高，血清碱性磷酸酶也正常。绝经后随着年龄的增长，骨质疏松逐渐明显，一旦不慎跌跤或受伤，极容易发生骨折，如股骨颈、腕骨、脊椎体等处骨折较常见。骨质疏松后可使脊椎变形，身体渐渐变矮，或发生驼背，或脊柱呈左右弯曲状，且伴有胸椎下段及腰部疼痛。

（12）心血管变化。更年期血管舒缩功能不稳定，常表现为高血压，即收缩压升高且波动明显并伴有潮热，更年期妇女亦常诉称心悸不适，心前区痉挛感，有时出现阵发性心动过速或过缓，称为"假性心绞痛"。在更年期的晚期，冠状动脉粥样硬化及心肌梗死在女性中发病率也渐增高，若绝经后曾用过雌激素补充治疗，其发病率则较低，说明雌激素对血管硬化有保护作用。

（13）视力下降。过去对绝经妇女雌激素缺乏可使视力下降的注意较少，在诊治时眼科医生与患者均不注意与月经的关系。近年眼科医生们认为绝经后视力不佳，眼干、红，可能与长期雌激素不足有关，因之产生干性角膜结膜炎，连续给予3个月的雌激素治疗后，可恢复泪腺液，并改善视力。

三、预防

过去对更年期综合征的预防很少论及，原因可能是多方面的，在妇女保健工作中对中老年妇女的保健重视得不够，开展得也不够普遍。近年来妇科的防癌普查虽然开展得比较好，但是从卵巢功能衰竭的角度上，针对妇女全身的健康来进行医疗保健与预防，则思考得比较少。如何根据现有的调查资料与治疗经验，广泛地开展中年以后妇女的保健工作，增强绝经前后妇女体魄，振奋中老年妇女的精神状态，是目前急需解决的问题。

妇女在40岁前后因病切除了卵巢，身体正常的生理功能调节中突然失去了性激素的作用，手术后不久就逐步地开始了早期、中期与晚期的更年期一系列症状，如早期的潮热与出汗，晚期的骨质疏松与冠心病等，使正当壮年的妇女难以忍受。因而，妇产科医生普遍认为年轻妇女切除卵巢后，最好在术后住院疗养期间就开始应用雌激素的替代治疗，既有利于手术后健康的恢复，又有利于防止更年期症状的发生。

40岁以后的妇女因良性肿瘤切除子宫时，是否可以同时切除双侧卵巢，这是一个比较复杂的问题。一般认为45岁以前应保留卵巢，45岁以后可以放松切除卵巢的指征，因为过早切除卵巢可使患者遭受更年期症状的痛苦。这种想法是过去在缺医少药、医学知识尚未广泛宣传的情况下一般的概念。目前在医药知识日益发达的社会中，早期发现恶性肿瘤，并使妇女有一个健康长寿的晚年，已是普遍的要求，因此40岁前后的妇女在进行腹部妇科手术时，必须同时仔细检查双侧卵巢，若有可疑病灶，则应切开进行肉眼观察，或作冰冻快速病理切片检查，以决定卵巢的保留还是切除。如果发现双侧卵巢均有子宫内膜异位病灶，或输卵管及卵巢周围均有明显的慢性炎症灶，为了避免数年后再遭受第二次手术的痛苦，可以征得患者的同意而切除子宫及双侧附件，但术后需进行补充雌激素的治疗，如雌三醇或雌三醚。

四、治疗

更年期是卵巢功能逐渐衰退的时期，整个过程约需5～10年。由于卵巢性激素的消失所导致的神经内分泌调节机制失衡可涉及全身，症状复杂。若遇工作、家庭、社会关系的波动则可加剧对身心健康的影响。因此需严肃地对待，认真加以处理，采取有针对性的治疗措施，更年期综合征的治疗可分为以下几方面：

1.月经失调

一般发生在更年初期，表现为无排卵，不规则子宫出血，量或多或少，时间长短不一。首先和十分重要的是排除器质性病变（包括局部和全身），特别是子宫内膜癌变，若无器质性变则可能属无排卵型的不同程度的子宫内膜增生过长。治疗以孕酮为主，安宫黄体酮10mg/d，每次服10天，每月一个疗程，停药后会出现类似"月经"样的撤退性出血，在这基础上继续治疗。需要时3～

4个月后可复查内膜一次。如果同时需要避孕，可改服避孕药。在这期间，可能需要解决的有两个问题：①连续治疗的时间要多长？②可能出现孕激素突破性出血。在卵巢功能逐渐下降的趋势下，单用孕酮治疗，必然会出现由于雌激素不足，孕激素突破性出血。在出血期间可加服雌激素如炔雌醇5～10μg，当停药5～7天后FSH＞30IU/L，则可停止月经失调的治疗。

2. 更年期症状

重要表现为：①闭经；②血管舒缩征象如潮红、轰热、出汗；③内外生殖器官萎缩，特别表现为白带减少、阴道干燥、性交痛和易受感染等；④精神心理上的不稳定如乏力、忧郁、易激动、爱哭等反常状态。治疗应以雌激素替代疗法为主，或直接按绝经期方案治疗，即雌、孕激素联合使用。常用的雌激素有：①尼尔雌醇每月服2～5mg；②乙炔雌二醇10～30μg/d；③微粒雌二醇1mg/d口服或阴道栓；④结合雌酮（premarin）0.3～0.625mg/d。雌激素对轰热等征象最见效，约需1个月时间以解决阴道等症状，经6～12个月的治疗才能使生殖泌尿道萎缩恢复。对异常的心理和情绪上的反应，必须加以鉴别。因在这个年龄较可能受工作变动如退休等，或其他社会或家庭环境的影响所导致的症状，雌激素疗法是无效的。另一个必须警惕的是致癌问题（子宫内膜与乳房），雌激素能促使子宫内膜增生。有报道单用雌激素可能发生子宫内膜癌的危险性增加2～4倍，特别对已有小病灶者确能使其迅速生长。虽目前尚无雌激素致子宫内膜癌的明确依据（据报道用雌激素后发生的子宫内膜癌属分化性、恶性程度较低的类型），为了预防起见，目前多主张加用孕激素如安宫黄体酮10mg/d，10～14天能转变子宫内膜结构，每月用一次使内膜按期脱落，但不能保证用孕酮后，一定不会发生子宫内膜癌。间隔性地加用孕酮，引起有规律周期性的"月经"来潮，可被更年初期40多岁妇女所接受，而将被50～60岁以上绝经后妇女所厌恶。雌、孕激素合并疗法，如结合雌酮0.625mg，或微粒雌二醇1mg加醋酸甲孕酮2～4mg，或炔诺酮半片（0.625mg/片），每晚1次，较长期地连续应用较为合适。

长期单用雌激素对乳腺癌发生率的影响尚无明确的统一意见。据多量资料分析，应用结合雌激素0.625mg/d，5年未见乳腺癌发生率增加，若剂量达1.25mg/d，使用15年，乳腺癌的危险性增加3%。相反地另有报道结合雌激素1.25mg/d，使用20年，对乳腺癌的发生率无影响。

雌激素加孕激素疗法对乳腺癌的影响，因资料少尚无定论，然而据报道其影响与单用雌激素无明显差别，但需继续观察。

3.骨质疏松与心血管疾病

（1）维持骨质的雌激素水平为 50～180pmol/L（40～50pg/mL）。40 岁后骨质丢失加速，绝经后速度更快。结合雌酮 0.625mg/d、微粒雌二醇 1mg/d、乙炔雌二醇 15～25μg/d，是防止骨质丢失的合适剂量。孕酮类属抗雌激素药物，对减少骨质的重吸收与雌激素起着协同作用，这些预防性作用，需尽可能在绝经初期开始，此外尚需加服每天 1000mg 的钙和维生素 D 400～800IU，尚需辅以营养和适当的运动。

（2）雌激素对心血管病的防治是由于它使 HDL 增多而使 LDL 下降，以及减少血管硬化和血栓的形成并加强心脏的功能，而孕激素则使 HDL 下降，若每月选用 10 天炔诺酮 5mg/d、甲地孕酮 5mg/d、18-甲炔诺酮 250μg/d、甲孕酮 10mg/d，都能使 HDL 下降。雌激素会导致甘油三酯增高，而孕酮则使之减少。预防心血管疾病采用雌、孕激素联合疗法有一定的疗效，但其效果比单用雌激素差些。一般采用偏低剂量的孕激素，如用结合雌激素和甲孕酮 2.5～5mg，可能维持较佳的脂蛋白状态。

更年期往往发生神经内分泌平衡失调，症状多样化，持续时间长短不一。在治疗时既要有重点，也要顾及全面，选用性激素治疗时更应权衡利弊，利用其长处，避其不良反应。治疗方案有短期和长期两种，现多认为长期方案为明智之举。因更年期综合征的机制未完全明了，药物治疗有利也有弊，因此应在患者及家属了解的基础上共选治疗方案。

第二节　骨质疏松症的防治

骨质疏松症是骨骼的骨基质和骨矿物质丧失所致的一种骨代谢性疾病，以单位骨体积的骨量减少和松骨质丧失为特征。绝经后因雌激素低下等因素而导致骨质疏松，称绝经后骨质疏松症（0postmenopausal osteoporosis，PMO）。因系退化性骨质疏松症，故属原发性Ⅰ型骨质疏松症。PMO时可导致腰背痛、身长缩短和驼背，甚至骨折（常为脊椎压缩性骨折、桡骨远端骨折和股骨上端骨折）。若骨质疏松导致胸、腰椎骨折且胸廓畸形时可影响肺功能而出现相应的临床表现。

一、发病因素

骨组织由细胞和细胞外骨基质（主要为胶原）组成。骨组织代谢活跃，由成骨细胞和破骨细胞不断地进行骨重建。破骨细胞溶解骨质、分解骨质、吞噬骨，为骨吸收期。骨被吞噬后，钙、磷和胶原释出，且被单核和吞噬细胞消化形成骨粘合线（cement line）。成骨细胞受前成骨细胞诱导分布在粘合线上形成内衬细胞和骨细胞，为骨形成期。骨量在儿童期和青春期迅速增加，女性在30~40岁时骨量最多，为峰值阶段。成人骨的80%为密质骨，20%为松质骨。峰值阶段以后骨质渐丧失，约每年丧失0.25%~1%，近绝经期骨丧失增加，约每年2%~3%，甚至5%，持续丧失5~10年，绝经后3年内骨质丧失最快。骨吸收增加，皮质骨变薄，骨小梁变细且稀疏，骨基质减少，中轴骨丧失约15%~20%，四肢骨丧失约10%~15%。虽然PMO的确切机制未明，但已公认雌激素低下是最重要的因素，尚有其他因素参与。

1. 内分泌因素

（1）雌激素。雌激素在骨代谢中起重要作用，与成骨细胞核的雌激素受体结合后，促进特异的mRNA合成，体外实验也发现17β-雌二醇加强成骨细胞增殖和胶原的合成。雌激素具有加强降钙素（calcitonin）分泌，抑制破骨细胞活性和促进 1，25 二羟维生素 $D_3[l，25(OH)_2D_3]$ 的合成。还有抑制甲状旁腺素的骨吸收作用。白细胞介素 I 和 VI 和干扰素是由成骨细胞和骨髓细胞产生，有促进破骨细胞的功能，绝经后白细胞介素 I、VI 增加，若补充雌激素可降低白细胞介素的产生。据王劼等研究发现，绝经后妇女雌二醇水平与碱性磷酸酶、尿钙与肌酐、孕酮与肌酐、羟脯氨酸与肌酐的比值呈显著负相关，与骨密度呈正相关；雌二醇、骨密度与绝经年龄呈负相关。

（2）孕激素。孕激素对骨代谢的影响未明，研究报道较少。实验发现成骨细胞中有孕激素受体，且孕激素与肾上腺皮质激素受体结合，影响皮质素对骨代谢的作用而参与骨转换作用。动物实验发现在切除卵巢后用孕激素治疗具有促进骨形成的作用。有限的资料显示用炔诺酮、甲孕酮、甲地孕酮、gcstranol 后可防止骨丢失。一流行病学资料显示，绝经后骨质的丢失速度不一，17 名骨丢失缓慢者的孕激素水平较高，16 名骨丢失快者的孕激素水平较低，可见孕激素对骨质疏松症的作用，但确切机制有待研究。

（3）降钙素（calcitonin，CT）。由甲状腺滤泡旁细胞分泌的多肽激素，抑制破骨细胞活性。降钙素对甲状旁腺素也有很强的拮抗作用。年龄增长，降钙素水平下降，绝经后降钙素水平明显降低。

（4）甲状旁腺素（parattiyroid hormone，PTH）。直接作用于破骨细胞和骨细胞，使溶酶体释出各种水解酶，使骨的有机质分解，释放出钙和磷酸盐，骨质被吸收，雌激素有阻抑甲状旁腺素、促使骨吸收的作用。此外，老年人甲状旁腺素有所升高，虽在生理范围，但仍有使骨丢失的作用。

（5）甲状腺素。甲状腺素可促进蛋白质分解，加速骨转换，增加尿钙排泄。更年期妇女常出现甲状腺功能偏高，可能为骨质疏松症的参与因素。

（6）肾上腺皮质激素。长期治疗剂量的肾上腺皮质激素使破骨细胞的活性和数量增加，加速骨吸收，又抑制成骨细胞的形成和其功能。据载隔日服强的松 25mg，1 年后小梁骨骨量可减少 3%～5%。肾上腺皮质激素还抑制肠钙吸收，血清 Ca^{2+} 下降兴奋甲状旁腺素分泌，又促使破骨细胞骨吸收增加，还抑制肾小管重吸收，使钙磷排出增加，但在骨质疏松症是否起参与作用不明。

2. 营养因素

（1）维生素 D。人体摄入维生素 D 后，在肝脏中转变为 $25-OH-D_3$，再在肾脏中转变为 1，25$(OH)_2D_3$，它促进肠钙吸收并促进肾小管对钙、磷的重吸收。若绝经后户外活动少，日光照射少，维生素 D 摄入不足则肠钙吸收减少，肾脏中 1，25$(OH)_2D_3$ 的形成也减少。骨质疏松症者血浆中 1，25$(OH)_2D_3$ 降低。

（2）钙。随年龄增长，钙吸收明显下降，尤其在 70 岁后呈负钙状态。此与维生素 D 摄入减少、日光照射少、进食量少而摄入钙少、肾脏中 1，25$(OH)_2D_3$ 的量减少和小肠粘膜细胞对 1，25$(OH)_2D_3$ 的反应差有关，因此建议绝经后妇女每天摄入钙 1500mg 为宜，以防止骨丢失。

（3）机械因素。骨骼的机械负荷量与骨量呈正相关，绝经后妇女活动量减少，则成骨细胞活性减弱，破骨细胞活性相对增加，可导致骨质疏松。

（4）遗传因素。人体的骨量和骨骼体积与遗传因素有关，PMO 的发生亦各人不同，程度不一。

二、诊断

因骨质丧失无临床表现，当出现腰背痛、身高变矮、脊柱畸形，甚至骨折时已为时不早。因此，本症在于定期检查，及早防治。

在围更年期雌激素低下时即影响骨转换，在绝经期开始骨吸收增加 20%，每天骨丧失约 40mg，因此从骨转换的生化指标可反映骨代谢的情况。血清碱性磷酸酶可用作骨形成的指标，但其特异性和敏感性差，PMO 时在正常范围。空腹尿钙与肌酐比值增高反映负转平衡；空腹尿羟脯氨酸/肌酐比值增高反映胶原分解增加、骨吸收增加。

第三届国际骨质疏松会议（1994）WHO 专家组修订的 PMO 诊断标准为骨量低于骨峰值均值 2.5 个标准差以上。若骨量低于骨峰值均值 1~2.5 个标准差为骨质量减少。

骨密度的测量是确定骨量多少，诊断绝经后 PMO 的主要方法。常用的有单光子吸收法（SPA）、定量 CT（QCT）、双能 X 线吸收法（DXA）和定量超声（QUS）。上述各具特性，可反映骨量和骨质的情况。以往应用的 X 线片测量法对 PMO 的诊断不够灵敏，对判断骨质疏松的程度有价值。

更年期或者老年期妇女出现骨质疏松时应排除其他病因方可确诊为 PMO：

①应了解有无糖尿病、甲亢、肾上腺皮质功能亢进症、甲状旁腺功能亢进症和肾功能状况；②应除外肾上腺皮质类固醇、甲状腺素、抗有丝分裂剂和抗癫痫药物应用史；③应了解消化道功能状况，饮食中钙摄入情况以及烟酒摄入量；④应除外转移性多发性骨髓瘤和恶性病变导致的骨折。

下列检测正常时提示为非并发症所致的骨质疏松症：血常规、血沉、血钙和血磷、碱性磷酸酶、蛋白和肌酐；尿糖、蛋白、尿钙和肌酐；肝功能和甲状腺功能。

三、骨质疏松症的预防与治疗

1. 运动

根据妇女的年龄与爱好可以进行每天定期、定量的运动，如散步、跑步、广播操，我国各种的锻炼方法（几十种）都对预防骨质疏松有益，要长期坚持。负重锻炼尤其有效，例如漫步作为锻炼的话，则在腕部和背部适量的负重可减少骨量丢失，但负重必须适量，一般应每周 3～4 次，每次少于 30 分钟。我国各城市的公园与街道花园与林荫处每天早晨都是中老年人活动的场所，鼓动妇女参加这种群众性的锻炼活动，是很必要的。

2. 营养

年龄增高后，饮食量也随之减少，甚至对饮食有偏嗜习惯。应增加新鲜蔬菜、豆制品、乳制品、瘦肉、鱼和水果等食品的摄入。

3. 激素替代治疗（hormone replacement therapy，HRT）

妇女的骨丢失一般在绝经前已开始，约在 40 岁已有骨质丢失，在绝经后的最初 3～5 年骨丢失速度最快，此后丢失速度逐渐减慢。当骨丢失到骨小梁结构被破坏时，几乎无法再恢复。故主张绝经后即开始激素替代治疗，至少在骨量减少或在绝经后 3 年开始治疗。因绝经后 PMO 与雌激素降低密切相关，故最常用雌激素替代治疗（estrogen replacement therapy，ERT），可有效地防止骨丢失和减少尿钙及尿羟脯氨酸的排泄，保持正钙平衡。长期作雌激素替代治疗者则骨小梁和骨皮质的骨矿含量均明显增加，且骨折的发生率下降，据研究髋部骨折下降 30%～70%，防止 80%的脊椎骨骨折。

国内常用的雌激素为：①乙炔雌二醇，其对 PMO 的防治效果与剂量有关。若<15μg/d 骨量仍然丢失，15～25μg/d 可保持骨量，>25μg/d 骨矿量可增加。一般用周期疗法，即连服 20～25 天。在绝经后 2～3 年内体内有一定的雌激素，子宫内膜尚未完全萎缩，应定期加用孕激素使子宫内膜脱落。故应在服用乙炔雌二醇的末 7～10 天加服孕激素（常用安宫黄体酮 10mg/d）。绝经 3～5 年后子宫内膜已明显萎缩，为防止用雌激素后导致子宫出血，以雌、孕激素联合应用，每天加服安宫黄体酮 2～4mg。②尼尔雌醇（商品名 nilestriol，维尼安）为环戊醚乙炔雌三醇，吸收后贮存于脂肪组织，代谢为乙炔雌三醇和雌三醇起作用，具弱的雌激素作用。每 2 周一次，每次口服 2mg，或每月一次，每次 5mg。本制剂开始用于更年期综合征效果颇佳，近年亦用于 PMO 的防治，为了避免子宫内膜的持续增生，可每 3 个月加服孕激素，可发生撤退性出血。据程国钧等研究可减少绝经后妇女的骨质丢失，对绝经 5 年以上者效果更好。

欧美常用结合雌激素（商品名 premarin，倍美力）作 PMO 的防治。经数十年研究选定以每天服 0.625mg 为最理想剂量，可有效地防治 PMO，而不良反应较轻。人工周期法为每天 0.625mg，连服 20～25 天，最后 10～14 天加服安宫黄体酮。老年妇女不应有周期性阴道出血，因此用结合雌激素 0.625mg/d 和安宫黄体酮 2mg/d 联合法，可每月连续应用。据报道有少数妇女在 6 个月内会有阴道出血，但此后均无出血。此外尚有其他口服、埋植和经皮肤透入的各种雌激素（表 12-1）。

表 12-1　防治骨质丢失的雌激素制剂和有效剂量

制剂	剂量（mg）
结合雌激素	0.625
硫酸雌酮	0.625（脊椎）
	1.25（髋）
埋植雌二醇	0.05
微粒雌二醇	1.0
雌二醇小丸	2.5
经皮雌二醇凝胶	3.0
戊酸雌二醇	2.0
己烯雌酚	0.5～1.0

长期应用雌激素对子宫内膜的增生作用不容忽视。据报道只用雌激素则子宫内膜癌的危险性从 1:1000 变为 2~8:1000,若在人工周期的末 10~14 天加用孕激素则无此弊端。但若子宫已切除或无子宫则不必加用孕激素。雌激素与乳腺癌的关系亦不可忽视,据认为单用雌激素 10 年或更久则乳腺癌的危险增加 10%~20%,但亦有研究报道未见乳腺癌的危险增加。虽然尚无肯定的结论,但定期检查乳房是必不可少的。

孕激素替代治疗 PMO 时大多与雌激素配合应用。单独用孕激素对骨钙代谢影响的报道较少,认为炔诺酮和 gestronolhexano-ate 可防止骨丢失,而安宫黄体酮的作用各说不一。孕激素与雌激素联合应用时不影响雌激素对骨钙的作用。

应用合成代谢制剂时一般均有不同程度的雄激素作用,欧美近年发现 nandrolone decanoate 在治疗 PMO 时有促进钙的正平衡作用,但亦有轻度雄激素作用,各个体程度不一。

欧洲用 7-甲异炔诺酮,一种 21 碳类固醇衍化物,名 tibolone(商品名 livial,利维爱),具有雌、孕和雄激素的作用,无内膜增生的作用,一般不引起阴道出血。每天服 25mg,可增加骨量。据认为中国人用量可能少些。

4. 补充钙

人体内的钙几乎全部在骨组织中,当钙摄入不足,血清钙下降时,则骨中的钙动员进入血循环以保持血清钙的水平。一般认为非孕妇女一日需钙量为 800~1000mg,绝经后为 1500mg/d,补充雌激素者为 1000mg/d,食物中含钙量丰富的有海带、黄豆及其制品、芥菜、芹菜、雪里蕻、萝卜、花生、芝麻、全奶、奶酪、猪肉和虾皮等。必要时补充钙剂,但需注意钙剂中的钙含量和可吸收钙的量。补充钙剂时都必须警惕尿路结石史者,心血管、乳房、子宫内膜、阴道情况。

5. 降钙素

骨骼是降钙素的主要作用部位。降钙素可抑制破骨细胞的活性,有效地抑制骨吸收,降低血钙。尚作用于肾脏的近端小管,加强 1α-羟化酶的活性,使 25-OH-D_3 产生 $1, 25\text{-(OH)}_2\text{D}_3$。虽降钙素增加尿钙、尿钠和水的排泄,但作用弱,影响不大。现公认人工合成的鲑降钙素(salmon calcitonin,商品名 miacalcic

密钙息）为一有效的制剂，能暂时增加或较持久稳定骨量。常用 $25\sim100IU/d$，每日或隔日皮下注射一次。此法对骨痛有明显的止痛作用。

鲑降钙素的不良反应轻微，偶有潮热，约有 $15\%\sim20\%$ 患者出现呕吐。此药需长期反复注射，且价格较贵，难以坚持使用。近年降钙素的喷鼻剂已问世，虽使用方便，但价格不菲。

第三节 激素替代疗法研究进展

绝经后雌激素水平的波动与下降，给绝经过渡期及绝经后妇女带来一系列健康问题。因此需要外源地给予具有雌激素活性的药物，即激素替代疗法（HRT），以纠正与雌激素不足相关的问题，防治内源性激素缺乏引起的妇女身心疾病。

对 HRT 益处的认识不断深入。目前可肯定，HRT 可调整绝经过渡期月经改变、改善和治疗血管运动功能不稳定症状及绝经后泌尿生殖道萎缩症状，减少骨丢失、保持骨量、预防骨质疏松症及相关骨折的发生。此外，许多研究还显示，长期应用 HRT 对心血管系统、神经系统有保护作用；对结肠、皮肤、牙齿、眼等全身各器官系统也均有益处。但 HRT 应用中还存在一些问题，如阴道出血、体重增加、头痛、乳房胀痛、担心诱发癌症及 HRT 使用者自身原因等影响着 HRT 的持续应用。本文就 HRT 对各器官系统的作用、HRT 中断的问题及处理等予以综述。

一、HRT 对各器官系统的作用

1. 对心血管系统的作用

妇女 50 岁以后，尤其是绝经后，心血管疾病（CVD）发生率明显增加。动脉粥样硬化和冠心病（CHD）是工业化国家妇女首位死亡原因，成为首要的公共卫生问题。HRT 为各种预防 CVD 措施中的一种。

至今最大的前瞻性"美国护士健康"研究对包括 59337 例 30～55 岁的健康护士随访 16 年，结果证实雌激素治疗（ERT）和雌-孕激素联合应用（HRT）对 CVD 均有保护作用。综合多项观察性研究结果显示，使用 HRT 的妇女 CVD 危险性可降低 35%～50%。证明 HRT 可用于 CVD 的一级预防。

HRT 对 CVD 二级预防作用仍有不同的结果。有研究显示：曾患心肌梗死

（MI）或 CVD 者，应用 ERT 可降低患者死亡率。有严重冠脉狭窄女性用 HRT 后 5 年，甚至 10 年随访存活率高于未用者（分别为 97% 对 81%，97% 对 60%）。但唯一的随机、双盲、安慰剂对照临床试验"心脏和雌激素替代研究"（HERS）得到不同的结果。该研究将 2763 例平均年龄 66.7 岁、曾患 CHD 的妇女，随机分为 HRT 组和安慰剂组，平均随访 41 年。结果显示：安慰剂组与 HRT 组之间 CHD 的发生率无差异。HRT 组随访第 1 年 CHD 致死、非致死 MI 的 RR 最高，分别为 1.52 和 1.47，且多发生在头 4 个月；以后逐年减少，到第 4～5 年 RR 分别为 0.67 和 0.58。基于这一结果，有关专家一致认为不宜将 HRT 作为冠心病二级预防的干预措施。鉴于随 HRT 时间的延长，CHD 再次发作的相对危险性降低，表现出 HRT 对心脏的保护作用，建议已用 HRT 者也不必停用，但须强调采取 CHD 的针对性治疗及注意改善生活方式。

目前 HRT 与 CHD 的多项研究正在进行，包括以一级预防、二级预防和以冠脉造影结果为目标的研究。这些研究结果将进一步说明两者关系。

2. HRT 与神经系统功能

绝经后随年龄增长，会出现神经退行性变及与此相关的一些症状，如感觉信息处理过程减慢而导致身体不稳定，从而易于跌倒，认知功能减退，记忆丧失等。雌激素影响脑多个区域及神经内分泌系统功能，雌激素的撤退在上述疾病发病中可能有作用。由于雌激素对脑不同区域的作用有差别及研究方法学上的问题等，使得 ERT 对认知功能的作用研究结果不完全一致。一篇对 HRT 与认知功能关系汇总分析的文章显示：对于绝经后有症状者，ERT 可以改善部分认知功能，如：言语听觉记忆、觉醒、推理能力、认知反应速度，而其他方面如视觉记忆、工作记忆、复合注意力、记忆痕迹、精神状态、言语听觉功能等的作用无一致的结果。对无症状的绝经后妇女，未发现 ERT 对认知功能有改善作用。此外，对孕激素是否可改善认知功能，尚无足够的证据。

随着人口老龄化，阿尔茨海默病（AD）的发生成为公众健康的一大问题。大量的流行病学研究结果显示绝经后妇女用 ERT 可使 AD 发病危险降低约 50%，对观察性研究的资料分析也显示出 HRT 与痴呆危险的降低有关；但是，对于已患 AD 的妇女，ERT 似乎未显示出减缓 AD 进程的作用。

3. HRT 与乳腺癌

长期以来，认为雌激素与乳腺癌（简称：乳癌）发病有关，但多年来对 HRT 与乳癌发病风险的研究结果不一致。一些研究提示妇女长期服用较大剂量雌激素可能会增加乳癌发生率；然而更多的研究并未发现一般剂量的雌激素与此有关。目前尚缺乏长期随机安慰剂对照试验揭示 HRT 与乳癌是否有关。

1997 年，乳癌因素协作组进行的流行病学研究，没有发现短期应用 HRT 可增加乳癌危险，但长期应用与乳癌风险升高有关。Schairer 等对 46355 例绝经后妇女进行的多中心研究，结果显示应用 HRT 者患乳癌危险比应用 ERT 者高，RR 分别为 1.2 和 1.4，每年 RR 升高分别为 0.01 和 0.08。另有报道，HRT 者乳癌瘤体较小，分期较低，腋下淋巴结播散度较低，分化较好，ER 阳性率较高。

应用 HRT 可使乳房密度增加，影响乳房 X-线照相术的敏感性和精确度。但有研究显示，大多数 HRT 使用者（57%）的乳癌是在触摸不到乳房包块时，通过乳房 X-线照相术发现的；而对照的非 HRT 组中，大部分是因触及乳房包块，通过针刺活检等方法诊断乳癌的，只有38%的乳癌是通过乳房 X 线照相术发现的。故 HRT 者乳癌可较早诊断和治疗，预后较非 HRT 者好，死亡率较低。该研究解释了由于重视检查，使 HRT 者乳癌死亡率下降，存活期延长。但关于 HRT 与乳癌发病率、生物学行为及预后的关系，需进一步深入研究。

Dapont 等对 9494 例绝经前组织学证实有良性乳腺疾病的妇女进行研究，通过乳腺活组织检查，未发现 ERT 会显著升高这些妇女患乳癌的危险度，从而提出有良性乳腺疾病者不禁忌 ERT。Ursin 等研究显示，HRT 相关乳癌的相对危险性与体重指数、酒精饮用情况、产次、良性乳腺病史及乳癌家族史无关。

关于已患乳癌者应用 HRT 与乳癌复发率、死亡率的关系，11 个观察性研究显示，HRT 对乳癌复发无负面影响。新近研究发现，与非 HRT 者比较，应用 HRT 者乳癌的复发和死亡危险较低。乳癌复发率，HRT 组为每年 17‰，非 HRT 组为 30‰。（两组校正 RR＝0.50，95%CI0.3～0.85）；乳癌死亡率，HRT 组为每年 5%，非 HRT 组为 15%。（RR0.34，95%CI0.13～0.91）；总体死亡率，HRT 组为 16‰，非 HRT 组为 30‰（RR0.48，95%CI0.29～0.78）。

由于辅助治疗（化疗和/或抗激素疗法），使乳癌患者处于长期雌激素缺乏状态。对乳癌患者进行辅助治疗的同时或之后给予 HRT，结果 HRT 组绝经症状有改善，特别是≤50岁一组；骨密度中位数减少程度HRT组较非HRT组小；乳癌发生率及死亡率两组无统计学差异。提示乳癌患者治疗后，在征得患者知情同意前提下可应用HRT，但要慎重，并注意密切随访。尽管如此，还需大样本长期前瞻性随机试验评价乳癌患者应用HRT的安全性。

4. HRT与子宫肌瘤

子宫肌瘤的发生、发展与性激素关系密切，对患肌瘤者进行HRT，易出现异常阴道出血、肌瘤增大、贫血加重等，是医患双方较担心的问题之一，常成为终止HRT的原因。但权衡HRT的利弊，多数学者主张子宫肌瘤患者可用HRT。但对这类使用者要给予更多注意。因肌瘤的增大与雌、孕两种激素都有关，故应注意HRT使用的药物种类、剂量。建议采用对子宫作用较小的药物，小剂量、周期使用。除常规随访外，要特别注意异常阴道出血及肌瘤大小情况，充分说明情况并让患者参与选择，得到理解和配合。

5. HRT与结肠癌

近来许多流行病学资料显示HRT与结肠癌发生率降低有关，并能延长其存活期。一项汇总分析显示：用HRT与结肠癌危险降低33%有关（RR＝0.67），且这种保护作用仅限于HRT现用者。曾用HRT者结肠癌危险的RR为0.92。其中3项研究结果显示，HRT者与非HRT者相比，结肠癌发生危险较低（RR＝0.72）。但目前还无大样本随机对照临床试验结果。

一项新的研究显示，曾经妊娠的妇女，微卫星不稳定性（MSI）阳性结肠癌的发病危险是未曾妊娠妇女的1/2，口服避孕药、现用HRT者均与低发生率的MSI阳性结肠癌有关。说明雌激素水平与MSI阳性结肠癌有负相关。提示内、外源性雌激素均可通过与MSI相关的机制降低结肠癌的危险。

6. 其他

有研究显示ERT可以降低罹患黄斑变性的危险，而这是导致老年性失明的首要原因。雌激素也影响到颌部骨骼，通过加强颌部骨密度，防止牙齿脱落。雌激素对完整的及受伤的皮肤有直接作用，对创伤的愈合有促进作用。老年妇女会经历许多慢性创伤，如静脉溃疡、压迫、烧伤等，研究显示HRT者腿静脉溃疡和压迫性溃疡的发生可能性较非HRT者小，提示HRT对预防这些慢性创伤有益。HRT对血压无影响，对基础糖代谢无负面影响。2型糖尿病者可能会从 HRT 中得到心血管系统保护作用，可能的途径为降低中心性肥胖，改善脂代谢及对血糖的控制。但是否与非糖尿病女性一样长期使用 HRT 有利于预防CVD，还需进一步研究。

二、HRT 中断的问题及处理

开始应用 HRT 主要是围绝经期综合征和骨质疏松的预防和治疗。在长期应用过程中，常出现中断的问题，常见的原因为撤退性或不规则阴道出血、担心诱发癌症，还包括体重增加、头痛、偏头痛、乳房胀痛、全身不适等副作用，此外也有使用者因症状改善或已消除、经济不能承受、随诊次数太多、不喜欢激素等原因造成 HRT 使用中断。

处理中断 HRT 的问题，需要医生对长期 HRT 的益处和危险性、可能发生的各种情况及随诊的必要性等给予使用者充分细致的说明，取得依从并参与治疗的抉择，最大限度地争取 HRT 使用者的配合，寻找合适的药物、剂量及方案。有研究显示，因无周期性阴道出血，绝经后使用连续联合方案者长期依从性（10年）较序贯方案好。

因方案而异，在 HRT 治疗开始，特别是 6 个月内，可能有阴道出血或血性分泌物，随治疗时间延长，出血会逐步减少，在治疗 1 年时，约 80% 以上的妇女不再出血。由于女性体内雌激素水平在绝经前较高，绝经过渡期呈波动状态，绝经后较低。而且个体对 HRT 药物反应的差异性较大，故强调用药个体化处理，在 HRT 初期注意调整药物剂量，以减少不规则阴道出血，达到较高的闭经率。

对于绝经 1 年以上者，使用连续联合方案及调整药物种类、剂量甚至可控制出血发生。

恐癌心理是普遍存在的。孕激素的对抗应用已消除了雌激素依赖性子宫内膜癌发生的可能。关于乳癌，在长期随机对照研究得出结果前，应对患者作如下解释：长期应用 HRT 可能增加乳癌发生的危险，但尚未得到证实；即使有影响，也可能是非常微弱的。而绝经后，CVD 的危险性明显增加，为 50 岁以上妇女第一位死亡原因。雌激素可以减少大多数妇女 CVD 危险性。HRT 对骨质疏松症及相关骨折具有预防和治疗作用，对其他器官系统具有潜在益处。个体化分析 HRT 的利弊，再进行选择，HRT 可能使个别的妇女体重增加，但研究发现，HRT 对整个人群体重增加没有明显的影响。头痛、乳房胀痛、全身不适等症状，一般在治疗几周后自然消退，如存在时间较长可减少剂量或换药。症状改善或消除后，要向患者解释继续或长期应用 HRT 的益处和必要性，消除其顾虑。

进入 20 世纪 90 年代后，讨论的重点不再是绝经后妇女是否该用 HRT，而是雌激素可以预防什么病，如何安全、有效地使用 HRT。1990 年第六届国际绝经大会提出理想的 HRT 应能有效缓解症状；预防泌尿生殖器官萎缩；预防绝经后骨加速丢失；保护心血管功能；促进心理健康，提高社会交往能力；无阴道出血；不增加患癌的危险。目前，HRT 仍处于开发应用过程中，临床使用中应使患者知情，征得同意，权衡利弊，强调个体化用药，选择最小有效剂量，定期随访，才能获得最大益处。

第四节 绝经后性激素补充治疗对心血管系统利弊的认识进展

绝经后性激素补充治疗（HRT）用于治疗绝经过渡期月经紊乱、血管运动不稳定症状、泌尿生殖道症状、预防绝经后骨质疏松症的效果，已得到证实。1998 年以来，国际学术界对 HRT 能否预防心血管疾病争议较大。国内有些媒体对此也有报道。本文介绍这方面的发展及现状，以求达到目前指导临床实践的共识。动脉硬化（AS）性心血管疾病（CVD），包括冠状动脉（冠脉）粥样硬化性心脏病（CHD）、深静脉血栓（DVT）及脑卒中。发病的危险因素来自多个方面，包括年老、遗传因素、高血压、血脂异常、高纤维蛋白原血症、高同型半胱氨酸血症、胰岛素抵抗与糖尿病、肥胖、嗜烟、少运动、早绝经、不合理饮食等。因此，预防需采取综合措施。

一、HRT 与 CHD 的预防

1. 1998 年以前的认识

多数学者曾认为，预防 CHD 是绝经后妇女选用 HRT 的重要指征，且应尽早、长期、普遍地应用。当时主要根据以下两方面的研究资料。

（1）流行病学观察性研究。

①女性 CHD 及脑卒中的发病年龄较男性约迟 10 年。绝经后妇女 CHD 患病率较绝经前增加 2～3 倍，早绝经者发病早。绝经后妇女的血脂相有不利的改变；胰岛素敏感性下降；体脂呈中央型分布；血压、体重趋于增加；血管反应性异常。提示，内源性雌激素对育龄妇女可能有心血管保护作用。

②50 余个流行病学观察性研究，包括 1996 年报道的最大的前瞻性队列研究"美国护士健康研究"显示，健康的绝经后妇女曾用 HRT 与未用 HRT 者比较，患 CHD 风险呈高度一致的降低；总的相对危险度（RR）为 0.64。正在应

用 HRT 者 RR 为 0.55；停用 2～3 年后保护作用消失。绝经后 3 年内应用 HRT 平均 17 年者，与年龄相当、用 HRT 短于 1 年者相比，平均随诊 27 年，前者总死亡风险下降，RR 为 0.54；CHD 死亡风险下降最多，RR 为 0.40；用 HRT 者预期寿命延长 2～3 年。提示，外源性雌激素减少了 CHD 的发病几率。不仅如此，至少还有 5 个小样本研究显示，已患 CHD 绝经后妇女用 HRT 后 CHD 再发及死亡率下降。

（2）基础及代理终点指标研究。

已证实，心血管系统有两种雌激素受体（ER）。雌激素与 ER 结合后，通过基因及非基因途径，对心血管系统发挥广泛的有益作用。动物试验显示，雌激素调节血管活性物质的生成与分泌，抑制血管平滑肌细胞（SMC）收缩，使血管扩张；抗氧化作用保护血管内皮免受损伤，抑制低密度脂蛋白胆固醇（LDL-C）的氧化，减少泡沫细胞的形成；抑制血管内膜增生、SMC 增殖及迁移、胶原弹力蛋白的合成分泌，从而抑制 AS 斑块的形成。对绝经后妇女的研究中，以结合雌激素（CEE，商品名倍美力）的资料最多，显示血脂相改善、胰岛素敏感性增高、脏器血液供应与功能改善、血同型半胱氨酸水平降低、纤溶酶原激活物水平增高及纤维蛋白原、纤溶酶原激活抑制物-1 水平降低等。鉴于 CHD 是≥50 岁妇女的首位死因，CHD 及其死亡风险能降低近 50%无疑具有重大的意义。虽然也认识到观察性研究可能有各种偏倚，尚待大样本前瞻性随机对照临床研究的验证，但 HRT 降低 CHD 发病幅度甚高，似难以完全用偏倚解释。临床验证需耗时 10 余年，若消极等待，将使一代绝经近期妇女失去从 HRT 中获益的时机。因此多数学者主张在等待规范临床研究结果揭晓的同时，提倡由医生指导，按个体化原则选用 HRT，并进行监测。

2.1998 年以后循证医学的金标准——大样本前瞻性随机对照临床研究的结果

（1）HRT 与 CHD 的二级预防：1998 年后，6 个关于已患 CHD 绝经后妇女用 HRT 预防 CHD 再发（即二级预防）规范的临床试验陆续面世，结果出人意料。第 1 个为 "Heart & Estrogen/progestint Replacement Study"（HERS）对 2763 名平均 66.7 岁、患 CHD 的绝经后妇女，随机用 CEE0.625mg/d 加醋甲孕酮（MPA）25mg/d（连续联合方案）或安慰剂，平均治疗 41 年。结果，与安慰剂组比较，尽管 HRT 组血脂相有改善，CHD 发生的风险在 HRT 的第 1 年却增高了 52%，第 3～4 年各降低了 13%及 33%。随后，美国护士健康研究中有关 CHD 妇女的分析、Papworth HRT Atherosclerosis Study Enquiry（PHASE）试验 3 年资料分析及 Alexander 等的报道，均支持 HERS 的结论。2000 年第 1 个以解剖学指标定量冠脉造影为观察终点的试验——"Estrogen Replacement and Atherosclerosis Study"（ERA）结果与 HERS 也相符。309 名冠脉造影检查证实有 CHD、平均 65.8 岁的绝经后妇女，随机用 CEE、CEE+MPA、安慰剂，平均治疗 32 年，HRT 对冠脉 AS 斑块有缩小作用。随后"Postmenopausal Hormone Replacement against Atherosclerosis"（PHOREA）试验，以采用 B 超检查颈动脉内膜中层最大厚度的变化为指标，结果 48 周的 HRT[雌二醇（E_2）1mg/d 及孕二烯酮 25μg/d，周期序贯方案]组与安慰剂组之间也无显著差异。说明，对已有大片 AS 病变及 CHD 临床症状者，用 HRT 初期可能有害，约 2 年后才能有益。代理终点指标的研究不能代替临床试验。

（2）HRT 与 CHD 的一级预防：对无 CHD、年龄较轻的健康绝经后妇女，HRT 有无预防 CHD 发生，即一级预防的作用？对此，至今尚无大样本随机对照临床研究结果面世。美国护士健康研究于 2000 年又报道了随诊 20 年的结果。与 1996 年的结果相仿，曾用 HRT 者与未用 HRT 者比较，患 CHD 的 RR 为 0.82，正在应用 HRT 者 RR 为 0.61。且单用 CEE 组与 CEE+MPA 组结果相仿，CEE0.3mg/d 组 RR 为 0.58，也有保护作用。护士队列的生活方式、社会经济地位、保健意识较一致，偏倚应较小；混杂因素已调整，应具有较强的可信性。

"Estrogen and Prevention of Atheroscle-resis Trial"（EPAT）对 199 名无 CHD 症状的绝经后妇女，随机用 E21mg/d 或安慰剂，基础血 LDL-C 水平高者加用降脂药。2 年后，雌激素补充治疗（ERT）组颈动脉壁厚度不变或略减低，安慰剂组则增厚（P＝0.045）。若按是否加用降脂药将受试者分层，则不加降脂药的安慰剂组动脉壁厚度增厚更甚，相应的 ERT 组动脉壁厚度略减（P＝0.002）；加降脂药的两组之间差异无显著性，但 ERT 组有略减趋势，安慰剂组无改变。提示 ERT 起了有益的作用。

但另有荟萃分析显示，健康绝经后妇女用 HRT 组与用安慰剂、不治疗、用维生素或矿物质比较，无 CHD 保护作用。1998 年启动的" Women's

Healthlnitiative"（WHI）一级预防研究的 2000 年资料的中期分析显示，HRT 组 CVD 不减少。"Plight Sound Group Health Cooperative" 的病例对照研究显示，初次心肌梗死发生用 HRT<6 个月者增多，用 HRT>4 年者则减少，与 HERS 结果相符。

3. 专家的讨论及目前学术界国际权威的建议

随机对照临床试验的结果提醒大家，HRT 对心血管系统有正反两方面的作用。近年的代理终点指标研究发现，CEE 有升高凝血因子 VII 抗原活性、纤维蛋白肽 A 及凝血酶原碎片 1+2（为凝血酶生成的指标）水平，降低抗凝血酶 III、蛋白 S 或 C 等抗凝血物质的作用，若这些影响与其促纤溶的作用失衡，则可能引起栓塞。另外基础研究发现，CEE 升高血 C 反应蛋白水平可能有促炎症反应的作用。这与 AS 斑块不稳定、栓塞风险有关。HRT 在临床上的最终综合影响，不仅与个体的遗传背景、年龄、用药前的血管结构与功能状态、其他影响因素（体重、血脂、凝血与纤溶等）有关，还决定于 HRT 的制剂、剂量、给药途径及时机等。一个标准剂量的 HRT，并不适合于不同人群的特殊需求，而应高度地个体化处理。此外，是否存在易栓塞的人群，寻找、筛查栓塞的遗传易感性，将有助于选择 HRT 的获益人群，避免不良反应。例如有报道基础状态血脂蛋白（a）水平不高、有凝血酶原变异者用 HRT 后 CHD 风险增加。

另一方面，随机对照临床研究都是对一个特定的人群采用一种制剂、剂量、方案的 HRT，观察有限的时间后所得到的结果，也具有一些局限性，因此，不能将一个临床试验的结论推论到所有的人群或其他制剂、剂量、方案、疗程的 HRT。

尽管如此，国际权威专家一致认为，目前对有 CHD 的绝经后妇女，不应单纯或主要为了心血管系统获益而启用 HRT，即 HRT 不应用于 CHD 的二级预防。由于上述临床试验显示 HRT 第 3~4 年 CHD 发生的风险减少，故已长期用 HRT 的 CHD 妇女，应根据已肯定的非冠脉方面的利弊及病人的意愿决定继续或停用。关于 CHD 的一级预防，在规范的随机对照临床研究结果揭晓前，尚无肯定的 HRT 临床推荐方案。2001 年 7 月美国心脏病协会（AHA）专家所制定的指导原则认为，目前已有足够证据可通过改变生活方式（低脂饮食、需氧运动、戒烟、控制体重）及其他治疗（控制血压、调整血脂、抗栓塞）有效地预防 CHD，无足够证据支持单纯为 CHD 的一级预防启用 HRT。国际绝经协会（IMS）主席 Burger 教授认为 AHA 的建议是合理的。但其他一些专家仍认为，HRT 可能在主要血管损害发生前有预防 CHD 的作用。在健康妇女中，无充足的证据支持因顾虑心血管危险而不启用 HRT。两个专业的专家一致的是，在用 HRT 过程中，如果妇女自我感觉良好，则无充足理由让其停用。是否启用或继续用 HRT，应根据已肯定的 HRT 在其他系统的利弊、可能的冠脉利弊、病人的意愿决定。

二、HRT 对脑卒中的发生趋于无影响

脑卒中为妇女第 3 位死因。29 个观察性研究显示，HRT 对脑卒中趋向于无影响。美国护士健康研究结果显示，绝经后妇女正在应用 HRT 者发生脑卒中的 RR 为 113，CEE0.3mg/d 组 RR 为 0.54（只有 9 例）；剂量增大的 RR 为 1.35～1.86。但致死脑卒中 RR 为 0.81。第 1 个关于脑卒中的二级预防随机对照双盲研究"Women's Estrogen for Stroke Trial"WEST 显示，近 3 个月内有脑血管疾病、平均 71 岁的绝经后妇女者用 E2 或安慰剂，随访平均 27 年，两者脑卒中率无差异。HERS 的随诊研究中，HRT 组脑卒中、脑缺血的 RR 与安慰剂组也无差异。

三、HRT 可能增加血栓风险

静脉血栓栓塞病（VTE）包括深静脉栓塞及肺栓塞。1996 年以来国外有 5 个小样本研究，结果显示，正在应用 HRT 者 VTE 发生的 RR 为 2.1～3.6；对于患 VTE 的风险，其中 2 个研究显示与 CEE 有量效关系，3 个研究显示随 HRT 疗程延长而降低。2000 年 HERS 无 VTE 史人群的随诊研究显示，与未用 HRT 比，HRT 组 VTE 的 RR 为 2.7，下肢骨折组为 1.81，癌症组为 3.9，手术后 3 个月内为 4.9，非手术住院者为 5.7。因此，住院、不能活动者应停止 HRT。临床上决策是否用 HRT，应将 VTE 的高危因素列入利弊权衡中。但 VTE 为罕见病，HRT 组 VTE 发病增加的绝对数仅为 1/万妇女年～2/万妇女年。

四、结论

　　尽管目前尚无规范的我国妇女应用 HRT 预防 CVD 的临床研究资料，也不清楚国外的资料是否完全适合于我国，但可以肯定，在目前进行 HRT 的临床决策时，对单纯为预防 CHD 而用 HRT 应持谨慎的态度，尤其对 65 岁以上的妇女应注意除外已确诊的 CHD，并减少剂量，CEE 的用量可为 0.3～0.45mg/d。强调应针对病人的年龄、特征、需求行高度的个体化，并有规则地监测随诊。目前，国际专家正在进行多个规范的临床研究，今后还将研究不同类型雌、孕激素及其剂型、剂量、用药途径、方案、疗程的最终效果；设计新的策略，如低剂量、新的雌孕激素制剂、新雌激素样物质、调脂药与 HRT 合用等；研究 CHD 的易感人群及其特点、HRT 对早期冠脉硬化病情进展的影响等，以求不断提高 HRT 的收益，避免不良反应。

第五节　女性激素补充治疗与乳腺疾病

这里所谈的激素补充治疗（hormone replacement therapy，HRT），指的是女性激素（雌、孕激素）补充治疗。HRT 对维护绝经妇女的健康，提高生活质量有重要作用，同时有增加子宫内膜癌及乳腺癌发生的风险。由于存在风险，使许多妇女，甚或医生对 HRT 存有疑虑。在 20 世纪 80 年代以后，对凡存有子宫的妇女均配伍孕激素，而且这方面的研究不断进展，结果表明，每个周期使用孕激素达 12～14d 可将子宫内膜癌的风险降低到一般人群的水平，基本消除了这方面的顾虑。HRT 与乳腺癌的关系复杂，经历了 50 余年的实践，至今仍未能得出确切的结论，配伍孕激素也未能降低乳腺癌的风险。因此，对乳腺癌的担心成了当前 HRT 的主要障碍。以下分别对 HRT 与乳腺疾病相关问题进行阐述。

一、HRT 的乳腺癌风险评估

正确评估 HRT 的乳腺癌风险十分重要，估计过高会使许多妇女及医生对HRT 望而却步，估计过低又会使人们对其丧失警惕。

1. 乳腺癌的发病概况与趋势

乳腺癌是妇女最常见的恶性肿瘤，也是妇女癌症死亡的首位或第 2 位的原因。在世界范围内，乳腺癌的发病率有逐年增高的趋势。此外，乳腺癌的发病率及死亡率有显著的地区差异，北欧、北美地区较远东、非洲及南美洲等地的发病率高；发达国家中除日本以外，乳腺癌的发病率较发展中国家约高 10 倍。这种差异，反映了各地在遗传易感性、内源激素水平、生活方式、环境及乳腺癌筛查等方面的不同。

2. 乳腺癌的风险因素

依相对危险度（relative risk，RR）分为高风险、中风险及一般风险因素。

（1）高风险因素（RR＞4）。

①老年女性。乳腺癌的发病随年龄增加而增多。1992—1996 年国外的资料表明，35～39 岁女性乳腺癌的发病率为 59/10 万，而 55～59 岁者则为 296/10 万，并继续增高直至 70 岁左右。

②出生在北美、北欧地区的居民。

③$BRCA_1$、$BRCA_2$ 基因变异。该二基因为乳腺癌的抑癌基因，前者位于第 17 号染色体短臂，后者位于第 13 号染色体上。该二基因发生变异时，乳腺癌的发病率增高，其中 $BRCA_1$ 基因更为重要。在全部乳腺癌病例中，遗传因素导致者不足 10%，其发病特点为早发乳腺癌（通常在 40～50 岁前发病），遗传方式为常染色体显性遗传。

④一级亲属中有早发乳腺癌患者 2 例。由于基因变异尚难在人群中进行普查，因此遗传病史有重要参考价值。

⑤单侧乳腺癌患者。

⑥绝经后乳腺密度达 75%（与密度＜5% 者相比）。

（2）中风险因素（RR＝2.1～4.0）。

①一级亲属中早发乳腺癌患者 1 例。

②乳腺活组织检查显示有不典型增生。

③胸部高剂量放射史，特别是青少年期的治疗。

④绝经后高骨密度者。

（3）一般风险因素（RR＝1.1～2.0）。

①首次分娩年龄＞30 岁。

②月经初潮年龄＜12 岁。

③绝经年龄＞55 岁。

④未生产过。

⑤未经长期哺乳。

⑥肥胖。

⑦口服避孕药。

⑧HRT 至少应用 5 年以上，多数报道是应用 8～10 年以上风险才有增加。诸多资料的荟萃分析表明，用 HRT 妇女乳腺癌的 RR 为 1.02～1.35，乳腺癌的

发病率仅有轻度增加。

当两种或两种以上风险因素同时存在时，RR 还将上升，如乳腺活组织检查呈不典型增生者，乳腺癌 RR 可达 4，若其一级亲属中再有乳腺癌患者，RR 则高达 11。停药 5 年，风险不再增加。上述资料多基于观察性的流行病学调查及其荟萃分析。目前有两项关于 HRT 的大样本前瞻性随机试验正在英国（研究为 The MRC WISDOM Study： Women's Inter-national Study of Long Duration Oestrogen Use after Menopause）及美国（研究为 The Women's Health Initiative）进行，这些试验的完成将为长期 HRT 的利弊提供更为确切的信息。

二、HRT 者乳腺癌的临床特点

1976 年，Burch 等报道了用 HRT 者的乳腺癌患者较未用者的死亡率低。20 余年来，多数研究资料表明，与未用 HRT 者相比较，HRT 者乳腺癌的发病年龄稍偏早，早期乳腺癌所占比例、肿瘤细胞高分化率及肿瘤细胞雌激素受体阳性率明显增高，腋窝淋巴结转移率明显低，预后也较好。O'Connor 等报道，用 HRT 者与未用 HRT 者的免疫组织化学标记 bcl-2、p53 及 E-钙粘连蛋白有差异。护士健康研究（Nurse's Health Study）中的病例对照研究表明，HRT 组乳腺癌死亡的 RR 低于未用 HRT 组，目前用 HRT 组及既往用 HRT 组分别为 0.76 及 0.83。上述结果可能与 HRT 组有严密监测从而能发现早期病例有关。然而，来自乳腺癌筛查中心的前瞻性观察，在排除监测的偏倚后，仍发现 HRT 组乳腺癌中肿瘤细胞高分化率较未用 HRT 组为高，表明 HRT 对乳腺癌的预后可能还有直接的作用。

三、HRT 对乳腺癌的治疗与复发的影响

单侧乳腺癌患者为乳腺癌高风险因素，当然对用 HRT 的顾虑就更多，一怕肿瘤复发，二怕对侧发生乳腺癌，因此有关的资料较少，难以从中得出可信的结论。近年来不少学者对上述观点提出质疑，认为乳腺癌妇女绝经后的生活质量理应受到关注，一律禁忌用 HRT 未必十分妥当。有研究报道，HRT 对三苯

氧胺及细胞毒化学治疗药物的抗癌作用没有干扰。Verheul 等综合 14 份资料的结果显示，采用 HRT 的 953 例乳腺癌患者中，有 59 例复发（62%）；未用 HRT 的 600 例中，有 88 例复发（14.7%），HRT 降低了复发率，改善了预后，与其他学者报道的 HRT 降低了乳腺癌患者的死亡率相一致。最近 Marttunen 及 Beckmann 等的资料表明，乳腺癌患者用与未用 HRT 者相比较，乳腺癌复发及对侧乳腺癌发生率没有显著差异。至少可以认为，HRT 对乳腺癌患者的预后没有明显的负面影响。美国妇产科学会的意见是，绝经后已经治疗的乳腺癌患者绝非不能考虑用 HRT，而是要慎重，需全面衡量利弊，并向患者交代有关情况。至于哪些乳腺癌患者可以用 HRT，以及何时开始，还需要探索。目前，一项关于乳腺癌患者用 HRT、设计完善的前瞻性随机试验，正在美国、瑞典及英国进行，待结果发表后，可望得到明确的结论。当前国内对此问题宜取慎重态度。

四、乳腺增生与 HRT

众所周知，雌激素可以促进正常乳腺细胞或乳腺癌细胞的增殖，促使潜在的乳腺癌发展，但无致基因突变的作用，在细胞恶性转化中不起作用。

乳腺增生好发于中年妇女，是一种常见的良性乳腺疾病，不是用 HRT 的禁忌证。然而需指出，必须由有经验的医师予以诊断，以免漏诊乳腺癌。当乳腺活组织检查（活检）结果为不典型增生时，则不应用 HRT，在乳腺活检中此类情况少于 5%。

五、如何降低 HRT 的乳腺癌风险与危害

HRT 对维护绝经妇女的健康，提高她们的生活质量有诸多好处，使用得当，其益处远超过其弊端。但是，降低乳腺癌风险、减少其危害，仍是不容忽视的问题。现将可行的措施介绍如下。

1. 严格掌握禁忌证

对有用 HRT 适应证者，治疗前应详细询问病史及行身体检查，具体分析乳腺癌的风险因素以排除禁忌证的存在。

2.严密随访，作好乳腺监测

至今，乳腺癌尚无有效的一级预防措施。因此，定期进行乳腺监测、及时诊断、治疗早期病例，是降低乳腺癌死亡率、减少其危害的主要手段。

（1）常用的乳腺监测方法。

①乳房自我监测：希望通过妇女定期作乳房自我检查，发现肿块，及时就诊，从而改善乳腺癌的预后。20世纪70年代英国的资料表明，经过10年随诊，监测者与未监测者的乳腺癌病死率没有差异；而芬兰的资料表明，监测者乳腺癌的死亡率较未监测者降低了25%。总之，目前尚缺乏有力的证据表明此种监测确实能降低乳腺癌的死亡率。由于该法简便，若能掌握正确的检查方法并能认真施行，仍不失为一种监测手段。

②乳房临床检查：此项检查已被列为妇女的常规查体项目。20世纪60年代，瑞典玛尔摩市基于人群的乳腺癌筛查经验表明，此法检出乳腺癌的效力差，对良性乳腺疾病检出率高，增加了大量诊断性活检工作。因此，只能用作乳腺监测的辅助手段。

③乳房相：使用较为普遍，也积累了相当的经验。其他如热成像、超声检查、CT及磁共振成像等，由于筛查效力并不优于乳房相或是价格昂贵，均不适用于常规监测。乳房相筛查乳腺癌的假阴性率约20%，假阳性率为5%～10%，二者均易发生于较年轻的妇女，并随年龄增加而降低。

上述各种检查方法，均有一定的限制，目前多数乳腺监测是采取临床检查与乳房相联合应用。

（2）乳腺监测的有效性与实施。

大量随机临床试验结果表明，50—69岁妇女定期行乳腺监测，随诊7～10年，监测组乳腺癌死亡率较对照组降低30%，差异显著；非随机试验也得到了类似结果。乳腺监测由有经验的医师施行，是保证其有效性的重要环节。乳房相不能确定的病变，采用其他方法进一步检查；对恶性及可疑为恶性的病变，则应行活组织的检查，做出最后确诊及制定治疗方案，不可轻易放过。Litherland等的研究表明，HRT可使乳房相的密度增加，降低乳腺癌检出的敏感性，增加了间期癌的发生率。Lundstrom等还观察到，不同的HRT方案对乳房相密度的影响也不相同。目前乳腺监测的间隔各国有所不同，鉴于HRT对乳房相的影响，绝经后采用 HRT 的妇女最好每年进行一次乳腺监测。

前述的 HRT 与乳腺癌风险的资料，是基于多年来对常用的激素种类、剂量、用药途径与方案的临床观察。当今 HRT 趋于低剂量化，药物种类、剂型不断推新，这些因素可能会影响到乳腺癌的风险；植物雌激素对乳腺癌风险的影响更是新问题，均需要进行大样本、前瞻性随机临床试验来验证。

第十三章 子宫内膜异位症

早在 1860 年 Rokitensky 已对子宫内膜异位症有所描述，当具有生长功能的子宫内膜组织出现在子宫腔以外的部位均称子宫内膜异位症。1900 年 Cullen 与 Meyer 对此症作了广泛的报道。1921 年 Sampson 首次提出本病是由于子宫内膜在盆腔内种植的学说。异位的子宫内膜绝大多数局限于卵巢、子宫骶骨韧带、后陷凹与盆腔腹膜，也可生长在盆腔内其他脏器上，甚至远离盆腔的部位。当子宫内膜组织出现在子宫肌层者称内在性子宫内膜异位，由于发病机制与盆腔内子宫内膜异位（又称外在性子宫内膜异位）不尽相同，近年来称为子宫腺肌病（adenomyosis）。两者可以并存，其组织发生学与临床表现略有不同。当子宫内膜异位于卵巢并对雌、孕激素可以起相应的反应，故也可出现周期性出血，反复发作形成包块，内含物为陈旧性的暗褐色粘稠液体，常称卵巢巧克力囊肿，确切的名称为卵巢子宫内膜样囊肿，若形成肿瘤时则称为卵巢内膜样瘤。

第一节　发病率

子宫内膜异位症虽有其特有的症状，但也可以不出现任何症状，故其发病率不甚确切。文献报道 25～35 岁的妇女，在妇科手术中发现子宫内膜异位的占 5%～15%，近年来其发病率明显升高。如 1978 年上海医科大学妇产科医院盆腔手术中发现子宫内膜异位症占 18%，自从开展腹腔镜诊断（1983—1987 年），该院手术中内膜异位的发病率达 24.03%，在原因不明的不孕妇女中发病率更高，可达 30%。1984 年美国统计子宫内膜异位症占女性出院病人的 0.6%，占泌尿生殖道疾病的 0.13%，占腹部手术的 25%，为绝经前妇女常见而需要手术的疾病的第 2 位。

第二节　病因与发病机制

子宫内膜异位症是良性病变，但是具有潜在的种植能力的子宫内膜有远处转移的能力。其病因与发病机制尚未完全阐明，但是学说众多达 12 种，较为公认的有 6 种。

一、子宫内膜种植学说

Sampson 最早提出月经期脱落的子宫内膜碎片可以随经血从输卵管流入腹腔，种植在卵巢表面、盆腔腹膜和子宫直肠凹陷，继续生长，甚至蔓延。动物实验已证明子宫内膜组织直接植入盆腔内，可继续生长形成病灶。在人类中也已见到剖宫取胎时不小心可将子宫内膜组织带到腹壁创面，待切口疤痕形成后其附近出现内膜异位病灶。

二、体腔上皮化生学说

Meyer 提出覆盖在卵巢上以及盆腔腹膜上的体腔上皮，均自苗勒管分化而成，与子宫内膜组织同源。若受炎症反复刺激与卵巢性激素作用，该组织化生，转化成子宫内膜组织，能对雌、孕激素起相应的反应。

三、淋巴与静脉播散学说

子宫内膜异位有远处转移的潜能，如转移至肺、胸膜、大腿、手、臂，近处可移植于直肠、膀胱。有人认为是子宫内膜碎片组织可能经过淋巴或血运而播散到其他器官。

四、激素因素

子宫内膜异位症很少见于青春期行经前与绝经后，常见于原因不明的不孕妇女中。可能由于腹腔液中前列腺素的代谢物与类固醇激素的相关关系，使散在于盆腔内的子宫内膜碎片容易种植与生长。而这种内膜组织对雌、孕激素均可起反应，如同正常子宫内膜。如果把卵巢切除后，异位的内膜也即随之而退化。近年来已证实在异位的子宫内膜上有雌、孕激素受体存在。

五、未成熟卵泡黄素化等学说

Konhekx 等提出未成熟卵泡黄素化（LUF）常见于子宫内膜异位患者中，认为未成熟卵泡黄素化可能是发生子宫内膜异位的原因。腹水中雌、孕激素浓度低者，有利于子宫内膜组织的种植与繁殖。

六、免疫学说

近年来很多学者倾向认为子宫内膜异位症是一种自身免疫疾病，因患者血清中 IgG、IgA 与 IgM 均有不同程度升高，补体 3、补体 4（C_3、C_4）含量降低，而腹腔液中 IgG 显著低于对照组，C_3、C_4 则显著高于对照组，尤其是伴有不孕症的子宫内膜异位症患者，血中与腹腔液中可发现多种自身抗体；T_4、T_3 淋巴细胞的比值增大，腹腔液中吞噬细胞含量增加，充分说明子宫内膜异位症患者有全身与局部的免疫机制紊乱。抗子宫内膜抗体的产生可引起子宫内膜的免疫病理损伤，干扰和妨碍受精卵的着床与胚囊发育故导致不育与流产。当然子宫内膜异位症造成不孕还可能与盆腔粘连、改变卵巢与输卵管的正常解剖关系有关，也可能是腹腔液中前列腺素、类固醇激素水平变化的结果，前列腺素中 PGF_{2a} 的水平与痛经程度密切相关。

第三节　病理变化

子宫内膜异位症在显微镜下显示的主要结构有 4 个方面：①子宫内膜上皮；②腺体与腺样结构；③间质；④血液。在大的内膜样囊肿上可见到结缔组织、炎症细胞与巨噬细胞。如果只见到子宫内膜间质组织有蜕膜反应，有或无出血都可以做出诊断。

子宫内膜异位症最常见的部位是卵巢，波及双侧卵巢的占 50%，其他如子宫骶骨韧带、圆韧带、盆腔腹膜、直肠、阴道隔均可见散在蓝紫色病灶；子宫颈、阴道与女阴部也常发现异位的内膜病灶。盆腔以外的好发部位有小肠、膀胱、输尿管、胸膜与肺部。早期的病灶呈蓝色或粉红色小囊，称为内膜样囊肿，其大小十分悬殊，小的仅在显微镜下见到，大的可达 8～10cm 直径。早期的病灶以散在为多，以后多个小囊可合成一个大囊肿。开始表面光滑，反复出血，与周围组织粘连，尤其与盆腔侧壁及小肠广泛粘连，增加手术的难度。囊内的内容物呈暗红色或暗褐色，囊壁的厚薄与疾病发生时间长短有关，如果囊内有乳头样或息肉样病变则应考虑恶性可能。异位子宫内膜恶变的组织学类型以子宫内膜样癌居多，其次为透明细胞癌、肉瘤，其他少见的有浆液性、粘液性和鳞状细胞癌。Sampson 的病理诊断子宫内膜异位症恶变的标准为：①恶性部位要找到原先存在的良性异位内膜的证据；②应排除来自其他部位癌组织的浸润与转移；③内膜腺体和间质同时存在。

第四节　临床表现

主要症状有痛经、不孕、月经失调或性交痛。

一、痛经

从行经第 1 天开始伴有小腹疼痛，并有进行性加剧，少则痛 1 天，多则可达 2～3 天才渐渐缓解。痛剧时可伴有恶心、呕吐，须服止痛片，否则将影响工作和日常生活。虽然痛经是子宫内膜异位的主要症状，但是有时也可没有痛经史，直到卵巢内膜样囊肿扭转时才做出诊断。

二、不孕

在原因不明的不孕症妇女中发现子宫内膜异位者占 30%～40%。无论是重度或轻度子宫内膜异位症均可造成不孕。发生卵巢内膜样囊肿时常与输卵管伞端失去正常的解剖关系有关，轻症者可因腹腔液成分改变而扰乱了生殖功能。又由于免疫机制缺陷，干扰精卵结合与着床。

三、月经失调

子宫内膜异位症者排卵功能存在，有周期性月经，但经量增多或经期延长，有时伴有经前阴道淋漓出血不止，子宫腺肌病的月经失调尤为明显。

四、性交痛

子宫内膜异位的病灶除了在卵巢上外，常散在盆腔底部、子宫直肠凹陷内、子宫骶骨韧带处，妇科检查时有明显的结节感，并有触痛，子宫体常固定后位。性交时触及病灶而感到疼痛。

妇科体征随病灶轻重程度而不同。轻型子宫内膜异位常没有明显的体征，仅在子宫骶骨韧带上扪到小结节，不痛。中、重型的子宫内膜异位症常除了子宫固定后位、扪到结节外，还可能发现一侧或双侧附件包块且固定。

第五节 临床分类

诊断子宫内膜异位症时应进行临床分类，1973 年 Acosta 制定了轻、中、重度的标准。轻度：分散的新鲜的病灶可散在前后腹膜反褶与盆腔腹膜上，卵巢波及很少，盆腔粘连也少；中度：一侧或双侧卵巢表面有异位内膜病灶、疤痕或内膜样囊肿，与周围组织有轻度粘连，盆腔后陷凹内有病灶、疤痕与粘连，但没有波及乙状结肠；重度：一侧或双侧卵巢上有 2cm x 2cm 的内膜样囊肿，与周围有粘连，影响输卵管的位置甚至阻塞管腔，后陷凹被病灶结节所占，并波及乙状结肠与泌尿系统。1977 年 Kistner 又将子宫内膜异位症按盆腔粘连程度，波及卵巢与输卵管单侧或双侧，分为轻、中、重、极重 4 级给予评分：轻度 1～5 分；中度 6～15 分；重度 16～30 分；极重度 31～54 分。1987 年美国生育协会（American Fertility Society）进行了修改：按腹膜与卵巢上内膜异位病灶深浅程度和输卵管、卵巢粘连情况进行评分，分为 4 期：第一期为极轻期，评分 1～5 分；第二期为轻度，6～15 分；第三期为中度，16～40 分；第四期为重度，>40 分。目前统一按该标准决定疾病的分期（表 13-1），同时绘图表示输卵管、卵巢是否正常，病灶散在的部位，有利于治疗前后进行对比。

表 13-1　美国剩余协会修订后子宫内膜异位症分类评分表

	内膜异位病灶	<1cm	1～3cm	>3cm
腹膜	表浅	1	2	4
	深度	2	4	6
卵巢	右表浅	1	2	4
	深度	4	16	20
	左表浅	1	2	4
	深度	4	16	20
	后陷凹封闭	部分	全部	
卵巢	粘连	<1/3	1/3～2/3	>2/3

续表

	内膜异位病灶	<1cm	1~3cm	>3cm
	右	1	2	4
		4	8	16
	左	1	2	4
		4	8	16
输卵管	右	1	2	4
		4*	8*	16
	左	1	2	4
		4*	8*	16

* 如果输卵管伞端完全封闭，应作 16 记分

第六节 诊 断

从病史与妇科检查诊断典型病例并无困难,对无症状的病人以及必须明确盆腔内病灶性质与粘连的程度,常需借助于盆腔 X 线检查、B 超以及腹腔镜诊断。

一、盆腔 X 线检查

包括盆腔充气造影、子宫输卵管碘油造影以及双重造影。盆腔充气造影的侧位片中可见到由于粘连使内生殖器偏位于后盆腔,直肠与子宫体间距缩小,直肠子宫凹陷变浅。子宫输卵管造影中输卵管通畅或通而欠畅约占 2/3,典型的造影图像有:①女用阳伞状:子宫后壁、宫骶韧带、直肠及附件等处的内膜异位病灶使子宫后位固定的图像;②蘑菇样:子宫呈蘑菇样,侧位片见子宫后位固定;③刺刀样:由于子宫峡部周围粘连,在子宫体及宫颈之间产生角度如刺刀样;④卵巢囊性增大,伞端周围碘油残留,从主轴垂直面观察,周围由碘油包绕;⑤宫腔壁大多光整,有时有压迹;⑥输卵管通畅或通而欠畅,24 小时复查时仍有少量碘油残留;⑦24 小时复查时见碘油呈小团块,粗细不等,点状雪花样分布。如果盆腔充气造影与子宫输卵管油造影同时进行称双重造影,结合两者的特点,更有助于本病的诊断。

二、超声检查

卵巢内膜样囊肿是盆腔块中较常见的一种,但必须与其他性质的肿块相鉴别,其图像的特征为子宫后方双侧性肿块,边界不清,肿块的直径约在 10cm 以内,呈囊性,内部可见颗粒状细小回声,如果囊内液体粘稠则局部可见团块状实质部分。必须与卵巢畸胎瘤、附件炎性包块、陈旧性异位妊娠等鉴别。因为超声诊断有无痛、无损伤的优点,其诊断准确性为 92.8%,故易被病人接受。

三、腹腔镜检查

通过腹腔镜可以直视盆腔内病灶分布，故对本病可做出正确的分期，主要种植在子宫骶骨韧带占 8.10%，波及卵巢者在 I 期占 61%，II 期占 16.7%，III 期占 64.7%，IV 期占 100%。输卵管梗阻的仅占 17.1%，而且不因子宫内膜异位症期别的加重而增加。腹腔镜下观察到早期病灶的特点是：①白色不透明的腹膜、腹膜疤痕、局限性斑块，增厚有时隆起；②火红色病变；③腺样病变；④卵巢周围粘连。病灶呈散在性、簇状，红色或褐色，诊断阳性符合率 95.2%，假阳性 19.7%，假阴性 25%。目前，应用腹腔镜检查不孕妇女所见到的子宫内膜异位症发生率差异极大，从 6%～47%。1986 年北京协和医院腹腔镜检查 231 例中诊断为子宫内膜异位症的占 40%，1991 年上海第二军医大学长征医院腹腔镜检查 490 例不育妇女，阳性 229 例，占 47%。

诊断子宫内膜异位症应注意子宫腺肌病与盆腔外的子宫内膜异位，虽然子宫内膜异位病灶恶变很少，但也不能忽视。

子宫腺肌病过去称为内在性子宫内膜异位症，因为子宫内膜侵入和扩散到子宫肌层，可能由于多次妊娠和分娩造成子宫壁创伤而造成，也有痛经症状，常与子宫肌瘤并发。两者均好发于生育年龄（30～50 岁）。子宫腺肌病的特征是子宫肌壁的病灶多为弥漫性，肌壁增厚，呈旋涡状结构，夹杂肌纤维和微小囊腔，囊腔内可见陈旧血液，无包膜存在。镜下可见子宫肌层中有散在的子宫内膜腺体，有时有间质，受卵巢性激素刺激而增生，但对孕激素敏感度较差。

盆腔外子宫内膜异位是子宫内膜碎片经血循环或淋巴管引流向盆腔以外的脏器侵犯，如膀胱、输卵管与肾脏，其发病比例为 40:5:1。临床表现有血尿，假如侵犯输尿管肌层，使管腔缩小，造成进行性输尿管扭曲与阻塞，甚至出现肾盂积水，影响肾功能。月经性气胸可能因胸膜下异位内膜种植及细支气管内子宫内膜异位病灶在月经期肿胀，使管腔部分阻塞，致使远端肺泡局限性过度充气，肺泡膜破裂发生气胸。其他由于手术，如剖宫时造成医源性伤口内膜异位病灶。

子宫内膜异位病灶恶变：子宫内膜异位症多属良性疾病，发生恶变的机会约 0.7%~10%。上海市第一人民医院报道住院的 534 例子宫内膜异位症中恶变 8 例，占 1.5%，恶变部位在卵巢占 78.9%，性腺外占 21.1%，也可能多处同时发生恶变。文献中认为异位内膜癌变的平均发病年龄为 48.5 岁。这 8 例年龄最轻的为 34 岁，最大的 68 岁。病理检查结果统计：1 例直肠子宫内膜异位癌变，1 例交界型浆液性瘤伴子宫内膜异位症，1 例混合性乳头状囊腺癌伴子宫内膜异位，卵巢内膜样癌变 5 例。

第七节　预　防

近年来子宫内膜异位症的临床发病率不断上升，引起国内外的重视，由于现有的理论还不能完全解释本病的发病原因，应用现代手术与药物尚难彻底治愈子宫内膜异位症，因此必须了解导致本病的高危因素，提出有效的预防措施。北京协和医院经流行病学调查后提出以下观点：①少女青春发育期出现原发痛经不可视为正常生理现象，因为初潮年龄早与发病的相对危险度呈正相关，初潮≤12 岁者相对危险率（RR 值）为 3.206，故应予以积极治疗；②行经期避免做体育运动，因为经期运动者与不参加运动者相比，运动者的 RR 值＝2.073；③多产可以明显减少发病危险，以产次为 0 者 RR 值＝1，有过 1 次足月产者 RR＝0.337，2 次以上足月产者的 RR 值＝0.081；④减少或避免人工流产和积极推行口服类固醇避孕药从理论上讲能预防子宫内膜异位症发生。因为本病患者中有人工流产史的较多，如重庆市妇幼保健院 236 例子宫内膜异位症妇女中有 61%曾施行人工流产术，因为吸宫术时子宫腔内负压，突然拔出吸引管，使宫内负压突然成正压，流入的空气可使子宫内容物蜕膜碎片从输卵管流入腹腔，故应当宣传避孕的有效方法，避免发生意外妊娠。

第八节 治 疗

子宫内膜异位症者主要希望解决的问题是痛经与不孕。已有过生育的妇女，主要解决痛经，治疗方法有药物与手术两种。

一、药物治疗

鉴于异位的子宫内膜仍是有功能的，仍能在雌、孕激素作用下增殖、出血。实验证明异位的内膜上多数均含有雌、孕激素受体，子宫腺肌病有 50%孕激素受体多于雌激素受体，故采用孕激素治疗可以抑制异位内膜病灶。

1. 假孕疗法

20 世纪 50 年代多采用假孕疗法，主要的理论依据是应用大量孕激素可转化异位的内膜成为不活动的蜕膜样组织，使间质水肿、坏死直至萎缩。常用的药物是睾酮的衍生物炔诺酮，从月经来潮后 5mg 每日 1 次，每周每日增加 5mg，直至每日服 20mg，连服 1～2 个月后可加己烯雌酚 0.5mg 每日 1 次，连服 20 天，停药 10 天后再与炔诺酮一起口服，6～12 个月的近期疗效达 60%～90%，停药后的妊娠率为 20%～40%，复发率为 60%。不良反应为服药期间可有突破性出血、胃肠道反应、乳房胀痛、体重增加，有时有谷丙转氨酶上升，停药后可以恢复正常，如伴有较大的子宫肌瘤、肝功能异常、血栓性静脉炎者不宜应用。

2. 假绝经疗法

20 世纪 70 年代开始人工合成的 17α-乙炔睾酮的衍生物——达那唑(danazol)问世，它具有微弱的雄激素作用，通过抑制下丘脑-垂体的功能使卵巢合成类固醇激素时的酶被抑制，体内雌激素水平下降，子宫内膜及异位的内膜均停止活动，并渐渐萎缩，服药后可出现闭经。服法在月经开始第 2 天即口服，每日量 400～800mg，分 2～3 次，连服 6 个月，痛经症状缓解率达 90%以上，体征改善率 70%以上，停药后恢复排卵较快，妊娠率为 25%左右，复发率 30%。服药后不良反应有潮热、出汗、体重增加、痤疮等，该药也有损害肝功能的现象，一旦发现谷丙转氨酶升高，立即停药，2～6周后可自行恢复。

3. 药物切除卵巢

20世纪80年代人工合成的LHRH-A大剂量连续给药具有使垂体脱敏，卵巢类固醇激素明显下降的作用，类似手术切除卵巢，故称之为"药物切除卵巢"。LHRH-A也有垂体外的作用，直接作用于性腺。实验证明大剂量LHRH-A可耗尽卵巢上LHRH-A受体，而使卵巢失去合成分泌雌、孕激素的能力，异位的子宫内膜在低雌、孕激素情况下渐渐萎缩，使痛经消失，病灶缩小或消退。国外常用的LHRH-A有布舍瑞林（buserelin），每日500mg皮下注射，或那法瑞林（nafardin）每日500mg鼻喷，每日3次。国产的LHKH-A为丙氨瑞林，已于1986年开始进行临床研究，子宫内膜异位症41例，从月经第1天开始每日皮下或内肌注射200～500mg一次，连用3个月，症状改善为97%，病灶明显缩小，用药期间血雌二醇与孕酮均降到接近绝经后水平，FSH与LH也降低。停药1～2个月即可恢复排卵功能，随访半年已有5例妊娠。该药用药期间不良反应轻，连续给药6个月以上可以出现潮热与轻度恶心，对肝肾功能没有影响。国外生产的一种长效LHRH-A，名为高舍瑞林（goserelin），每支为36mg，每4周皮下注射一次，连用6个月，治疗后子宫内膜异位的国际分期下降（好转）为86%～93%，再次腹腔镜下所见病灶缩小，粘连减少50%以上，病灶完全消失达31.5%，治疗后妊娠率为31.3%。它的不良反应也是由于长期低雌激素而造成的类似更年期综合征的症状，并容易出现骨质疏松。

4. 内美通（三烯高诺酮，R2323）

是19-去甲睾酮衍生物，具有较强的抗孕激素与中度抗雌激素的活性，从月经第1天开始，每周2次，每次口服25mg，6个月为一个疗程，其症状改善率96.7%，体征缓解率85.7%，复发率20%。其不良反应有不规则阴道流血、体重增加、痤疮、潮热等，谷丙转氨酶也有升高现象，停药后可以恢复正常。但此药价格昂贵。

5. 三苯氧胺

为双苯乙烯（diphenylethylene）衍生物，其顺式异构体具有雌激素作用，逆式异构体具有抗雌激素作用。它作为一种非类固醇类的抗雌激素药物，通过与细胞中雌激素受体竞争性结合。推论用三苯氧胺治疗子宫内膜异位症的药理作用可能与其抗肿瘤作用相似，它能与异位内膜细胞内胞质雌激素受体（ERC）结合，阻止体内雌激素作用，从而抑制异位内膜生长，同时也刺激异位内膜胞质孕激素受体（PRC）结合能力，提高孕激素与雄激素制剂的抗异位内膜组织生长的效果。

6.中药治疗

中医学中痛经、症瘕、月经失调、不孕属里、实、瘀，病在下焦，治则：血瘀宜化，通则不痛，腑气宜通，通可行滞，六腑以通为用，腑气通畅有利于血疲的改善。按此治则，上海龙华医院治疗189例的总有效率为85.47%。方剂：生大黄或醋大黄6g后下。痛者加炙乳香、炙没药各3～4.5g，炒五灵脂、生蒲黄（包）、地鳖虫各9g。软坚消瘕宜加三棱、莪术、鳖甲、夏枯草各15g，海藻、木馒头各9g。气虚者加黄芪15g，党参、白术各9g，肛坠加黄芪15g、升麻6g、木香9g。偏寒者加肉桂（后下）、吴茱萸、小茴香各3g，炮姜4～5g。偏热者加红藤、败酱草各15g，丹皮、山栀子各9g。气滞者加元胡、川楝子、青皮各9g。子宫内膜异位症根据辨证施治原则可分3大类：①气虚血瘀型：治则益气壮阳，活血祛瘀；②气滞血瘀型：治则健脾疏肝，活血祛瘀；③阴虚内热血瘀型：治则为清热养阴，活血祛瘀。按这样分型治疗后症状和体征缓解率可达80%以上。

二、手术治疗

为了保留生育功能，对子宫内膜异位症多数采用保守性手术，如诊断癌变或接近绝经不考虑生育者可作根治手术。

1.保守性手术

子宫内膜异位症多见于不孕妇女，迫切要求生育，也希望消除痛经。开腹手术分解粘连，剥除卵巢内膜样囊肿，尽量保留正常卵巢组织，应用显微外科手术切除病灶，仔细缝合创面，重建盆腔腹膜，术后妊娠率为60%～80%，复发率27%～40%。

腹腔镜下电凝、烧灼和切除病灶，使局部组织发生电凝作用，也可用腹腔镜进行激光治疗，吸收组织水分而使气化，或使组织凝固。CO_2 激光穿透力极浅，NGYAC 激光穿透组织较深。1989 年 Nezhat 应用 CO_2 激光治疗后的妊娠率为 69.1%，治愈率为 70.7%，可以免除剖腹手术。

B 超下做卵巢内膜样囊肿穿刺术，抽出囊内的内容物后再注入无水酒精，使肿瘤缩小或消失。该法对手术剥离或腹腔镜下治疗后复发病例可考虑使用。

2. 半保守性疗法

对无生育要求的内膜异位症者或患子宫腺肌病药物治疗无效时可行子宫切除术。尽量保留外观及创面正常且功能良好的卵巢，避免过早出现更年期综合征。

3. 根治性手术

病情严重，药物治疗后复发，年龄接近绝经期者可采用子宫切除内膜异位，恶变者非但作子宫、卵巢切除，有时波及大网膜、直肠、输尿管等处，均可作根治手术，术后腹腔内化疗和静脉化疗或加用孕激素治疗可明显提高 5 年生存率达 77%。

第九节 子宫内膜异位症的诊治进展

子宫内膜异位症（内异症）是生育年龄妇女的常见病，近年来发病率升高，主要症状是疼痛及不育，严重影响患者的生活质量。现将近年对本病诊断和治疗的一些新认识综述如下。

一、内异症的定义

传统的观点认为内异症即为子宫内膜超过子宫腔范围的外在性生长。近年来有学者提出，卵巢激素依赖的内膜异位现象为一种生理情况，只有当异位的内膜反复周期性出血，并出现症状时，方能认为是疾病。前瞻性研究发现，内膜异位的病情变化有其自身的生物学周期，几乎所有的女性一生中都会出现轻度及表浅的内异症，但由于妊娠或服用避孕药引起的激素变化而自然萎缩。

二、内异症的发病机理

内异症的发生机理，为大多数妇科工作者所接受的是经血倒流种植学说。但围月经期输卵管通畅的妇女 90%有经血倒流。那么何种情况下会发展成为内异症？许多研究表明，内膜异位的发生与机体免疫反应异常有关。腹腔局部调控因素包括免疫、内分泌、细胞因子及生长因子的改变，导致盆腹腔内环境的改变，与内膜异位的发生发展有关。如腹水中免疫球蛋白、补体、白细胞的改变，对精卵有毒性作用，可引起不育；自然杀伤（NK）细胞活性的降低，对异位内膜的吞噬作用减低，巨噬细胞的激活引起细胞因子、生长因子的改变，刺激异位的内膜生长引起内异症的发生。内异症的发生亦与遗传因素有关。内异症患者直系亲属的患病危险性为 7%。最近 Noble 报道，内异症患者腹膜种植灶及在位内膜均有 P450 芳香化酶基因的表达，而对照组该基因不表达。由于 P450

芳香化酶为雌激素合成重要的转化酶,内异症患者 P450 基因的表达提示异位内膜通过旁分泌合成雌激素，参与疾病的发生、发展。内异症对类固醇激素的耐药性以及绝经后出现的内异症亦可能与此有关。

三、内异症的病理表现及疾病进展

内异症病理特点是多形性及不一致性。早期病变多由内膜细胞及腺体组成，血管网丰富，故称为红色病变；随着病情的进展，病灶反复周期出血，并有色素沉着，称为棕色病变；以后出血逐渐吸收，瘢痕形成，血管网减少，称为白色病变。通常红色病变为病变的开始阶段，血管丰富，有丝分裂活跃，病变较为活跃；而白色病变血管少，有丝分裂缺乏，病变不活跃。内异症的进展可假设为分多步进行，异位内膜种植或化生→不典型的非色素病灶→典型的色素病变→卵巢子宫内膜囊肿、粘连或深部浸润。内异症的不同病理表现形态，是预测疾病的进展、选择合理治疗方法的重要指标。对不同阶段的病变治疗应有所区别。

目前的内异症分期（美国生育协会 1985 年修订的标准）对病变的多形性及功能状态，如病灶的颜色、范围、内膜异位囊肿的大小、深部病变等未加以考虑。因此有学者建议对此分期进行修改，以达到指导治疗的目的。临床上通常根据病变的部位分为：腹膜型，包括腹膜的红色、紫色及白色病变等；卵巢型，如卵巢的表浅病灶及内膜异位囊肿；深部结节型，包括阴道直肠隔、宫骶韧带结节以及肠道、膀胱及输尿管病变。

四、内异症的诊断方法

1.腹腔镜

腹腔镜检查及术中活组织检查（活检）是诊断内异症的"金标准"。腹腔镜可发现疾病并且估计病变的范围，但对微小、非典型及腹膜外病变及盆腔严重粘连的情况，易漏诊，造成假阴性结果，因此仍有一定的局限性。此外，医生的经验也十分重要。为提高肉眼诊断的准确性，Gleicher 等介绍了一种泡沫试验的方法，可以提高腹腔镜的诊断率。手术时用冲洗器向子宫直肠窝反复冲生理盐水，如出现大量泡沫，即为阳性。其敏感性可达 100%，特异性达 88%，阳性预测率及阴性预测率分别为 94% 及 100%。因此，对裸眼病灶不明显的内异症，应用本法，可指导活检的取材部位，从而提高诊断率。

2. 影像学方法

影像学诊断以超声波对盆腔包块的扫描最为常用。内膜异位囊肿超声波检查可表现为附件囊性或混合性包块。但超声波对盆腔局灶性病灶无价值，也不能鉴别包块的性质。磁共振成像（MRI）对内膜异位囊肿诊断准确性较高，尤其对腹膜外病变、粘连下方以及脏器（如膀胱、肠道等）的病变，如与腹腔镜联合应用，有互补作用。但 MRI 对盆腔广泛性病变的诊断敏感性不高。

3. 生化检测

到目前为止，尚无生化指标对诊断及监测内异症病情进展十分有价值。CA_{125} 是卵巢上皮性癌诊断和治疗后监测病情进展的重要指标，但在许多良性疾病如炎症、子宫肌瘤、内异症及子宫肌腺症患者中均有升高。研究发现，早期（I、II 期）内异症患者血 CA_{125} 正常，而晚期（III、IV 期）患者 CA_{125} 升高。CA_{125} 升高还与月经周期有关，月经周期第 1～3d 血 CA_{125} 升高最为明显。此外，晚期内异症患者血 C 反应蛋白、血清淀粉样物 A 增高。内异症患者抗心磷脂抗体亦有增高。但同 CA_{125} 一样，这些指标特异性均不高，故对诊断及疾病的监测意义不大。

五、内异症的治疗

内异症治疗的目的主要是缓解疼痛、去除内膜异位病灶、恢复正常解剖及生育功能。选择治疗的方法应根据患者年龄、生育要求、症状的严重性以及病情如病变的范围、部位、大体及镜下形态做到个体化。

治疗的方法包括期待疗法、手术治疗（保守及根治）以及药物治疗。传统的观点对早期病例采取期待疗法，观察 5～12 个月有报道其妊娠率可达 55%～75%，与保守手术及药物治疗效果相当。但内异症是一个进展性疾病，且目前腹腔镜技术不断发展及日趋熟练，在进行诊断的同时切除异位病灶，比期待治疗更能改善症状及提高妊娠率。

1. 手术治疗

（1）保守手术。目的是保留及改善生育功能。术后累积妊娠率可达 52%，疼痛缓解率达 61%～100%。但术后复发率高。手术分离粘连虽然可以恢复正常的盆腔解剖结构，但由于术后炎症及手术面粗糙，术后再粘连发生率高。术后 3 个月的粘连再形成可达 50%。腹腔内留置右旋糖苷或生理盐水对粘连形成有一定的预防作用。

（2）根治手术。适用于症状严重、药物及保守手术治疗无效，且无生育要求的患者。全子宫双侧附件切除手术对疼痛的缓解率达 90%以上。对年龄较轻且卵巢无明显病变的患者，亦可采取较保守的方法，但切除子宫保留卵巢仍有复发及再次手术的可能。再次手术比较困难且手术并发症发生率可高达 30%，包括手术损伤、术后肠梗阻、肠麻痹以及切口感染等。鉴于目前有激素替代疗法作为基础，对内异症有切除子宫指征的患者，保留卵巢应慎重。

2. 药物治疗

药物治疗包括假孕疗法及假绝经疗法。内异症为性激素依赖性疾病，体内高孕激素水平可引起内膜组织蜕膜样变、萎缩；低雌激素状态可引起内膜萎缩，这正是假孕疗法及假绝经疗法作用的基础。但药物只是暂时抑制病情，而不能治愈，停药后复发率高。故目前主张手术结合药物治疗。传统的假孕疗法及假绝经疗法副作用较多，包括突破出血、体重改变、男性化表现以及肝功能的改变，使得长期应用有一定的困难。促性腺激素释放激素激动剂（GnRH-a）是近年来治疗内异症的新药。GnRH-a 作用机理是通过下调垂体促性腺激素的分泌，造成体内低雌激素状态，起到药物暂时去势作用而达到治疗目的。此外，GnRH-a 对卵巢亦有直接抑制作用。研究证明，GnRH-a 治疗内异症有效、安全。目前国外多采用 GnRH-a 每 4 周注射 1 针、连续 6 次的方案治疗严重的内异症，亦有个别病例治疗需要延长至 1 年。GnRH-a 造成的体内低雌激素状态引起围绝经期症状及骨质丢失等，使得患者不能坚持长期用药。同时加用性激素，即反向添加治疗，目的是在不降低 GnRH-a 治疗效果的同时，减少其副作用，从而可以维持治疗或延长治疗时间。目前的研究已经证明，反向添加后与单用 GnRH-a 治疗效果相当，但围绝经期症状、骨质丢失等副作用明显减少。

内异症与不育的关系仍不十分清楚。早期的内异症单纯药物及保守手术治疗效果均不理想。同时应用助孕技术如超促排卵（应用氯米芬或绝经后促性腺激素）后，妊娠率比达那唑及期待疗法高 3 倍，如果同时辅以宫腔内精子注射，则妊娠率会进一步提高，周期妊娠率可达 17%。如果超促排卵失败，则可考虑体外受精，周期妊娠率可达 33%。研究发现，内异症的期别并不影响治疗效果，内异症患者体外受精的妊娠率与无内异症者相同，体外受精前应用 GnRH-a 治疗可以提高妊娠率。

第十四章 分泌激素的卵巢肿瘤

　　卵巢是一个内分泌器官，卵巢肿瘤可以引起很多种的内分泌失调。一般在临床上可分为两种：一种是性激素（雌激素或雄激素）的分泌过多；另一种是性激素以外的激素分泌过多。性激素的过度分泌可有3个来源：①肿瘤细胞直接分泌性激素；②肿瘤细胞本身不分泌激素，而其间质分泌性激素；③肿瘤组织代谢血中的其他激素变成雌激素或雄激素。值得注意的一点是肿瘤合成的性激素可以在卵巢外代谢而使临床表现为其代谢产物的作用而不是肿瘤本身产生的激素的作用，如肿瘤分泌的男性激素雄烯二酮被卵巢外脂肪组织转化成雌酮，因此临床呈雌激素过高表现，而不是男性化。又如颗粒细胞瘤一般都呈雌激素过高的表现，但偶尔也有男性化表现，因此这类肿瘤的分类主要是依据病理形态学而并不是临床表现。故本文根据肿瘤组织发生叙述如下。

第一节　性索-间质肿瘤

　　性索-间质肿瘤（sex-cord stroma tumor）占分泌激素肿瘤的极大部分，包括颗粒细胞瘤、卵泡膜细胞瘤、睾丸支持细胞-间质细胞瘤、两性母细胞瘤、硬化性间质瘤及含环状小管性索瘤等，以往所指的功能性卵巢肿瘤（分泌激素的）均属此类。目前对这类肿瘤的命名、诊断及内分泌功能还存在着一定的分歧意见，一般有以下两个问题：

　　其一，命名问题。这类肿瘤的名称繁多，主要是由于对卵巢的胚胎发育有不同的看法。有些学者认为所有的颗粒、卵泡膜、睾丸支持及睾丸间质细胞都来自原始泌尿生殖嵴的特殊间质——间胚叶，因此称此类肿瘤为间叶瘤。根据肿瘤细胞的形态及内分泌功能的不同，又分为女性化及男性化间叶瘤。有些学者则认为体腔上皮及中肾上皮形成性索，而性索又进一步分化成为颗粒细胞及睾丸支持细胞，它们是上皮性的，而卵泡膜细胞及睾丸间质细胞则来自间质，是间质性的，因此称这类肿瘤为性索-间质肿瘤。关于卵巢中是否有性索形成的问题目前也有不同的看法。在睾丸发育过程中，性索形成是明显的，但在卵巢中往往看不到上皮的索状结构，只能见到包裹在生殖细胞外的前颗粒细胞，以后发育成颗粒细胞，既然无明显的性索见到，有人认为称这类肿瘤为性腺间质肿瘤较好。我们认为不管是否见到性索发育过程，卵巢中的前颗粒细胞发育成颗粒细胞与睾丸中的原始索状结构发育成睾丸支持细胞一样，都具有上皮细胞性质，而且自胚胎至成年人都没有见到过卵巢间质细胞能分化成颗粒细胞的过程。所以颗粒细胞、睾丸支持细胞与泡膜细胞、睾丸间质细胞应属两个系统，因此称这类肿瘤为性索-间质肿瘤为妥。

其二，诊断问题。关于这类肿瘤的诊断，目前存在着两个困难：①对一些分化较差的肿瘤，很难区别它们是女性化颗粒卵泡膜细胞瘤还是男性化睾丸支持细胞-间质细胞瘤。因为比较幼稚的性腺细胞往往有向两极分化的性质，而且某些肿瘤的组织形态有相似处，例如管状颗粒细胞瘤与睾丸支持细胞瘤不易区别，黄素化的卵泡膜细胞又与睾丸间质细胞相似。②真性肿瘤与增生性病变也难以区分，例如卵泡膜细胞瘤与卵泡膜细胞增生症。睾丸间质细胞肿瘤或门细胞肿瘤与门细胞增生性结节均无明显界限，在具体病例中均不易鉴别。

一、颗粒细胞瘤

颗粒细胞瘤是性索-间质肿瘤中最常见者。用放射线照小鼠后，可发生颗粒细胞瘤；曾报道该类肿瘤发生于有放射治疗史的病人中。有人做过种植试验，小鼠阉割后，将一个卵巢种于脾脏，使卵巢分泌的雌激素通过门静脉至肝脏而减能，这样常使这个种植的卵巢发生颗粒细胞瘤。为此使人想到此肿瘤的发生可能是由于垂体激素无对抗性地作用于卵巢所致。设想雌激素可能抑制此类肿瘤的发生。

1. 病理形态

肿瘤一般中等大小，椭圆形，外形光滑或分叶状，切面呈实质性，较大的肿瘤有囊性变，伴坏死出血，实质部分质脆，颗粒状，土黄色。镜下特点：组织象有很多类型，如卵泡型、假腺瘤型、丝绸型、小梁型及弥漫型等。肿瘤细胞呈葵花子样，分化好的常排列呈卡尔-爱克斯纳小体（Call-Exner body）。近年曾报道一组独特组织形态的颗粒细胞瘤，85%发生于青春期前，称为幼年型颗粒细胞瘤，肿瘤细胞常形成不规则的卵泡，罕见卡尔-爱克斯纳小体，常有黄素化。

2. 临床表现

可发生于任何年龄，在死胎及 80 岁的老人中均曾有发现，但一般多见于更年期，平均年龄 45 岁，特殊临床表现是由雌激素的过度分泌所致。当肿瘤发生于生育年龄的妇女时，雌激素的增多可使病人发生月经过多，或者有高雌激素水平的闭经，临床变化不很明显。当发生于儿童时则有性早熟现象，第二性征过早出现，如乳房增大、阴毛腋毛的出现、外阴发育及无排卵子宫出血等。肿瘤可使绝经后的妇女出现子宫增大及子宫出血，但第二性征无大改变，肿瘤切除后，流血症状消失，病人可以再度出现更年期综合征。一般病人都有卵巢增大，但也发现有一部分肿瘤患者，卵巢为正常大小，肿瘤发展缓慢，且多有纤维化及玻璃样变性，因此绝经后有高雌激素症状者，即使卵巢不大，也要警惕有小肿瘤的存在。

3. 激素作用

大部分病人表现为高雌激素，5%合并有内膜癌。颗粒细胞不论是正常的还是肿瘤性的，一般不产生雌激素，细胞内缺乏光面内质网及有管状嵴的线粒体，没有合成雌激素的酶；因此颗粒细胞所产生的高雌激素有赖于卵泡膜细胞及间质细胞合成的雄激素，颗粒细胞中的芳香化酶使雄激素的前身变为雌激素。因此免疫组织化学显示颗粒-卵泡膜细胞瘤中存在雌二醇，有时也存在雄酮。有些颗粒细胞瘤呈男性化表现，血中睾酮也升高，这类颗粒细胞瘤往往是囊性的，外形极像囊腺瘤。从组织培养中观察到，正常卵泡产生雌激素高于雄激素，而萎缩卵泡中则雄激素高于雌激素，因而推测男性化颗粒瘤可能来自萎缩卵泡中的颗粒细胞，它缺乏芳香化酶，不能使卵泡膜细胞产生的雄激素转化成雌激素。

颗粒细胞瘤的激素合成是通过△^{4}途径，因此有时还出现孕酮作用。

4. 性质及预后

属低度恶性，上海医科大学妇产科医院随访结果 5 年生存率为 75.81%，10 年生存率为 55.09%。该肿瘤有远期复发的特点，文献报道 15～20 年随访有 50% 的死亡率。治疗以手术为主，鉴于其远期复发的特点，对年轻而未生育的患者，可暂保留子宫及对侧卵巢待生育后再作处理。

二、卵泡膜细胞瘤

1. 病理形态

肿瘤中等大小，质坚而实质，切面均质一片，淡黄色，偶有囊性变。镜下见大片梭形肿瘤细胞，纵横排列，有成片的结缔组织相隔，如作苏丹 III 染色，则可见到红色脂质颗粒，当黄素化后，肿瘤细胞肥胖，胞质变空，脂质颗粒更为明显。

2. 临床表现

多为女性化，肿瘤多属良性。

3. 激素作用

卵泡膜细胞有合成类固醇激素的能力，超微结构也显示卵泡膜细胞瘤中有激素的合成。非肿瘤性的卵泡膜细胞多合成雄激素，但肿瘤患者却表现为女性化，这可能是雄烯二酮在卵巢外的脂肪组织中转变成了雌酮所致。约有 10% 的卵泡膜细膜瘤表现为男性化，这类肿瘤中常有黄素化细胞或含有睾丸间质细胞产生的雄激素未被周围脂肪所转化。

三、睾丸支持细胞-间质细胞瘤

又称男性母细胞瘤或含睾丸母细胞瘤，这类男性化肿瘤仅是女性化肿瘤的 1/10～1/5。以往认为肿瘤来自胚胎卵巢中的具有分泌雄性激素的细胞，呈索状或管状。近代研究发现卵巢原始间叶组织有向女性或男性分化的潜力，既可形成颗粒细胞瘤和卵泡膜细胞瘤，也可形成睾丸支持细胞-间质细胞瘤。至于是来自成熟的间质细胞还是来自不成熟的贮备细胞尚不清楚。一般认为它与颗粒卵泡膜细胞是同一来源。有人认为性腺间质细胞受了某些因素的影响可能转变成分泌雌激素或雄激素的功能细胞。从光镜、电镜及体外培养中这类肿瘤的生物学行为有时与颗粒细胞瘤及正常卵巢中的颗粒细胞相似，支持它们是同一来源的说法。

1. 病理形态

肿瘤中等大小，直径一般不超过 20cm，表面光滑呈分叶状，切面实质，呈灰黄色或橘红色，有出血及囊性变。镜下形态：本组肿瘤包括了一组从分化极好的睾丸腺瘤到分化极差的肉瘤型，形态常根据分化程度及含类脂质的多少而异。①分化很好的管-腺状结构，称为 Pick 睾丸腺瘤，肿瘤由管状结构组成，细胞核横置于细胞长轴，往往缺乏睾丸间质细胞，临床表现常为女性化。②中间型：索状或管状结构，伴有不同程度的间质增生。睾丸间质细胞常见，伴男性化表现。③未分化型：很少形成管状或束状结构，呈肉瘤型，与分化不好的颗粒细胞瘤和卵泡膜细胞难以区分。腺瘤中睾丸间质细胞的存在与否与临床是否有男性化表现相一致。

2. 临床表现

多发生于年轻人，75%病人小于 40 岁，66%的病人在 30 岁以下。文献报道最小的为 25 岁，最大者为 70 岁。男性化现象在年轻人中表现明显，在老年人中不明显。首先出现的是去女性化症状，例如月经稀少、乳房萎缩，以后出现男性化现象，如多毛、声音嘶哑、阴蒂肥大、秃顶等。肿瘤切除后，最先表现的是月经的恢复，而其他男性化现象则持续多年。当肿瘤复发时，症状又可出现，约有 10%～15%的病人无内分泌失调表现。

3. 激素作用

大部分的支持细胞瘤临床表现是女性的征象，例如有假性性早熟、月经过多及内膜增生过长等。也有同时分泌雌激素及孕激素的。肿瘤中的睾丸间质细胞常常是非肿瘤性的，男性化是间质细胞起的作用，超微结构说明它具有合成激素的能力，体外培养证实这种肿瘤有从 ^3H 标记的孕烷醇酮通过 $\triangle^5$ 途径合成一系列的雄性激素。

4. 性质及预后

属低度恶性，分化好的预后好，肉瘤型的预后差，5 年生存率为 70%～

90%。治疗以手术切除为主。

四、两性母细胞瘤

这类肿瘤极为罕见，诊断标准是肿瘤内含有明确的分化好的伴有卡尔-爱克斯纳小体的颗粒细胞瘤的成分和分化好的睾丸母细胞瘤的成分。而那些分化不好，在形态上难以区分为女性化还是男性化的不属此类。临床上同时具有女性化及男性化的表现。

五、含环状小体的性索肿瘤

这是一组未分类的性索-间质肿瘤，过去有人将它分在颗粒细胞瘤组中，而有人则将它分在睾丸支持细胞瘤类中。近年来认为它是来自卵巢皮质中的颗粒细胞，但形态上向睾丸支持细胞分化。

1.病例形态

大体形态与性索-间质来源的肿瘤相似，镜下结构形如环状或车轮状，核居边缘，车轮状结构的大部由脆质形成，中央有玻璃样变物质，来自基底膜。

2.临床表现

有女性化症状，但有时无激素功能，这类肿瘤常合并 Peutz-Jegher 综合征，表现为粘膜-皮肤的黑色素沉着及胃肠道息肉。小肿瘤多属良性，大肿瘤有时可出现恶性行为，向卵巢外浸润或转移。

六、卵巢硬化性间质瘤

1.病理形态

肿瘤中等大小，直径多数为 6cm 左右，表面光滑，结节状，呈灰白或灰黄色，切面分叶状，实性，质坚韧，混有黄色、褐色，可有水肿粘液区域和囊性变，呈蜂窝状或呈囊腔，偶见钙化灶。镜下常见多样形态，有肿瘤细胞密集区、胶原化区及水肿区混杂。瘤细胞大小不一，呈多样化，有圆、椭圆、多角形等，核圆，呈肾形或梭形，胞质轻度嗜酸。瘤细胞胞质中有时含有空泡，呈印戒细胞样。有些区域血管较丰富。

2. 临床症状

属良性肿瘤，10%～25%的病人具有雌激素紊乱的表现。

3. 激素作用

肿瘤细胞经油红 O 或苏丹黑染色证实含类脂质，以 PAP 过氧化酶间接法测定配体素（ligandin），证实肿瘤细胞能合成类固醇激素，Lam 全面测定肿瘤所含酶及固醇类激素，推测肿瘤由脱氢表雄酮经△^{5}途径合成类固醇激素。

第二节　类固醇细胞瘤

这组肿瘤以往有很多名称，对其组织发生及形态分型亦有意见分歧。世界卫生组织（WHO）的卵巢肿瘤分类中将它列为独立一类，包括了卵巢门细胞瘤、肾上腺残留肿瘤及间质黄素瘤。近年来已否定了来自肾上腺残留这一观点，约有27%的全子宫标本中见到肾上腺残留，但其位置均处于宽韧带及近卵巢门处，因此只有处于这种部位的类固醇细胞瘤才可被认为来源于肾上腺残留。目前，将此类肿瘤分为间质黄素瘤、卵巢莱狄细胞瘤及非特异性类固醇细胞瘤。

一、间质黄素瘤

这类肿瘤占类固醇细胞瘤的25%，处于卵巢皮质间质中，肿瘤均较小，直径一般不超过3cm，来自卵巢黄素化间质或其前身梭形细胞。肿瘤实质，界限清楚，灰白或灰黄色，或呈红色或棕色。镜下为无包膜的圆结节，由多边形细胞形成，排列弥漫或呈小巢或索状，被卵巢间质包围。20%有退行性变形成裂隙，内含类脂质细胞，20%可有纤维化及玻璃样变。肿瘤细胞胞质多，嗜伊红，略呈颗粒状，含脂质颗粒，核小而圆，有明显核仁，分裂极少。对侧卵巢有卵泡膜细胞增殖症者占90%。在25%的病例中有卵巢门细胞增生。临床症状：80%发生于绝经后，60%的症状是不规则流血，12%有男性化表现，一般均属良性。

二、莱狄细胞瘤

莱狄细胞（Leydig cell）与黄素化细胞或肾上腺皮质细胞不易分清，除非看到林克（Rein-ke）结晶。光镜下约有35%～40%的莱狄细胞瘤含有结晶。莱狄细胞均来自卵巢门（门细胞），该肿瘤占所有类固醇肿瘤的20%。肿瘤呈黄色、棕红色、暗棕色，甚至黑色，直径一般不超过3cm，界限明显，处于卵巢门部但可延至卵巢皮质部。镜下呈无包膜结节，含类脂质细胞，弥漫生长，有时呈巢状，肿瘤结节被结缔组织分隔，50%病例中有玻璃样变。在 30%的病人中血管有纤维素样变，细胞质含大量伊红色颗粒，有时胞质空泡样，提示有类脂质的存在。核圆，有小核仁，有时有多形核，偶尔可见分裂象。胞质内有林克结晶，铁苏木及三色染色，使结晶易找到，电镜下这种结晶呈针状（纵切）及六边形（横切）。肿瘤有时合并皮质间质增生或门细胞增生。临床症状：肿瘤多见于绝经后，80%有男性化表现，血清中睾酮增多。有时可呈女性化，是由于睾酮在卵巢外被转化成雌激素。所有肿瘤几乎都是良性的。

三、非特异性的类固醇细胞瘤

这类肿瘤占所有类固醇肿瘤的 60%，肿瘤实质，界限清楚，分叶，5%为双侧性，切面呈黄色、橘红或红棕色，如果胞质中有脂褐素，则颜色更深，在坏死、出血及囊性变时可看到。镜下见肿瘤细胞呈片状、小巢状、不规则状、索状或柱状，间质较少。过去有人认为它是一个完全性黄素化卵泡膜细胞瘤。少见情况下，间质水肿或粘液状，瘤细胞疏松排列，有时间质有钙化及砂粒小体，出血坏死。细胞多边形或圆形，核居中，胞质嗜伊红，根据含脂质的多少呈颗粒状、空泡状甚至海绵状。75%的肿瘤脂肪染色阳性，有时含有大脂滴，使细胞呈印戒状。约有 60%的肿瘤有细胞核不典型。该肿瘤有恶性变潜力，因此手术时要注意其分期。病理中的恶性标准是核分裂象＞2 个/10 个高倍视野（HPF），有出血坏死，核不典型，II～IV 级及肿瘤直径大于 7cm。临床表现：常见于年龄较轻者，在儿童中引起早熟，50%有男性化，10%有女性化。少数病人血清中皮质素增加，引起库欣综合征。20%的肿瘤有扩散，临床恶性占25%～40%。

第三节 生殖细胞肿瘤

原始生殖细胞不产生激素，但生殖细胞瘤中往往混有合成激素的成分，而使临床上有激素失调的表现。

一、无性细胞瘤

发生率为全部卵巢肿瘤的 0.26%。一般认为它来自胚胎发育时期未定性前的生殖细胞。肿瘤细胞所含 DNA 是淋巴细胞的 2 倍，碱性磷酸酶及糖原均阳性，符合生殖细胞的特性。它不应产生激素，但在以往的报道中，患者有时有性早熟、绒毛膜促性腺激素增加、妊娠试验阳性等表现。发生激素紊乱现象者往往有两种可能：①肿瘤中混有其他合成激素的成分，例如性母细胞瘤或绒毛膜上皮细胞癌等；②无性细胞瘤中的巨细胞能产生绒毛促性腺激素致使发生性早熟，或其他内分泌失调的表现。

1.病理形态

肿瘤呈圆或椭圆形，表面结节状，实质性，有包膜，色灰白，直径 6～30cm。切面似脑组织，有时有囊性变。镜下见多边形细胞，核大，居中。肿瘤细胞间有纤维结缔组织，其中可见淋巴细胞及多核巨细胞。

2.临床表现

好发年龄 20～30 岁。一般无激素失调表现。如果有性早熟或其他发育异常者要除外合并其他产生激素的肿瘤。

3.性质及预后

低至中度恶性，5 年生存率为 62.5%，对放射治疗敏感。如果合并其他生殖细胞来源的肿瘤，如内胚窦瘤、胚胎性癌等则恶性程度就大为提高了。

二、卵巢原发性绒毛膜癌

原发性卵巢绒毛膜癌来源于生殖细胞向胚外结构——滋养细胞分化而形成，常与其他生殖细胞来源的肿瘤相混合。基本上发生于儿童及青少年，有时肿瘤中绒毛膜癌的成分不多而为其他成分所掩盖。

1. 病理形态

中等大小，切面呈疏松实质，组织脆，出血坏死相间存在。镜下可见两种滋养细胞，即细胞滋养及合体滋养细胞同时存在。对侧卵巢因受绒毛膜促性腺激素的影响而有黄素化。

2. 临床表现及预后

肿瘤分泌绒毛膜促性腺激素使儿童发生性早熟，雌激素升高，妊娠试验阳性。常被误诊为宫外孕。预后极差，很少存活 1 年以上者。

三、具分泌激素功能的卵巢畸胎瘤

畸胎瘤中含有三胚层组织，有些组织有内分泌作用。

1. 卵巢甲状腺肿

畸胎瘤中含甲状腺组织的占 5%～20%，有的畸胎瘤只单相分化，致使肿瘤大部分或全部为甲状腺组织，称为卵巢甲状腺肿，占畸胎瘤的 0.4%。

（1）病理形态。肿瘤一般 6～8cm 直径大小，切面呈琥珀色多房结构，房内充满胶冻样物质，镜下见到肿瘤呈甲状腺瘤样结构。

（2）临床表现。多见于生育年龄妇女。5%患者有甲状腺功能亢进的症状，表现为体重减轻、神经质、气喘、心悸、新陈代谢增加等症状。肿瘤为良性。

2. 卵巢类癌

通常发生于含有消化道上皮和呼吸道上皮的畸胎瘤内，也可以是畸胎瘤的单相分化。肿瘤来自嗜银细胞，是一种肽类激素分泌细胞，产生 5-羟色胺。

（1）病理形态。直径 1～20cm，切面实质，淡黄，均质状，镜下见肿瘤细胞呈片状或小泡状排列，为结缔组织分隔，呈巢状或带状，胞质内有嗜银颗粒。

（2）临床表现。1/3 的患者有类癌综合征，如面部潮红、血管功能紊乱、腹痛腹泻、皮下水肿及支气管痉挛等。5-羟色胺分泌多少与肿瘤大小呈正比，越大分泌越活跃。手术切除后，症状消失，肿瘤系低度恶化。

第四节 性母细胞瘤

这是一类混合性肿瘤，由生殖细胞及类似不成熟的颗粒细胞或睾丸支持细胞所组成。睾丸间质细胞及黄素化细胞可有可无，称此名词的原因有二：①肿瘤很像原始性腺，内含生殖细胞、性索及间胚叶组织，此期的性腺无性别差异；②极大部分病人体型为女性但性腺发育不良。

一、病理形态

一般体积较小，直径仅数厘米，不超过 8cm。外表光滑，圆或椭圆形，浅表分叶，质地软或韧，切面灰色，有斑状黄色或橘黄色区域，有散在的钙化斑点，量多时有沙砾感。镜下见肿瘤为大小不等的细胞巢，圆形或卵圆形，巢中区常为大而圆的生殖细胞，见分裂象，在巢沿边缘处细胞群为小而卵圆的睾丸支持细胞及颗粒细胞成冠状排列，围绕着不定型的玻璃样 PAS 阳性物质。细胞巢之间为纤维结缔组织，其中有睾丸间质细胞或黄素化卵泡膜细胞，这两种成分常在患者发育后出现（有赖于垂体促性腺素的刺激），在 15 岁以后出现者较 15 岁以前的多 2 倍，80% 的肿瘤有钙化灶，凝成团块，形成桑葚样结构。

以下情况可影响性母细胞瘤的形态：①肿瘤中的无性细胞瘤成分的过度生长，常使肿瘤的体积增长得很大，如果切片不全面，常诊断为无性细胞瘤。以往报道的无性细胞瘤伴有性发育不全者，实际上是性母细胞瘤合并了大量的无性细胞瘤成分。②性母细胞瘤合并其他生殖细胞肿瘤，例如畸胎瘤、内胚窦瘤、胚胎性癌、绒毛膜癌等，则可出现上述肿瘤的形态。因此如果肿瘤中有较多的钙化斑，或伴有性腺发育异常者，需注意是否有性母细胞瘤的存在。

二、临床表现

有 30% 的患者肿瘤是双侧性的，肿瘤约有 20% 来自条索状性腺，20% 性腺为睾丸（大部分在腹腔内），一半以上的患者因性腺为肿瘤破坏而性质不清，临床表现分为 3 型：①表现型为女性，不伴有男性化症状。15 岁以后的患者常有原发闭经，垂体促性腺素增加，17-酮类固醇在正常范围内。可识别的性腺，基本上都是条索状性腺，极少数为睾丸，内生殖器为子宫及输卵管。②表现型为女性，但伴有男性化症状，年龄自 8～15 岁。肿瘤大部分来自睾丸，少数是条索状性腺，内生殖器大部分是子宫及输卵管，少数可见输精管、附睾等男性生殖器附件。③表现型为男性，常为男性假两性畸形，大部分有男性生殖器附件。患者的染色体核型有一半是 46，XY，30%可为 45，XO/46，XY 嵌合体。近年来也有报道肿瘤发生于正常染色体 46，XX 患者，也有发生于真两性畸形者。

三、激素作用

肿瘤产生类固醇激素。肿瘤中的似颗粒细胞及睾丸支持细胞产生雌激素而睾丸间质细胞及黄素化细胞产生雄激素，当混有滋养细胞时产生绒毛膜促性腺激素。体外培养肿瘤组织可使孕酮转变为雌激素及雄激素。

四、性质及处理

性母细胞瘤本身属低度恶性，很少发生转移，有人称它为"原位恶性"。但由于以下的特点，对侧性腺不宜保留。①它常为双侧性，对侧性腺亦常含有肿瘤，即使手术时尚未发现，因很多病人体内有 Y 染色体，以后生肿瘤的机会很大，而且对侧性腺也常发育不良，保留了也不起作用；②常可合并胚胎性癌、内胚窦瘤等高度恶性肿瘤，手术更应彻底。

第五节 具有酶活性的间质细胞瘤

某些卵巢原发性上皮性肿瘤也具有内分泌作用，激素不是来自肿瘤细胞，而是其间质细胞所分泌。同样情况在转移性肿瘤中也见到。大多数表现为雌激素升高，病人有绝经后阴道流血，内膜呈增生过长等现象。少数人有男性化表现，症状随肿瘤切除而消失。

一、发病机制

功能性间质细胞瘤发病的机制大致有 3 个方面：①间质细胞被绒毛促性腺激素所刺激，例如妊娠时，卵巢肿瘤间质有黄素化，无性细胞瘤中的巨细胞常合并间质黄素化；②间质细胞局部对肿瘤的反应，例如生长缓慢的肿瘤其周围常有一圈黄素化间质细胞，例如在粘液性囊腺瘤及畸胎瘤等；③绝经后妇女垂体分的黄体生成激素（LH）增高而使间质有黄素化。

二、病理形态

有激素作用的肿瘤与无激素作用的肿瘤在大体上无明显不同，由于前者有较多的黄素化细胞，因此肿瘤颜色较黄。镜下见到肿瘤的间质细胞内有成团的肥大或呈梭形的、多边形的细胞，染色淡，脂肪染色阳性。组织化学观察，这类细胞内除了含有类脂质外，还有还原性副酶Ⅰ（DPNH）、葡萄糖-6-磷酸脱氢酶等，提示有激素制造的功能。另一种间质细胞虽然胞质内没有类脂质，但有很强的氧化酶，如异柠檬酸脱氢酶、乳酸脱氢酶等，因此有人称此为有酶活性的间质细胞（enzymatically active stroma cell，EASC）。这种细胞存在于正常卵巢中，也存在于上皮性肿瘤中，是处于间质细胞演变成黄素细胞的过渡阶段。

第六节 卵巢肿瘤的其他内分泌功能

卵巢肿瘤的其他内分泌功能可造成：①高血钙：例如卵巢透亮细胞型腺癌常引起高血钙，免疫组织化学测定肿瘤细胞分泌多肽类物质，很像副甲状腺素。②甲状腺功能亢进：卵巢恶性畸胎瘤产生促甲状腺素。蛋白结合碘及甲状腺 ^{131}I 吸收率测定都增加，临床上有心动过速、震颤等甲亢现象。③低血糖：卵巢纤维瘤、浆液性囊腺瘤等常合并低血糖，是由于肿瘤释放胰岛素样物质。④多血症：某些卵巢恶性肿瘤刺激血红蛋白的合成，引起多血症。⑤异位 ACTH 综合征：有些卵巢癌分泌 ACTH 样的多肽类物质，引起库欣综合征。也有报道卵巢恶性支持细胞瘤伴有肾上腺皮质增生，在原发灶及转移灶中都含有促皮质激素样的物质。⑥异位促性腺激素：卵巢畸胎瘤及绒癌均可产生促性腺激素。⑦异位泌乳素：卵巢畸胎瘤及绒癌可产生泌乳素。

第十五章　染色体与妇科内分泌疾患

　　医学细胞遗传学（medical cytogenetics）是以细胞核内的染色体（chromosome）在形态、结构和数目上的变化为研究的依据，并联系其功能。医学细胞遗传学是现代医学和生物学中快速发展的一个领域。

　　染色体是遗传物质的主要载体，其数目和形态在每一个物种（species）是稳定的，不因年龄、性别、种族而异。生物化学的研究证明，机体的形态生理特点主要由染色体 DNA（deox-yribonucleic acid）的核苷酸（nucleotide）顺序决定。基因（gene）按线性顺序排列于染色体上，并指令细胞按遗传密码（genetic code）发育和代谢。其自身的复制能力又保证了遗传传递的完整性（实质上，就是基因通过控制细胞的蛋白质合成类型，进而控制机体的各种性状）。因此，染色体在质或量上的改变会影响机体的基本特性，导致某些缺陷与疾病的发生。同时，环境条件作为一种外因，对各种遗传性状的表现，也具有一定的影响。

　　早在 1888 年 Waldeyer 提出染色体这个名称之前，就有人用染上颜色的小体（coloured bodies）来描写染色体。所以，发现染色体的准确时间已难肯定。

　　多少年来，由于受到技术方法的限制，人类染色体的形态和数目究竟如何，一直不能得到正确的答案。至 1952 年，有 3 位细胞学家同时报告了用低渗液处理，使染色体分散的方法。他们的工作为以后的进展奠定了基础。

　　1956 年 Tjio 和 Levan 将人胚肺成纤维细胞在牛的羊水中培养。由于综合了若干种方法，才获得固定适当和分散良好的效果。在所观察的 265 个中期分裂相中，除 4 个以外，染色体的数目均为 46 个。至此，人类染色体的正确数目是46 个便成为定论。

　　1959 年相继发现唐氏综合征（Down syndrome）、特纳综合征（Turner syndrome）和克氏综合征（Klinefelter syndrome）都是因为染色体异常而致病，这就刺激了医学细胞遗传学的发展。

1960 年在美国丹佛举行了第一次国际性会议。制定了人类染色体的统一鉴别标准，称丹佛国际体制（Derver International system）。以后经过多次会议的补充与修正，使该体制日臻完善。

1971 年的巴黎会议，确立了人类染色体的分带技术，使观察水平大为提高。首先是能准确无误地鉴别人类的 24 种染色体。其次是过去不能辨认的微小改变，如小的缺失、易位和倒位等，应用分带技术均可发现。有人认为显出的带纹能粗略地反映 DNA 分子结构的顺序。这次会议被视为细胞遗传学向前发展的新里程碑。

1978 年高分辨染色体技术的出现预示了在染色体的认识水平上又将出现新的进展。应用这种技术，可以在染色体上显示出更多、更细的带纹，例如 G^2 期的染色体可出现 10000 条带。不难预言，不久将可以在染色体上鉴别和直接观察到人类拥有的 30000 个结构基因。

第一节 细胞分裂

人类的生命是从单个细胞开始的，这个细胞就是受精卵，或称合子（zygote）。受精卵是精、卵细胞的结合。成人的体重相当于精卵细胞重量总和的 50 兆倍。细胞数目为 1014 倍。这个惊人的增长主要是通过细胞分裂来实现的。

一、细胞增殖周期（cell reproductive cycle）和有丝分裂（mitosis）

细胞增殖周期是指在连续的两次分裂间所包含的全部过程。所需时间称细胞周期时间（cell cycle time），用 TC 表示。目前认为细胞增殖过程的特点是：①染色体倍增（从分子水平讲，也就是 DNA 的复制）。②复制后的 DNA 平均地分配到两个子细胞中去。以前被认为重要的分裂期，实际上只是把已经复制好的 DNA 平均地分配到两个子细胞之中的过程，而过去被忽视的所谓"休止期"却远非静止的，它是细胞增殖周期中极为重要的一个阶段。因为与 DNA 分子复制有关的一系列代谢过程都是在这段时间内进行的。因此，休止期这个名称已弃而不用，改称间期。

细胞增殖周期时间的相对长度，随机体与组织的不同而异。就是同种细胞也因温度与营养状况不同而有差别。现将细胞增殖周期分成四个阶段。

1. G_1 期（DNA 合成前期）

主要为下一阶段合成 DNA 做准备，如合成 DNA 的前身物质、能量的储备及合成 RNA 所需要的各种酶系的合成。此外，也进行 ENA 与蛋白质的合成。此期的染色体只有一条染色单体。哺乳动物细胞的 G_1 期约 12～24 小时。

2. S 期（DNA 合成期）

此期主要是 DNA 的合成。DNA 的复制（染色体的复制）就在此期进行，结果使其含量倍增。哺乳动物细胞的 S 期长约 6～8 小时。

3. G_2 期（DNA 合成后期）

此期合成终止，染色体的复制也完成，但继续合成 RNA 和蛋白质，不过其含量逐渐减少，并为 M 期的到来做准备。哺乳动物细胞的 G_2 期比较恒定，一般约 2 小时左右，此期完成染色体的复制，也是细胞分裂的开始。

4. M 期（有丝分裂期）

蛋白质合成降至最低，而 RNA 的合成仅在 M 期的早期和后期阶段尚在进行。M 期结束时，细胞分裂为二。一般约为一小时。此期又可分成四个时期。

（1）前期（prophase）：细胞核增大，中心粒分裂为二，并移向两极，染色体因螺旋化而使形态逐渐清晰。每条染色体由两条染色单体构成，核仁消失，核膜也开始消失。

（2）中期（metaphase）：核膜已经消失，染色体排列在细胞中央的赤道板上。

（3）后期（anaphase）：着丝粒分裂，由两条染色单体形成的染色体受纺锤丝的牵引向细胞的两极移动，细胞浆的分裂开始。

（4）末期（telophase）：两组染色体到达细胞的两极，胞浆裂沟更深，最后分裂成具有等量遗传物质的两个子细胞，纺锤丝消失，核膜核仁重新出现。

G1 期、S 期、G2 期共同构成间期，一般细胞 M 期的长短大致相同，都是接近 1 小时左右，而细胞周期时间的差别主要在于 G1 期长短，从 G1 期进入 S 期是细胞周期的关键时刻。通常只要 DNA 合成一开始，细胞增殖活动就会进行下去，直到分成两个细胞，并进入下一周期的 G1 期。细胞一般不停留在 S 期、G2 期或 M 期。细胞的增殖主要是由 G1 期控制。周期长的可达数千小时，例如肝细胞。短的仅 12 小时，如原始红细胞。

二、成熟分裂（meiosis）

成熟分裂发生在配子形成过程之中，是一种特殊的有丝分裂。其中主要特点是通过这种分裂，生殖细胞的染色体数目减半，即由原来的 2 倍体变成单倍体。因此在成熟的精细胞和卵细胞之中，只有 23 条染色体。成熟分裂在遗传上具有重要意义，它保证了受精卵中的染色体数目重新恢复人类体细胞中染色体的正常数目，在此基础上开始个体发育。

成熟分裂包括两次连续的细胞分裂（称为成熟分裂 I 和成熟分裂 II），每次成熟分裂和有丝分裂一样，可分成四个阶段。不同点在于成熟分裂 I 的前期 I 的时间很长，在此期间发生复杂而且重要的变化，为此，又可把前期 I 分成五个不同阶段。现将其过程顺列如下，并扼要介绍各期的特点。

1. 成熟分裂 I（meiosis I）

（1）前期 I（prophase I）

①细线期（leptotene）。一个处于间期的生殖细胞中，分散的染色质开始变得致密，成为可见的线条，称为染色线。能否在光学显微镜下发现此染色线已分开成两条染色单体，还有争论。

②偶线期（zygotene）。同源染色体紧密地配对而排列。这种配对称为"联会（synapsis）"。似乎由每对同源染色体间的一种特殊吸引力而引起的，由此而出现的染色体对称为二价染色体。

③粗线期（pachytene）。每对二价体密切并列，常常彼此接触。在此阶段染色体纵裂为两条染色单体，仅在着丝粒处相连。此时的二价体有四个染色单

体称四分体（tetrad）。

④双线期（diplotene）。每对同源染色体间的吸引力消失，代之以配对染色体间的彼此排斥。但是两个染色体的染色单体之间仍保持连结，此连结点称交叉点。这就是每对染色体内染色体间的遗传物质的交换处。这种现象称为交换（crossing-over）。此交叉点一般位于常染色质（euchromatin）与异染色质（heterochromatin）的连接处。人类男性的非同源染色体 X 及 Y 染色体在联会时是以短臂作端对端（end to end）的方式配对，而不是象常染色体那样并排地（side to side）配对。

⑤终变期（diakinesis）。每对染色体进一步分离，交叉点沿单体滑动，一直到达于染色体臂的末端。这种交叉点移动到末端标志着第一次成熟分裂前期的结束。

随着成熟分裂前期发生的这些变化的同时。核膜消失，纺锤体形成，染色体排列在赤道板上。

（2）中期 I（metaphase Ⅰ）

此期与一般有丝分裂有相似处，例如此期染色体轮廓最清楚，纺锤体形成等。但纺锤丝与着丝粒的附着却与一般有丝分裂不同。在有丝分裂中，染色体是双极附着，即来自两个中心体的纺锤丝同时与一个染色体的着丝粒相连，而在成熟分裂中，着丝粒是单极附着的，每根纺锤丝各与最近的一个染色体相连。

（3）后期 I（anaphase I）

在本阶段，成熟分裂与有丝分裂之间的又一个明显差别是：成熟分裂时着丝粒不分裂，由于每个染色体之着丝粒不分裂，随着纺锤丝的收缩，整个染色体就拉向细胞的两极。如此，每一对染色体中的两个染色体，分别进入两个子细胞。结果是子细胞染色体数目减半，父源和母源染色体进入子细胞是随机的。

（4）末期 I（telophase I）

染色体移向细胞两极的过程完成，子细胞中仅含半数染色体。核膜出现。染色体物质分散在核内成为染色质。

2. 成熟分裂 II（meiosis II）

在短暂的（常不存在）体止期之后。由第一次成熟分裂而来的两个具单倍体的子细胞再行分裂。这次分裂在多方面均与一般有丝分裂相似。每个子细胞中的染色体在着丝粒处裂开，分裂之染色单体移向细胞的两极，核膜出现，胞浆分裂，两个新细胞就此形成。

前期Ⅱ（prophase Ⅱ）
中期Ⅱ（metaphase Ⅱ）
后期Ⅱ（anaphase Ⅱ）
末期Ⅱ（telophase Ⅱ）
} 与一般有丝分裂过程基本相同

第二节　人类染色体的形态结构

观察和描述染色体时，一般均以有丝分裂中期（metaphase stage）的染色体为标准，因此期的染色体最清楚。每个染色体是由两条染色单体（chromatid）构成。二者在着丝粒（centro mere）处相连，着丝粒一般着色浅或不着色，是纺锤丝附着处，又名主缢痕（primary constriction）。两条单体在着丝粒处相连成"X"形，一般认为着丝粒在遗传上不起作用。每个单体被着丝粒分为两段，称为臂（arm），有长臂（q）和短臂（P）之分。两者长度之比称为臂比。每个臂略呈棒状，以其细端与着丝粒相连。

在染色体上因不同的染色特征而出现不同的节段。大部分节段在分裂期因DNA螺旋化使结构致密而染色深。当进入间期时，因去螺旋化而不能着色，称常染色质区（euchroma-tin）。另一些节段在分裂期因DNA不能正常地螺旋化而着色很浅，在进入间期时，又因不能正常去螺旋化而着色较深，称为异染色质区（heterochromatin）。据信在单体上的异染色质化可能是一种物理作用，而非化学变化。此区常较恒定地分布在臂之近着丝粒处和臂之末端。由单体破坏而致的结构异常易发生在异染色质区与常染色质区的连接处。女性的一个X染色体发生异染色质化是一个重要的结构与功能特点。该染色体在间期核中表现为X染色质（X-chromatin）。

在某些染色体的单体上，还可以出现另一个淡染区叫次缢痕（secondary constriction）。一般认为第1、9、16对染色体常出现次缢痕，但也有人认为其他染色体上亦可出现，故在染色体的鉴别上意义不大。在某些染色体上还可见到圆形的小结，由一条细丝与染色体相连，称为随体（satellite）。

第三节　人类染色体的组型

人的 46 个染色体中有 22 对称常染色体（autosome），一对称性染色体（sex chromosome）。女性的性染色体用 XX 表示。男性的用 XY 表示。

染色体组型（karyotype）或称核型就是把一个细胞的染色体，经显微摄影拍摄下来，按国际鉴别标准排列配对。而染色体组型模式图（ideogram）是对许多细胞的染色体进行测量后，绘制的模式染色体组型。

根据国际标准可将常染色体分成（A 组～G 组），并按染色体长度的递减将 22 对常染色体用 1～22 表示。从着丝粒位置又将染色体从形态上分成三类：

（1）中部着丝粒染色体（metacentric ckromosome）：着丝粒几乎位于两臂之中央。

（2）亚中部着丝粒染色体（submetacentric chromo-some）：着丝粒将染色体分成长臂与短臂。

（3）近端着丝粒染色体（acrocentric chromosome）：由于着丝粒的位置，短臂很短，有或无随体。

7 组染色体的特点如下：

A 组（1～3）染色体最长，着丝粒在中央或亚中央。

B 组（4～5）染色体较长，着丝粒在亚中央。

C 组（6～12+X）染色体中长，着丝粒在亚中央。

D 组（13～15）染色体中长，着丝粒在近端，有随体。

E 组（16～18）染色体较短，着丝粒在亚中央。

F 组（19～20）染色体较短，着丝粒在中央。

G 组（21～22+Y）染色体最短，着丝粒在近端，有随体。

上述 7 组染色体，每组的特点都很明确，容易区分（表 15-1）。但某些组内的区别就很困难，在一般染色中难于区别。

表 15-1 正常人类染色体各组的主要形态特点

组号	染色体号	大小	着丝粒位置	随 体	次缢痕	鉴别程度
A	1～3	最大	中或亚中	无	1常见，2、3少见	容易
B	4～5	次大	亚中	无	少见	不易
C	6～12+X	中等	亚中	无	9常见，6、7少见	难
D	13～15	中等	近端	可有	少见	难
E	16～18	小	中或亚中	无	16常见，17、18少见	容易
F	19～20	次小	中	无	少见	不易
G	21～22+Y	最小	近端	可有	少见	难

第四节 人类分带染色体的识别

20世纪70年代初发展起来的分带技术，是将染色体标本经一些特殊的方法处理和染色后，在染色体上出现明暗相间、深浅不一的条纹，称为带（band）。每条染色体上带的位置与数目都是恒定的。据此特点就可以准确无误地识别每一条染色体。同时还可以识别染色体在结构上的微小改变，例如，重复、缺失、倒位及易位。在临床诊断上有重要意义。近年出现的高分辨染色体，有可能进一步与基因定位相联系。染色体分带技术的出现与发展，使人类染色体的研究向前迈进了一大步。除常用的 G、Q、C 及 R 带外，还有 A、D、N 及 T 带。根据1971年在巴黎召开的第四届国际人类遗传学会议的建议和1972年爱丁堡会议的决定，提出一个识别每条染色体和确认染色体区和带的标准系统。

染色体的带、界标和区的划分是综合 Q、G 及 R 带分带技术的结果而绘制的。

带（band）——是一个染色体上能与其相邻部分通过较浅或较深的染色强度明确区分的一个部分。

界标（band mark）——是一个恒定的、明确的形态特征，在识别每一个染色体时很重要。

界标包括染色体臂的末端、着丝粒和某些带。

区（region）——位于二相邻界标之间的染色体部分。

一、染色体臂、区和带的命名

p 和 q 这两个符号用于代表染色体的短臂和长臂。区和带则自着丝粒起向臂之两端以数字表示。即长臂、短臂紧贴着丝粒的区皆标为"1"，接下去的区皆标为"2"，以此类推。一个用于当作界标的带定为完全属于该界标远端的区，相当于该区中的"1"号带。被着丝粒分为两半的带，定为两个带，分别属于相应染色体臂的 1 区 1 带。

要表示某一特定的带时，必须使用四种符号，其顺序为：染色体号、染色体臂号、区号及该带在该区内之号码。书写时要连写，不留间隔，也不加标点。例如，1p33 表示为第 1 号染色体短臂之 3 区 3 带。

如果须将原有的带再分出亚带时，则在原有带的命名号码之后加一小数点，再写上每一亚带的号码。其顺序仍从着丝粒向外排列。例如，将原有的带 1p33 再细分成 3 个相等或不相等的亚带时，则可书写为 1p33l、1p332、1p333。当原带的号不可靠时，则应在小数点后加疑问号（？），然后再写亚带号，即：1P33?1。如果一个亚带还要再细分，则可再加上数字而勿需再加标点，即亚带 1P331 可再细分成 1p3311、1p3312 等。

二、人类染色体的常用符号、术语和核型的表示方法

（1）常用符号和缩写术语。

表 15-2　常用符号和缩写术语

表示符号	说明	表示符号	说明
A、B、C…G	染色体分组号	invins	倒位插入
1、2、3…22	常染色体编号	mar	标记染色体
/	分隔嵌合体细胞系的符号	mat	来自母亲
+, -	+，-在染色体组或编号的前面，则表示整个染色体增加或减少；如+，-在臂符号的后面，则表示臂长度的增减	P	染色体短臂
		pat	来自父亲
		q	染色体长臂
		r	环状染色体
?	染色体或结构难决定或不明	rep	相互易位
*	需注明的注脚号	rec	重组染色体
ace	无着丝粒染色体断片	rob	逻伯逊易位
cen	着丝粒	s	随体
del	缺失	t	易位
der	衍生染色体	tan	衔接易位
die	双着丝粒染色体	ter	末端或端部
dup	重复	tri	三着丝粒染色体
end	核内复制	X、Y	性染色体
h	次缢痕或者是非染色性的部分		断裂
i	等臂染色体	: :	断裂与重接
ins	插入	→	从……到……
inv	倒位		

（2）作核型分析时，常染色体按对编号为第 1～22 号，按组编为 A～G 组。书写时，先写染色体总数，用"，"号与后面的性染色体分开。如有异常时，在另加一个"，"，之后按一定符号表示。以下举例说明：

46，XY（正常男性）

46，XX（正常女性）

45，X（染色体总数为 45，性染色体为 X）

47，XY+21（染色体总数为 47，性染色体 XY，21 号染色体为三体性）

45，X/46，XX/47，XXX（具三个细胞系的嵌合体）

46，XX，18p_（染色体总数为 46，性染色体为 XX，18 号染色体短臂缺失）

45，XXr（染色体总数为 46，性染色体为 XX，其一成环）

46，XY，Ds$^+$（染色体总数为 46，性染色体为 XY，一个 D 组的染色体上有大的随体）

46，XX，del（1）（pter→q21：）（染色体总数为 46，性染色体为 XX，断裂在 1 号染色体的长臂的第 2 区第 1 带处，此处以远的长臂至末端断片丢失，余下该染色体的整个短臂和位于着丝粒与 lq21 带之间的部分）

46，XX，t（Bp$^-$；Dq$^-$）（染色体总数为 46，性染色体 XX，B 组中的一个染色体短臂与 D 组中的一个染色体长臂相互易位）

第五节　性染色质的意义、应用、制作和观察

因女性的两个X染色体之一的大部或全部发生异固缩的节段保持高度的致密而具有异染性。男性Y染色体的长臂也具有异染性。所以，在男性和女性的间期细胞核中，用特殊方法，可显出一个深染的或发荧光的小体。它与个体的性染色体构成密切相关，故名性染色质。在女性间期细胞核中的叫X染色质（X-chromatin），在男性间期细胞核中的叫Y染色质（Y-chromatin）。女性粒细胞中，X染色质以核附属物的形状出现，叫鼓槌小体（drum-stick）。因为性染色质可以反映性染色体的数目和大小，所以，观察性染色质便可对性染色体有所了解，也是在人群中筛选性染色体异常的有效方法。

一、X染色质（X-chromatin）

Barr及Bertram（1949）在研究猫神经元胞核中卫星核仁在传导神经冲动上起什么作用时，发现了X染色质。1954年Moose及Barr又在女性口腔粘膜上皮细胞中发现X染色质，男性则无。与猫神经元不同，人的口腔粘膜上皮细胞中，X染色质常附于核膜，除生殖细胞外，在大多数人体细胞中，均证明其存在。在胚胎发育的第10～12天X染色质出现。在二倍体细胞中，它的数目等于X染色体的数目减一。因此，正常女性，由于有两条X染色体，性染色质的数目为2-1＝1。男性只有一条X染色体，故性染色质为阴性。实际上，X染色质仅能反映核的性别（nuclear sex）。例如克氏综合征（Klinefelter syndrome）患者，表型男性，性染色体构成为XXY，X染色质阳性。而特纳综合征（Turner syndrome）患者，表型女性，因仅有一条X染色体，故X染色质为阴性。当X和Y染色质都是阳性时，表示其染色体构成是XXY。X染色质阳性率按不同的染色方法和不同的组织来源而有较大的波动，可由20%～60%。以组织化学方法中的孚尔根反应（Feulgen reaction）的阳性率最高，但方法较繁，不宜用于

常规工作。我们曾比较了 X 染色质的多种染色方法，结果以 AVG 快速染色法较简便，适于临床应用。用该法建立的女性口腔粘膜上皮细胞的 X 染色质的阳性率平均为 27%。当 X 染色质数目明显低于正常值时，表示有嵌合体。绝大多数 X 染色质附于核膜的内缘，少数位于核的其他位置。典型者为平凸型，也可有三角形、球形或杆形。直径约 1 微米。一般计数 200 个细胞，选择的标准是：染色适中，染色质颗粒较细和均匀，核膜完整，无皱褶，无细菌干扰和附于核膜内缘。

人类的 X 染色体和 Y 染色体大小差别很大，以致女性细胞中的遗传物质就会比男性细胞中的多，但实际上，两者的基因表达基本相似，这是因为女性的两条 X 染色体之一处于灭活状态（灭活只发生在体细胞，生殖细胞的 X 染色体不灭活。最近的观点是 X 染色体的灭活也是不完全的，不是所有基因位点全部灭活），从而达到剂量补偿的作用（dosage compensation）。关于这个作用的原理，早在 20 世纪 60 年代初期就有若干学者提出过一些假说，但以莱昂（Lyon）的假说为最清楚。主要有以下三要点：

（1）正常雌性哺乳动物细胞中，两个 X 染色体之一在遗传上无活性。

（2）在一个动物体上的不同细胞中，这个灭活的 X 染色体可以是父源亦可以是母源，灭活是随机的。

（3）灭活发生在胚胎发育的早期，一旦发生，就在每个细胞系中继续保持下去。

这条灭活的 X 染色体，在间期核呈异固缩（heteropyknosis）状态。染色体物质因高度螺旋化而变得紧密，便可在间期核中显现出来。

与 X 染色质出现率有关的情况：

（1）核着色不够，将减少 X 染色质的数目。

（2）有细菌混淆时，易造成误差。

（3）在已干燥或退化的细胞中，均难显示。在分娩后第一周，口腔粘膜或阴道上皮细胞的 X 染色质减少到低于 15%。

（4）新生女婴在出生后第一周，X 染色质少于 10%，因此要在第二周以后方宜作 X 染色质的检查，否则不可靠。

（5）过多服用雌激素等激素类药物，将减少阳性率。

（6）某些药物如磺胺、抗生素可影响 X 染色质数目及大小，原因尚不清楚。

（7）辐射能使 X 染色质的数目与体积异常。

（8）性染色质的阳性率与细胞周期有关，G_1 期、S 期的频率相似，G_2 期频率较高。

有下列情况时需要复查：

（1）X 染色质的数目少于本实验室的正常值。

（2）X 染色质的形态大于或小于正常，或有异常的数目。

（3）结果与表型性别或临床诊断有矛盾时。

（4）标本质量不佳。

二、鼓槌小体（drumstick）

1954 年 Daurdron 及 Smith 发现嗜中性白细胞的核附属物——鼓槌小体与性别有关。这是 X 染色质的另一种表现形式。嗜酸性与嗜碱性白细胞也有，但因这两种细胞数目少，故无实际意义。典型的鼓槌小体具圆形或卵圆形头部，直径约 14～16 微米。由一条细柄与核相连。染色质密度与核相似。有人认为，鼓槌是由高度致密的 X 染色体从核中突出而形成，故可反映 X 染色体的大小。例如有等臂 X 染色体时，鼓槌的体积较大，在鼓槌的中央或偏中央有淡染区，此时很难与网球拍型附属物相区分。如 X 染色体有缺失，则鼓槌较小。鼓槌小体也可在各种性染色体畸变中发现。例如克氏综合征，同时有 3 个或 4 个 X 染色体时，可以出现 2 个或 3 个鼓槌小体。观察鼓槌由耳血制作血涂片，用瑞氏（Wright）及吉姆萨（Giemsa）染色。计数 500 个白细胞，女性为 6±500。成年以前及新生婴儿有较高的频率，分叶的程度也影响鼓槌的频率。成熟的嗜中性白细胞因分叶较多，鼓槌小体的数目可以多于较幼稚的分叶少的嗜中性白细胞。男性为阴性。观察时应注意与下列核附属物相区别：

小棒（small clubs）：形状与鼓槌相似但较小。在粒细胞中可与鼓槌同时存在。

长钉（spikes）：单个或几个一起存在于粒细胞中，与鼓槌小体容易区别。

小叶（minor lobes）：通过两条线样的桥与相邻的核相连。

无柄小结（sessile nodules）：大小与染色质密度与鼓槌相似，两性均有，但更常见于女性。

三、Y染色质（Y-chromatin）

1969年Caspersson首先介绍了用荧光染料染色后，鉴别人类染色体的方法。同年Zech报告人的Y染色体经芥子喹吖因染色后，其长臂远端可显明亮的荧光。1970年Pearson等用二盐酸喹吖因行荧光染色时，证明此荧光点也存在于男性的口腔粘膜上皮细胞、淋巴细胞和成纤维细胞。阳性率为25%～50%，直径约0.25～1μm，一般位于核周，少数位于核中。在1971年的巴黎会议上正式命名为Y染色质。它的大小可以反映Y染色体的大小，其数目与Y染色体数目相当。在作Y染色质的检查时，下列情况应当加以注意：

（1）如Y染色体很少，则间期核中的Y染色质可以消失。

（2）某些染色体，如第3号染色体的着丝粒或近端着丝粒染色体的随体亦可发出荧光。

（3）一个小荧光小体常常不代表有Y染色体的存在，而当缺乏典型的Y染色质时，未必没有Y染色体。

（4）要以本实验室的正常值为对照。

以上情况会给诊断造成困难，有疑问时，应用X染色质的检查或染色体分析进行核对，以免误诊。此外，技术上的原因和Y染色质在核中的位置亦会影响其阳性率。在某些细胞核中，Y染色质可呈双点结构。在大核或增生活跃的如被刺激的淋巴细胞中，Y染色质略呈弥散状。通过对正常男性精子Y染色质的研究证明，有0.9%～1.4%精子含有两个Y染色体，这反映出男性生殖细胞在成熟分裂中发生不分离的情况，分析Y染色质一般计数50～100个细胞即可。

第六节　染色体异常

染色体异常（chromosome abnormalities）包括数目异常与结构异常。

一、数目异常

在人的精细胞和卵细胞中，染色体数目是 23 个，叫单倍体（hiaploid），用 n 表示。体细胞中的染色体数目是 46 个，用 2n 表示，叫二倍体（diploid）。还有三倍体（triploid）为 3n＝69。四倍体（tetraploid）为 4n＝92。三倍体以上可称多倍体（polyploid）。

假如染色体的数目不是以 23 为基数成倍地增减时，叫非整倍体（aneuoploid）。数目略少于 46 时，称亚二倍体（hypodiploid）。略多于 46 时，称超二倍体（hyperdiploid）。某一对染色体缺少一个，不能成对时为单体性（monosomy），如 45，X。某一对染色体多一个时，为三体性（trisomy），如 47，XY，+21（21-三体）和 47，XX，+18（18-三体）。某一个体有二个以上的细胞系时，称嵌合体（mosaicism），如 45，X/46，XX，45，X/46，XX/47，XXX。

性染色体的数目异常，多因生殖细胞在成熟分裂时发生了不分离（nondisjunction）的缘故。不分离可以分别发生在精细胞或卵细胞的第一次或第二次成熟分裂，从而产生性染色体数目异常的受精卵。也可同时发生在精细胞与卵细胞，结果就会出现更复杂的性染色体异常。常染色体同样可以发生不分离，结果导致常染色体的数目异常。如 21-三体性，18-三体性等。

嵌合体产生的原因可有两种：第一，是受精卵的第一次卵裂发生不分离，结果产生两个细胞系的嵌合。如发生在第二次卵裂，则可形成三个细胞系的嵌合。第二，是在卵细胞有丝分裂的后期，发生了后期落后（anaphase lag）。如出现这种情况，落后的染色体因丢失而产生嵌合体。

严格地讲，来自一个嵌合体的细胞系，必须来源于一次受精的受精卵。但是很难与来自双受精的两个细胞系的联合即异源嵌合相区分。若干 XX/XY 的嵌合体，很可能是来自这种异源嵌合（一个卵细胞及其第二极体，分别与具 X 和 Y 染色体的精子受精，然后再融合，或者一个卵细胞同时被具 X 和 Y 染色体的两种精子受精）。每个细胞系来自一个受精卵时为同源嵌合体。如两个细胞系来自两个受精卵时，为异源嵌合体。

多倍体的出现，可发生在生殖细胞的成熟分裂、受精或卵裂的时候。例如三倍体可能来自二倍体的配子与正常单倍体配子的受精。四倍体可能来自二倍体的精子与二倍体的卵子的受精。

染色体数目的改变，就是细胞内遗传物质含量的增减，其结果将直接影响个体发育。据观察，常染色体数目的增减会比性染色体数目的增减带来更大的危害。所涉及染色体的大小（遗传物质含量的多少）也有关系。如常染色体数目增加，一般容易出现多发畸形，智力迟钝和胎儿期、婴儿期或幼儿期的死亡。性染色体异常主要影响生殖系统的发育，多数患者常可达到成年期。

二、结构异常

染色体断裂是造成结构异常的先决条件。断裂会造成遗传物质的丢失，或排列顺序的改变；根据其程度不同，会给表现型带来不同的影响。已知许多外因，如物理的、化学的或生物学的均可使染色体断裂。也有许多细胞内的及染色体的内在因素使某些染色体易于出现较高的断裂率。染色体断裂一般多发生在靠近染色体末端或靠近着丝粒处。即常染色质与异染色质连结的区域。这些区域似有自然的不稳定性，使之易于受损。染色体断裂的类型与细胞周期直接相关。如在 DNA 合成期（S 期）之前受到某种断裂因子的影响，就会在染色体的两条单体的相同位置上发生断裂，即染色体断裂。如在 DNA 合成期之后受到影响，则仅发生染色单体断裂。

当染色体的两个单体发生一次断裂，可有两种结果。一是断端重新连结，恢复原状。二是两条单体的断端连结，产生一个双着丝粒的染色体和一个无着丝粒的片断。该片断在细胞分裂过程中丢失，而双着丝粒染色体因造成一个不稳定的细胞系而被排除。因此染色体一次断裂，不会带来严重的遗传危害。如断裂点发生在着丝粒区域，就会产生两个等臂染色体。

染色体二次断裂将发生较大的结构异常，导致比较严重的后果。

（1）缺失（Deletion）。染色体上发生两次断裂时，两断裂点中间的部分，可能被排除。人类染色体的缺失常有报道。特定染色体的特定区域的缺失，与某一种综合征相关。

（2）重复（duplication）。假如一条染色体上的两条单体同时发生二次断裂。一条单体上的一个断裂片断可以插入另一单体的断裂点之间。结果是一条染色体缺少一段，另一条染色体多出一段，此即重复。

（3）环状染色体（ring chromosome）。如一条染色体的两端同时断裂而缺失，两个断端可以相连而形成环。对表现型的影响如何，主要取决于因缺失而造成遗传物质损伤的多少，而不在于环的本身。自然存在的环状染色体极为罕见，多在人体接受辐射照射后产生。

（4）倒位（inversion）。一条染色体的两个断裂点之间，如发生180°的倒转后再连接上，称为倒位。倒位会造成基因排列顺序的颠倒。可分两种形式：

①臂内倒位（para centric inversion）：臂内倒位是两次断裂都发生在着丝粒的同侧。因为染色体的长度与臂比均无改变，故只能用分带染色法方能显示。

②臂间倒位（pericentric inversion）：臂间倒位是两次断裂发生在着丝粒的两侧。如两个断裂点到着丝粒的距离不等，因臂比的改变而易被查觉。

（5）易位（translocation）。易位是指一条染色体的片断，由其正常位置转移到其他染色体上。主要类型有：

①相互易位（Reciprocal translocation）：两条染色体交换其无着丝粒片断，产生两个新的染色体，其形态常有改变，但两者的遗传物质总量与两者的前身相比无异。或者两条染色体的有着丝粒部分互相融合，形成一个双着丝粒染色体，而无着丝粒部分融合成一个无着丝粒片断。两者在有丝分裂时均不稳定，终被排除，相互易位的这两种类型，常在人体接受辐射后出现。

②罗伯逊易位（Robertson translocation）：这是一种特殊的相互易位，其断裂处紧靠近着丝粒。因此而形成的两条易位染色体，其一将含有几乎全部的遗传物质，另一个仅由着丝粒与两条极短的短臂构成。已报告的人类罗伯逊易位有D—D、D—G及G—G等类型。最普遍的是D—D易位。

第七节 性染色质及染色体的检查方法

一、制备性染色质的方法

1. 口腔粘膜上皮细胞 X 染色质的制备

我们曾比较了多种 X 染色质的制备方法，结果以陈文所介绍的 AGV 快速固定染色的方法较好。该法的优点是固定与染色同时进行，只需 3 分钟的时间便可镜检，并可获得极为清晰的 X 染色质。缺点是标本未经脱水与封固，故不能保存，需立即进行显微摄影方可留下记录。虽然如此，该方法仍不失为一快速、简便的、适于临床应用的良法。现将制作步骤介绍如下：

（1）患者先以清水漱口，在略施压力下，用压舌板刮取颊粘膜细胞，并铺展于清洁的玻片上。

（2）滴加 AGV 染液两滴，盖好盖玻片，三分钟后，用滤纸吸去多余的染色液，便可镜检。

（3）AGV 染液的配制。

冰醋酸（Glacial acetic acid）30 毫升；

龙胆紫（Gention Violet）0.75 克；

蒸馏水（distilled water）70 毫升。

先在加热的冰醋酸中溶解龙胆紫，冷却后加入蒸馏水。

2. Y 染色质的制备

（1）将标本固定于甲醇与冰醋酸（3:1）的混合固定液中，固定时间由 30 分钟到几小时。

（2）载片晾干后，置于 0.5%的二盐酸阿的平（quinacrine dihydrochloride）水溶液中染 5 分钟。

（3）流水冲洗几分钟后，用 pH5.5 的蒸馏水洗。

（4）加等量甘油后封固。

3.鼓槌小体的制作方法按一般血液涂片染色法即可

二、外周血染色体标本的制备

（1）用碘酒及酒精对供血者的肘窝部皮肤进行消毒。

（2）用 2 毫升灭菌的注射器（500 单位/毫升肝素润湿以抗凝）由静脉取血。

（3）在无菌培养室内按表 15-3 比例配制培养。

表 15-3　无菌培养室内配置比例

全　血	0.5毫升
199 培养液（含 20%小牛血清）	4.5 毫升
植物性血液凝集素（PHA）	0.2 毫升
肝素（500 单位/毫升）	0.1 毫升
青霉素 5 万单位/毫升	0.02 毫升
链霉素 50mg/毫升	0.02 毫升

用 2% $NaHCO_a$ 或 1NHCl 将培养液的酸碱度调节到 pH7.0～7.2。

（4）用高质量的胶塞（煮沸消毒）将瓶口塞紧，送入恒温箱在 37℃恒温下培养 72 小时。

（5）在终止培养前的 4～6 小时（培养的第三天）加入秋水仙素，使最终浓度为 0.02 微克/毫升。继续培养 4～6 小时。

（6）将培养物移入离心管（用培养液将贴壁细胞轻轻冲下）。每两瓶培养并入一 10 毫升的离心管内。

（7）以 1000 转/分的速度离心 10 分钟。

（8）吸去上清液后加入预热的 Ringer 溶液至 10 毫升处。用吸管吸动溶液，轻轻洗涤细胞。

（9）以 1000 转/分的速度离心 10 分钟。

（10）吸去 Ringer 上清液，留下 1 毫升含细胞沉淀的 Ringer 溶液。

（11）加 0.075M KCl 至 10 毫升入 37℃ 恒温箱孵育 12～15 分钟。

（12）加入数滴固定液（甲醇 3 份，冰醋酸 1 份），作预固定。

（13）以 1000 转/分的速度离心 10 分钟。

（14）小心地吸去上清液，切勿将细胞吸走。

（15）加入 6 毫升固定液，固定 30 分钟后，再更换二次，并用吸管轻轻吹打细胞，使之散开。

（16）以 1500 转/分离心 8～10 分钟，吸去固定液，留下固定后的细胞沉淀，加入数滴新固定液。

（17）用吸管吸动细胞，使成悬液，并滴于清洁湿冷的载玻片上。在显微镜下，检查细胞的密度，以加减固定液的方法，将细胞的密度调整到适当的程度。

（18）将玻片置空气中干燥过夜，用 Giemsa 染液染色 20 分钟，经蒸馏水快洗后，置空气中彻底干燥。

（19）在显微镜下，观察并计数 50～100 个细胞，选择必要的分裂相，作显微摄影，并冲洗放大。

（20）将染色体照片剪贴，按国际标准排列配对。

（21）仔细分析是否有异常情况，并写出报告。

胰蛋白酶（trypsin）消化制作 G 分带的方法：

（1）在无菌条件下用 0.85% NaCl 溶液配制 0.25%的胰蛋白酶溶液，置冰箱中保存。

（2）临用前，将上述胰蛋白酶溶液倒入染色缸，置 37℃水浴箱中。

（3）待胰蛋白酶溶液的温度升到 37℃ 时，将标本浸入，处理约 20～45 秒钟。

（4）取出标本经 0.85% NaCl 溶液洗涤后，投入 Giemsa 染液中，染色 5 分钟。

（5）蒸馏水洗后，在空气中干燥。

第八节　性染色体异常

一、Turner 综合征

Turner's 综合征又称先天性性腺发育不全症。其临床特征是 Turner 在 1938 年首先描述的。1959 年 Ford 证实患者的核型是 45，X。继之，又发现有多种嵌合型。患者的 X 染色质可以是阴性（45，X），也可以是阳性（各种嵌合型）。表现型为女性。这种核型的产生是生殖细胞在成熟分裂时性染色体发生不分离，并主要出现在精子发生过程中。因为男性的性染色体属于非同源染色体，二者几乎没有同源位点，只以其短臂形成极不稳定的端对端（end-to-end）的联会（synapsis）。这种方式虽然有利于限制性别决定基因之间的物质交换，但却增加了不分离的机会。据分析，75%是由无性染色体的精子与正常卵细胞结合的结果。其次，是有丝分裂时出现后期落后（anaphase lag）而丢失一个 X 或 Y 染色体时，也会产生一个 45，X 的细胞系。年轻母亲 45，X 胚胎的发生率较高。

在嵌合型中以 45，X/46，XX 为最常见。正常的细胞系会减轻 45，X 细胞系的作用。46，X，i（Xq），46，XXr 或 46，XX，del（Xp）常与 45，X 细胞系相嵌合，有时还有 45，X/46，XX/47，XXX，另一种少见的嵌合是 45，X/46，XY。患者的表现型可以是男性，也可以是女性，以前者为常见。通常一侧是条索样生殖腺，另一侧是睾丸始基。外生殖器的变化较大，有如下情况：正常女性、幼稚型女性、两性、男性有尿道下裂和正常男性。这种嵌合型的出现，是在第一次卵裂时，一部分细胞发生后期落后，以致丢失一个 Y 染色体之故。

二、Klinefelter 综合征

Klinefelter 等于 1942 年首先发现此症。1956 年 Brodburg 发现患者细胞核中有 X 染色质。1959 年 Jacobs 等证明核型是 47，XXY。一般认为额外的 X 染色体

对睾丸发育有不利影响。约有 1/4 的 Klinefelter 综合征患者的智力受影响，随 X 染色体数目的增加，智力迟钝加重，例如 XXXY 和 XXXXY。同时常有骨骼系统的异常，如桡尺骨的接合。47，XXY 核型的产生，是生殖细胞在成熟分裂时发生了不分离。估计多数是由具 XX 的卵细胞与具 Y 染色体的精细胞结合的结果。

在 Klinefelter 综合征中，有 3/4 是 47，XXY 核型，其余是各种嵌合型，以 46，XY/47，XXY 为最常见。当有正常的 46，XY 细胞系时，其症状会减轻。其次，还有 XX/XXY/XXXY，XY/XXY/XXXY，XXXY/XXXXY/XXXXX 等。该综合征最复杂的嵌合是 Anders 等在 1960 年所报道的一例，由 6 个细胞系组成，即 XXXY/XXX/XXXXY/XXXX/XXXXXY/XXXXX。

三、多 X 女性（Poly Xfemale：47，XXX，48，XXXX，49，XXXXX）

Jacobs 等于 1959 年首先报道这种病例，核型是 47，XXX，X 染色质呈双阳性。虽然这类病人的发病率与 Klinefelter 综合征和双 Y 综合征相近，并高于 Turner's 综合征，由于没有明显的异常，所以不易被发现。多数患者有正常月经和生育力，但可有轻度智力迟钝，并随 X 染色体数目的增加而加重。有生育力的多 X 女性，可能在生殖腺里有 46，XX 细胞系存在。

四、47，XYY 综合征

Sandberg 等于 1961 年首先报告这种综合征。在间期核中，Y 染色质为双阳性。发病率为新生男婴的 1‰。身材较高，一般在 183 厘米以上，许多患者即使在儿童期就已显示出身高的趋势。外生殖器可有小的缺陷，特别是尿道下裂，可有隐睾，但也有报告说明生殖系统的发育完全正常。对于 XYY 综合征患者的行为问题，有不同意见。有报告指出，患者行为鲁莽，带侵略性，在男性罪犯中多有发现。与此相反，也有报告指出，虽有 XYY 核型，但是完全正常的男性。对此问题不宜轻易下结论，需累积更多的资料。在精子发生过程中，如第二次成熟分裂时 Y 染色单体不分离就会导致 XYY 核型的产生。如早期卵裂发生不分离，就会产生 XO/XYY 或 XO/XY/XYY 的嵌合型。

五、46,XX 男性（46,XX male）

这种病例极为罕见，首例是 Lachapella 等于 1964 年发现。1980 年国内作了首例报告。有的作者将其列为 Klinefelter 综合征一类，但多数作者认为，它是一种独立的染色体病。此症在儿童期不易发现。身高矮于正常男性，但躯干与四肢比例正常。生殖器与 Klinefelter 征相似。曲细精管中仅有支持细胞，故无生育能力，智力正常。

XX 男性的表现型与遗传型相矛盾，有如下几种解释：

（1）有未被发现的性染色体嵌合：即可能有 XY 细胞系的存在。

（2）X-Y 的互换：Y 染色体上的男性决定基因，易位到某个常染色体上。最近从 H-Y 抗原的研究，证明有很小的 Y 染色体片断易位到常染色体上。但尚不能为当今的细胞遗传学技术加以证实。假如能够证实，则 XX 男性应属于 Klinefelter 综合征一类。

（3）单基因突变：在无 Y 染色体的情况下，常染色体或 X 染色体上的某个位点发生基因突变，在 XX 受精卵上引起睾丸的分化和发育。

六、两性畸形（hermaphroditism）

两性畸形是因性分化异常而引起。其表现型既有男性特征也有女性特征。又可分为假两性与真两性两类。

1. 假两性畸形（pseudo hermaphroditism）

在假两性畸形中，生殖腺为卵巢，性染色体为 XX 者是女性假两性。生殖腺为睾丸，性染色体是 XY 者是男性假两性。

（1）女性假两性畸形（female pseudo hermaphroditism）

患者的核型是 46,XX，与性腺一致。绝大多数是因先天性 21 羟化酶缺乏而引起的先天性肾上腺增生症，以常染色体隐性的规律遗传。子代的发病率为 25%。治疗后的病人仍有 1/100～1/200 的机会影响其子代。目前尚无法检出此症的杂合子病理性基因携带者。

其次，有很少数是因母亲在妊娠早期服用了黄体酮类药物或发生了分泌雄激素的肿瘤，亦可产生这类畸形。

如男性化出现在出生以后，一般是因分泌雄激素的肿瘤所引起。

（2）男性假两性（male pseudo hermaphroditism）

男性假两性的种类繁多，分类也较复杂。其中较常见的是睾丸女性化综合征（tesMcuhr feminization syndrome）。

患者的核型是 46，XY。在新生儿中发病率为 1/12000。患者体内雄激素合成正常，血浆中也有足够量的雄激素水平。但因位于 X 染色体上的决定雄激素受体基因（Tfm 位点）发生突变，以致靶细胞细胞膜上的受体缺乏或缺如，使之不能对雄激素发生反应，不能激活相应的基因，从而影响了胚胎的男性化。

睾丸女性化综合征按性连锁隐性或常染色体显性突变限制在男性表现的规律遗传。由母亲传递，传递者一般是正常女性，但阴毛、腋毛稀少，晚来月经是家族性特点。

2. 真两性畸形（true hermaphroditism）

患者的外生殖器可以是男性、女性或两性。卵巢与睾丸组织可共存于一个生殖腺内如卵睾（ovotestis），或二者各在一侧，输卵管与输精管分别与同侧生殖腺相配合。一半以上的核型是 46，XX，其余是 46，XY 及嵌合体（46，XX/46，XY）。出现上述核型有以下几种解释：

一般由一种组织来源制作染色体，发现嵌合体的机会因此减少。

具 XX 核型者可能还有一个很小的 XY 细胞系未被发现。

在精子细胞形成的成熟分裂中，一部分 Y 染色体片断易位或互换到 X 染色体或常染色体上。

在个体发育中，一个细胞系消失。

XX/XY 可能来自双受精，即一个卵子及第二极体同时与 X 及 Y 精子受精。

细胞遗传学的检查，对诊断真两性畸形的帮助不大，唯有剖腹探查方能确诊。

第九节 常染色体异常

常染色体异常与妇科内分泌疾患的关系不大。

一、21-三体综合征（21-trisomy syndrome）

21-三体综合征又称唐氏综合征（Down syndrome），是一种较常见的常染色体异常。在新生儿中的发病率为1/800。虽然 Largdon Down 在 1867 年就发现这种综合征，但是到 1959 年才证实其第 21 对染色体为三体性。智力迟钝和扁平脸为最主要的特征。患者平均寿命缩短，60%的患儿在 10 岁前死亡，常有先天性心脏病，白血病的发病率比正常儿高 10~20 倍。出现 21 三体性的原因是母亲卵细胞发生过程中成熟分裂发生不分离的结果。近年从患者及其双亲的分带染色体显示的多态性证明，有 30%额外的 21 号染色体是来自父亲。

21-三体综合征的染色体构成有下列几种：

（1）21-三体性。占此综合征的 90%以上，随母亲年龄的增加，发病率也随之升高。

（2）易位型。占此综合征的 5%，与母亲年龄无关。易位的方式又可分成两种：①D/G 易位：46，XX 或 XY，D-，t（DqGq），其中 1/2 有家族性。②G/G 易位：46，XX 或 XY，G-，t（GqGq），大多数为散发。

（3）嵌合型。占此综合征的 2%。患者除一个 21 三体细胞系外，还有一个正常的细胞系。也有报告克氏综合征+21-三体性综合征的（48，XXY，+21）。

二、13-三体性综合征（13-trisomy syndrome）

Patau 等于 1960 年首先发现此综合征的染色体异常是第 13 对染色体为三体性。在新生儿中的发病率是 1/20000，与母亲年龄有关系。由于有严重的畸形，

70%的患儿在出生后3个月内死亡。主要的异常有前脑发育不全，运动及智力障碍，小头畸形，唇裂及腭裂，多指（趾），小眼或无眼球及耳畸形。

三、18-三体性综合征（18-trisomy syndrome）

Edward 等于 1960 年首先发现此综合征的染色体异常是第 18 对染色体为三体性。在新生儿中发病率为 1/8000，与母亲年龄有关系。由于有严重的畸形，10%的患儿能活到一岁，50%在出生后的第二个月内死亡。主要的异常有智力迟钝，脑异常，先天性心脏病，肾脏异常等。多数患儿有手指交叉弯曲畸形，这是一个有价值的诊断指标。

四、5p-综合征（5p-syndrome）

Lejeune 于 1963 年首先发现此综合征的染色体异常是一个第 5 号染色体的短臂缺失，因为未发现嵌合体，故考虑缺失发生在受精之前。发病率为 1/50000。女婴多于男婴，与父母年龄无关。约 10～15%的病例，由表型正常的平衡易位携带者（染色体总数为 46，一个 B 组染色体短臂的大部分易位到一个 D 组染色体的长臂）所传递。有极少数病例，第 5 对染色体之一的长、短臂均有缺失，形成一个环状染色体。有这种异常染色体的病人，从临床上不能与猫叫综合征相区别。

猫叫综合征的临床特征是咽喉的发育不全，以致哭声如猫叫，所以称猫叫综合征。严重的智力迟钝，小头畸形，斜睑裂，耳位低，通贯手，婴儿期肌张力低，约 50%有心血管异常。有人认为，此征与母亲妊娠初期接受辐射照射有关。

五、4p-综合征

染色体分析是 B 组第 4 对常染色体之一的短臂缺失。发病率无性别差异。临床特点是：智力及运动迟钝，生长迟缓，可有癫痫，肌张力低，头小，眉间及鼻根宽，眼球震颤，斜视、小颌，偶有唇裂及腭裂，手足畸形，30%以上有先天性心脏病。

六、13q-综合征（13q-syndrome）

染色体分析是 D 组第 13 对常染色体长臂缺失，或成环状。发病率无性别差异。临床特征是严重智力迟钝，肌张力低，头小呈三角形。鼻根及鼻梁宽，眼球小而突出，并有斜视。常有蹼状颈。无拇指或发育不全。尿道下裂及隐睾，偶见无肛门；约 50%有先天性心脏病。

七、综合征（18q-syndrome）

染色体分析，第 18 对常染色体之一的长臂部分缺失。发病率无性别差异。主要临床特征是智力及运动迟钝，生长迟缓，肌张力低。小头，眼球震颤，鲤鱼嘴，手指圆锥形。

第十节 孟德尔遗传病的种类及其规律

某些染色体疾病是按孟德尔遗传病（单基因疾病）的规律传递的。为了加深对本章内某些问题的理解，在此对孟德尔遗传病的种类和规律，作一简要的介绍。

一、常染色体显性遗传（autosomal dominant inheritance）

常染色体显性遗传，表示在常染色体上的某一对等位基因中，只要有一个病理性基因（突变基因）存在就可以表现出某种特征或疾病。此病理性基因对其正常的等位基因而言是显性，可以来自父方，也可以来自母方。而正常等位基因则是隐性。对一个常染色体显性遗传病患者作家谱分析，就可看出某种特征或疾病在这个家系中代代相传的规律。但是有些病例亲代不发病而子代发病，这可能是亲代的生殖细胞中发生了新的突变的结果。这种突变的频率为 1×10^{-5}。

常染色体显性遗传病中，最常见的婚配类型是一个显性遗传病患者与正常人婚配，结果子代 50% 受累与性别无关。

二、常染色体隐性遗传（Autosomal recessive inheritance）

常染色体隐性遗传，表示等位基因必须是相同的病理性基因，才能表现出某种特征或疾病。即患者要从父母双方（杂合子病理性基因携带者）分别获得一个病理性基因。这个病理性基因在人群中散布开来以后，才可能出现两个病理性基因携带者之间的婚配。

常染色体隐性遗传中，常见的是两个杂合子病理性基因之间的婚配。结果是子代 1/4 发病，1/4 正常，2/4 是杂合子病理性基因携带者。

三、性连遗传（sex linked inheritance）

性连遗传又称伴性遗传，这是因为病理性基因由性染色体传递，而子代是否发病与性别有关的缘故。人的性染色体是 X 与 Y，一般认为，除决定性别的基因外，Y 染色体上几乎没有其他基因。所以，性连遗传病主要由 X 染色体上基因传递。因此，又叫 X 连锁。性连遗传病又可分为显性与隐性两种。

性连显性遗传（sex-linked dominant inheritance）：如父亲是患者，因为只有一个 X 染色体，结果将病理性基因传给全部女儿，但不传给儿子。如母亲是患者，则儿子与女儿受累的机会相等。性连显性遗传病比较少见。

性连隐性遗传（Sex-linked recessive inheritance）：在性连隐性遗传中，如男性的一个 X 染色体上有一个隐性病理性基因时，Y 染色体上无相应的正常等位基因去掩盖它，即使是隐性遗传也会发病。反之，女性的一个 X 染色体上有一个隐性病理性基因时，另一个 X 染色体上的正常等位基因可以掩盖它的表现，使之成为性连隐性病理性基因的传递者（临床上表现为正常或仅有轻微的症状）。

根据上述情况，性连隐性遗传病，一般是女性传递，男性发病。所以，男性患者显著多于女性。两个性连隐性基因相遇的机会极少，因此，女性患者也极少。

常见的性连隐性遗传是杂合子女性与正常男性的婚配。在子代中，女儿半数是性连隐性基因的传递者，半数正常；男孩半数患病，半数正常。

第十六章 几种常见周身疾患与女性 内分泌功能紊乱

第一节 肥 胖

在健康人，特别是成年以后，可以出现轻度脂肪沉着，只有当脂肪高度沉着，或者在特殊部位沉着时才是病态，称为肥胖。

评价一个人是否肥胖需结合年龄、身高等因素来考虑，而不能单凭体重多少来决定。临床上应用体重（公斤）＝身高（厘米）-100 厘米的公式来计算，其变异范围为±10，超过 20 者视为肥胖。

肥胖经常反映着机体新陈代谢过程或内分泌功能发生障碍。过度肥胖不仅影响工作及生活，还会造成各主要器官的病理变化；如心脏可因外周阻力增加而增加了工作负担，心肌本身及心包膜周围也可有脂肪沉积，而出现心功能不全。肥胖还可伴发动脉粥样硬化，随着增重百分率的增加，高血压的发病率成倍增长。肝脏可有脂肪变性。当肥胖与某些疾病并存时，可促进病情发展，增加治疗上的困难。因此对于肥胖应给予足够的重视，及时控制。

一、临床分型

临床上将肥胖区分为体质性肥胖及症状性肥胖两大类。

1. 体质性肥胖

绝大多数肥胖病人属于体质性的。致病的主要原因是饮食过量，特别摄入大量糖类食物，摄入的营养超过了机体新陈代谢活动的需要，多余的能量以脂肪形式储存起来。部分病例是因为活动量减少,常见于长期坐位工作、缺乏适当体力劳动者。食量虽然不多,但因活动少,机体能量消耗少,多余的能量以脂肪形式储存起来。而遗传素质及易患代谢障碍的体质性倾向为其内因。有人认为有关脂肪代谢及脂肪储存的遗传因素,不仅以不同程度作用于身体各部,促使脂肪沉积,且可作用于中枢神经系统,调节营养的摄入及能量消耗功能。

体质性肥胖容易发生在机体内分泌环境发生重大变化时期,如发生在青春期、孕期和更年期等。

体质性肥胖患者脂肪沉积的特点是均匀性分布,可因控制饮食及增加活动量而使体重减轻。

体质性肥胖患者血中胰岛素水平经常处于高值,且随血糖增高而进一步增加。胰岛素增高的原因可能是由于增加迷走神经的刺激,其结果血糖降低,进一步刺激食欲中枢,加重贪食现象。糖耐量试验表现为峰值较高,下降缓慢,其原因是胰岛素浓度的下降比较缓慢。空腹游离脂肪酸浓度升高,血甘油三酯及胆固醇均有增高。青年肥胖患者脂肪组织中脂酶、脂蛋白脂、葡萄糖-6-磷酸脱氢酶活性低于正常人。

体质性肥胖患者尿中 17 酮皮质类固醇及 17 羟皮质类固醇排泄量可有轻度增高,代表着肾上腺皮质功能活跃,其原因可能由于营养过剩。某些体质性肥胖患者手术时发现卵巢包膜肥厚,皮质下为多数发育不同程度囊性滤泡占据,组织学变化很像多囊性卵巢综合征,临床上可伴发月经不调。当体重下降后,月经恢复,卵巢变化消失,表明肥胖造成的卵巢组织学及功能上的异常是可逆的。

2. 症状性肥胖

极少数病例属于症状性肥胖,它是由于内分泌及新陈代谢功能障碍造成,肥胖仅是这些疾病的一个体征。常见的有:

(1)下丘脑性肥胖。可见于颅咽管肿瘤、脑膜炎后遗症、颅底损伤等病变,损伤了下丘脑腹内侧核附近食欲中枢;或因下丘脑、垂体间功能失调,失去对食欲中枢的抑制,而产生异常食欲,呈现贪食现象,过多的能量得以脂肪形式储存起来。

肥胖特点：脂肪呈进行性、选择性地积集在乳房、臀部、下腹部及股内侧。

由于食欲中枢与促性腺激素释放激素分泌中枢邻近，故肥胖常伴有性腺功能低下。表现为闭经，性功能低下，生殖器官发育不全或萎缩，周身发育呈幼稚型，感觉迟钝，思想缓慢，临床上称为肥胖性生殖无能性营养不良综合征（Fröhlich syndrome）。

大脑炎、脑部受伤后，由于中枢神经系统调节饮食活动区域遭受损伤，造成下丘脑食欲中枢停滞性兴奋灶，食欲增加，脂肪积累。

（2）肾上腺皮质功能亢进。原发于肾上腺皮质增生或肿瘤，或由于垂体嗜碱性细胞瘤而造成持续性 AOTH 过量分泌，造成继发性肾上腺皮质功能亢进，主要是糖激素代谢障碍，肾上腺皮质醇大量产生，通过糖元异生及蛋白质异常转化成脂肪，造成脂肪积聚。

肥胖特点：脂肪沉积部位主要在颜面部、颈部和躯干，四肢不受影响，表现为满月脸、水牛肩。因蛋白质代谢障碍，肌肉多呈萎缩现象。

除肥胖外，还有面潮红，稍带发绀，皮下紫纹，高血压，闭经，性欲减退，性器官萎缩，女性性征退化，进而出现多毛，声音嘶哑，阴蒂肥大及痤疮等男性化体征。血皮质醇增高，尿 17 酮排泄率正常或偏高。

除外，还有糖代谢障碍，表现为空腹血糖增高；钙磷代谢障碍，表现为骨质疏松，甚至病理性骨折，血钙水平降低，血磷增高，尿钙增多等。

（3）性腺功能异常。体重与垂体-性腺轴关系密切。一般认为在青春期，当体重超过 47kg 后月经来潮。过重患者垂体促性腺激素分泌减少，性腺功能低下，出现闭经，而当体重减轻后经常伴随月经复现。月经的恢复往往先于体重有不同程度的显著下降。这说明闭经不一定是肥胖的结果。在某些情况下，闭经及肥胖可能同时由于精神-神经因素干扰造成。

肥胖病人合并卵巢功能不全者多见，一组 361 例肥胖病人分析中，因排卵障碍造成不孕及功血者共 105 例，占 50%。又 100 例月经异常患者，43%有肥胖，而无月经异常者肥胖的发生率为 13%。60 例闭经患者中肥胖占 48%，19 例功能失调性子宫出血病人中肥胖占 58%。

肥胖病人月经失调及卵巢功能异常发生率增高的原因，部分是由于卵巢病变造成，如多囊卵巢综合征——卵巢包膜肥厚，皮质下为多数发育不同程度的囊性滤泡占据；无论有无多毛，血浆游离雄激素水平升高，增高的雄激素刺激食欲中枢，产生贪食现象，故呈肥胖。大部分是由于不同原因造成食欲中枢及促性腺激素释放激素分泌中枢功能异常造成。

试验表明，肥胖病人雌激素代谢及产生与正常人不同。因为脂肪组织是雌激素蓄积场所，又是血浆雄激素腺外转化成雌激素的主要部位。肥胖病人血中雌酮增高，游离雌二醇增高，与球蛋白结合形成的雌激素水平降低。

肥胖病人常伴发子宫内膜腺癌，可能是由于体内过量雌激素长期刺激子宫内膜的结果。

（4）甲状腺功能低下。肥胖病人中有95%显示甲状腺功能处于正常低限。甲状腺功能低下造成肥胖的原因可能是新陈代谢率低下，机体耗氧量减少，过多能量以脂肪形式储存起来。

肥胖特点：均匀性分布。体胖不单纯是体脂积聚，大部分是组织内积液，主要是粘液素异常沉积。

除肥胖外，还伴有甲状腺功能低下表现，如怕冷、无力、食欲低下等。

二、诊断

目的是对肥胖进行分类及寻找病因。

遇肥胖病人，需详细询问病史，包括患者年龄，发病期限，病情发展过程，平素生活习惯，进食及劳动情况，有无精神或情绪上改变，有无肥胖家族史及其他系统症候，如头疼、视力障碍、月经不调等。周身全面检查，包括脂肪分布情况：体质性肥胖多呈均匀性脂肪沉积；症状性肥胖可呈特殊部位的脂肪沉积。有无皮肤干燥、紫纹、毛发分布等异常情况。必要的检验，如有关性腺、甲状腺、肾上腺皮质功能状态的测定，以明确病因，便于处理。

三、处理

症状性肥胖需针对病因进行治疗。体质性肥胖多采用改变饮食习惯及增加体力劳动，以减轻体重。一般多采用低热量饮食，限制碳水化合物及脂肪的摄入，可以适当补充蛋白质，多吃蔬菜。长期坚持下去，效果良好。

如单纯控制饮食而体重下降不满意者，可加用药物治疗。

1. 食欲抑制剂

大部分为苯乙胺的衍生物，通过下丘脑食欲中枢，减低食欲，摄食少，体重下降，也有增加脂肪分解作用。如：苯丙胺（amphetamine）每日 5～10mg，分 2 次服用，最大量为 15mg。适用于肥胖伴嗜睡者，服药后每月体重下降 4～5 斤，当体重下降维持 3～5 个月后，可逐渐减量至停药。

2. 甲状腺制剂

目的在于刺激新陈代谢活动，增加耗氧量，蛋白分解代谢旺盛，使脂肪从积聚处移出，并能促进其他内分泌腺功能活动，或改进终末器官对其他内分泌素的感受性，增加疗效。甲状腺浸剂（thyroid extract）0.03～0.06g，每日服用一次，连续服用。

三碘甲腺原氨酸（T_a）：25μg/日，5～7 天后加量一次，最大量每日服用 100μg。

如体重下降而月经仍未恢复者，可试用人工周期，促进卵巢功能恢复。

根据体内雌激素水平决定用药：体内雌激素水平正常或偏高者，单用黄体酮除能引起撤退性出血外，还能特异性地动员及消耗臀部及大腿内侧的脂肪。用法：黄体酮 20mg，肌注，每日一次，连续 10 天。体内雌激素水平低落者，需用己烯雌酚 0.5～1mg，每日一次，连服 21 天，于末 5～7 天同时肌注黄体酮 20mg，每日一次，连续使用 3～6 个周期。

第二节　心血管系统疾患

心血管系统疾病的发生率随着年龄的增长而增加。性别对发病率的影响，一般公认，在 45 岁以前男性较女性增高若干倍，45 岁以后妇女发病率的增长曲线的坡度比男性显著，男女性别在发病率上的差异逐渐缩小。45 岁以后，妇女大都进入更年期，卵巢功能逐渐趋于衰退。且有人观察在绝经期前切除双侧卵巢的妇女冠心病的发生率增高，这些事实提示我们，女性性激素对此疾患是否有保护作用。更年期以后患病率明显增高，是否由于体内性激素环境的改变扰乱了机体神经-体液平衡造成，还是其他因素影响，至今尚未明确。

妇女血压升高幅度以 35～45 岁期间明显，高血压的发病率在 45 岁以后显著增加，原因不清楚，可能与以下因素有关。

高血压的基本病理生理改变是小动脉痉挛、硬化。造成小动脉痉挛的原因有：

（1）神经系统因素。已知小动脉痉挛与交感神经紧张度有密切关系，精神刺激可通过大脑皮层影响下丘脑功能，下丘脑控制着交感神经的兴奋性，当下丘脑功能障碍时，交感神经兴奋过度，造成小动脉痉挛。更年期妇女伴随着卵巢功能减退可有潮红、躁汗、失眠、心悸等植物神经功能紊乱表现，可能对小动脉痉挛的发生及发展起一定作用。

（2）肾素作用。高血压患者血浆肾素增高，肾素在肝脏内与α球蛋白（血管紧张素元）起作用，产生血管紧张素 I，后者再与血浆及肝脏内的一种转化酶起反应，产生血管紧张素 II，促进周身小动脉痉挛，使血压进一步增高。经期妇女可有高血压发作，血浆肾素一时性增加，这些变化与经期体内性激素水平下降是否有关，更年期体内性激素的变化对肾素产生增加有无关系是值得考虑的。

（3）内分泌因素。当血管紧张素 II 分泌增多时，刺激肾上腺皮质分泌醛固酮增高，促进肾小管对钠离子的重吸收，引起水、钠潴留，钾离子丢失，钠离子可进入细胞膜内，使外周血管阻力增加，促使或加重了高血压的发生。孕酮有对抗醛固酮的作用，更年期妇女卵巢功能趋于衰竭，无排卵发生，孕酮生成缺乏，可能在高血压的发生及发展上也有一定作用。

高血压病人容易诱发动脉粥样硬化，其原因可能是血液动力学的改变对血管壁的损害造成。由于血管张力增加，使动脉内膜过度伸张，弹性纤维破裂，引起内膜损伤及动脉壁上毛细血管破裂，动脉内膜下出血，形成血栓及内膜纤维增生，这些是动脉粥样硬化发生的基础。血压增高加重对动脉壁的冲击压力，改变其通透性，有利于脂质沉积。

动脉粥样硬化是老年心血管系统疾患的基本病变，主要发生在动脉内膜。早期改变是动脉内膜中有脂质沉积，形成黄色条纹及小块状斑点，这种变化是可逆的，脂质可以被吸收，斑点自然消退。如病变进一步发展，沉积的脂质逐渐增多，伴有邻近内膜纤维组织增生及基质增多，内膜逐渐隆起形成斑块。

形成脂质沉积的主要原因是脂质代谢紊乱及动脉壁功能障碍。高血脂症与动脉粥样硬化的发生密切相关，冠心病及高血压患者高血脂病的发生率超过正常人 58 倍。沉积在动脉内膜下的脂质主要来自血浆，由于血脂增高，特别是 β 脂蛋白（低密度脂蛋白）增加，通过特异性受体或非特异性吞食作用，选择性地从血管内皮表面进入动脉内膜下层，在内膜下被酶分解、析出，胆固醇沉积下来。前 β 脂蛋白（极低密度脂蛋白）能降解形成 β 脂蛋白，增加血浆脂蛋白水平，脂蛋白中含大量胆固醇。血脂增高主要是甘油三酯及胆固醇。它们成为冠心病发生的危险因素，而血浆 α 脂蛋白（高密度脂蛋白）与心血管系统疾患发生的危险有着相反的关系。

大多数人认为自然绝经的妇女脂质代谢的变化是血清总胆固醇明显增高，β 脂蛋白在正常值上限，甘油三酯增高。Feldman 观察绝经前后妇女血清胆固醇及甘油三酯水平无显著差异。Dunnomen 发现双侧卵巢切除妇女血清胆固醇、甘油三酯及磷脂均有明显增加，如手术绝经但保留卵巢者血清胆固醇无明显变化，由此可见更年期（自然或人工绝经）脂质代谢发生变化，这些变化可能在动脉粥样硬化的发生上起一定作用。

卵巢性激素对脂质代谢的影响，各学者意见不一致。天然雌激素使血清总胆固醇下降，磷脂增高，胆/磷比值下降，α 脂蛋白成分增加（此作用不如合成雌激素明显），不增加血中甘油三酯水平，甚至有对抗作用。合成雌激素可能通过肝细胞的酶反应，增加脂蛋白中蛋白成分的合成，特别是前β脂蛋白，使脂质从肝脏移出至血循环中；增加富于磷脂的α脂蛋白浓度；减少肝素后脂质分解活性，使甘油三酯从血浆中消散率降低，其结果甘油三酯增加，磷脂增加，胆固醇有下降趋势。有材料说明外源性雌激素对血脂的影响是短暂的，长期用药血脂可返回至治疗前水平，即使再加大剂量也不能使之下降。孕激素对血脂的影响：1969 年报道使用炔诺酮 5mg，每日一次，可使高脂血症患者甘油三酯显著下降。其机理可能是通过激活或增加肝素后脂质分解活性，从而促使血浆乳糜微粒及前β脂蛋白清除。

口服避孕药对脂质代谢的影响尚无定论，很多学者认为可使血浆甘油 5 酯水平升高，磷脂有所增加，胆固醇变化不固定，可能轻度升高，或无变化，或轻度下降，肝素后脂质分解活性下降，但不明显。有的材料报告这些变化不明显，而且是可逆的。

在心血管系统疾病的发生及发展上，过去曾认为雌激素能起到保护作用，近代材料认为使用雌激素容易使血栓形成。每日服用 5mg，日久可出现较多的非致死性心肌梗塞、肺梗塞、血栓性静脉炎。大量雌激素可能使原来心肌梗塞病人发生新的病变机会增多，死于脑及心血管病的比率增加。口服避孕药期间，部分病人可产生暂时性高血压，停药后可恢复。因此近来有人认为高雌激素血症是诱发心血管疾患的危险因素。绝经期前心血管疾病患病率较低，可能是黄体酮的保护作用，它能对抗雌激素，绝经期卵巢功能衰竭，首先表现为无排卵、无黄体形成，孕激素缺乏而发病。

绝经后妇女（自然或人工绝经）体内雌激素来源于肾上腺皮质雄烯二酮的转化，因此雌激素（特别是雌二醇）与雄激素（睾酮）比值改变在心血管疾病发生上有影响，临床观察糖尿病、高胆固醇血症及动脉硬化三者经常伴随发生，表示机体糖及脂肪代谢发生障碍。其共同原因为雌二醇/睾酮比值增高。

以上事实指出绝经期妇女体内激素水平有许多变化，造成了神经-体液平衡失调，影响脂质代谢，出现心血管系统病变。

另外，雌激素对血中脂质的影响与心血管疾患的发生之间并不平行的事实，提示还有其他因素对绝经后妇女心血管疾患发病率增高起作用。如年龄因素：

随年龄的增长，血中甘油三酯水平也增高，至 60 岁以后不再增加，胆固醇也有相似变化；随年龄的增长，动脉内膜壁增厚，氧气进入受阻，致使中层缺氧，酶活性降低或消失，影响了脂质的转化及运输，促使沉积增高；且动脉壁对血浆脂蛋白的通透性随年龄增长而增加。这些原因造成动脉粥样硬化的发病率随年龄增长而增长，至 70 岁以上几乎 100%有动脉硬化。

绝经期妇女有 1/3 出现肥胖。肥胖病人常出现糖代谢障碍——有隐性糖尿病表现，对胰岛素耐受性增加。脂肪代谢障碍表现为高脂血症。这些病人血浆纤维蛋白原水平经常是增高的，它暗示这些病人血液凝固性增加，处于高凝状态，这些也构成了冠心病发生的危险因素。

糖尿病也可见于老年，动脉粥样硬化为其常见合并症。其原因可能为肝素后脂酶活性下降，血清甘油三酯清除率减低，血中水平升高。另外，由于胰岛素缺乏，血清非脂化脂肪酸堆聚，血中游离胆固醇增高。

综上所述，绝经期妇女高血压及冠心病发病率增高的原因可能是多方面因素的综合，而体内性激素环境改变，造成脂质代谢紊乱是一个主要因素，但并非唯一的因素。

第三节　皮肤病

性激素对皮肤及其附属器的作用：

雄激素对皮肤的作用不论其真实结构及来源（肾上腺或性腺或外源性使用）不同，其性质是相似的。雄激素以一种刺激激素形式发挥作用。其中活性最强的是睾酮，虽然性区域（腋下、阴阜及外生殖器）及面部对睾酮敏感，但周身皮肤也可受睾酮影响，表现为细胞核分裂活性增加，细胞转化率增加，表皮增厚。

雌激素对皮肤的作用尚未确定，有谓雌激素对上皮的刺激作用主要在性区域皮肤。阴道粘膜细胞的繁殖、成熟直接受雌激素控制。临床观察围绝经期及绝经后妇女因是否接受雌激素而其阴道上皮增殖率不同。与正常上皮相比，绝经后妇女阴道上皮生发细胞显示核分裂相指数低，而当服用口服避孕药或局部使用雌激素，在"过分刺激"状态下，呈现一高指标。

雄激素直接控制皮脂腺的发育及皮脂的分泌，其中活性最高的是睾酮，皮肤是睾酮合成及降解代谢过程的主要场所。睾酮在皮肤中经 5-α 还原酶的作用，形成二氢睾酮，它刺激皮脂腺细胞周转及合成脂质。雌激素对皮脂腺的作用可能是通过抑制雄激素的产生，而不是对器官的直接作用，使皮脂腺细胞增殖率降低，皮脂分泌减少。动物实验证明药理剂量的孕激素增加腺体大小，但生理剂量不增加腺体的大小及皮脂的产生。

肾上腺皮质也分泌雄激素，在维持成年妇女皮脂腺功能上起一定作用，但由于使用抑制剂量的皮质类固醇激素，对皮脂腺的分泌影响不大的事实说明，卵巢内产生的雄激素在维持皮脂腺分泌上起主要作用。

黑色素的产生可因雄激素的作用而增加，不单纯是性区域皮肤，也包括周身。其作用机理不详。

由上述介绍可以理解性激素对皮肤及其附属器的发育及功能有着不同程度的影响。激素过量或不足，或彼此间平衡失调，虽然不引起独特的皮肤病变出现，而是造成影响皮肤功能的内环境的改变，这一改变可能促进或加重某些疾病的过程，但也有对已有的皮肤病有改善作用。

以下简要介绍几种常见的与性激素代谢关系密切的皮肤病。

一、寻常痤疮（acne vulgaris）

1. 病因

主要病变是皮脂腺过度发育及皮脂分泌过多。其原因是体内雄激素绝对性或相对性增多，可见于先天性肾上腺性综合征，卵巢男性化肿瘤（如含睾丸细胞瘤）、多囊性卵巢综合征，由于雌激素合成障碍，造成雄激素堆聚，或长期大量使用睾酮造成。

在大量睾酮作用下，皮脂腺分泌增加，又浓又多的皮脂不能排出，积集在毛囊口内；毛囊也有过度角化，脱落的上皮细胞增多，与浓稠的皮脂混在一起，形成干酪样物质堵塞毛囊口形成痤疮。初分泌出来的皮脂无游离脂肪酸，经过痤疮杆菌的溶脂酶作用，将皮脂中甘油三酯水解成大量游离脂肪酸，刺激毛囊表面，引起炎性反应。

有些人经期前痤疮加重或妊娠期减轻，Newman 认为这一类痤疮是由于黄体功能不足，他推论黄体素也与痤疮的生成有关。

2. 临床表现

多发生于青春期，20～30 岁后自然消退。损害部位主要在颊部、前额及胸背部富于毛囊部位。

初起为与毛囊口一样的黄白色小点，或顶端为黄白色小点的圆锥形丘疹。顶端干燥，经过空气氧化及尘埃污染，局部变黑，称为黑头粉刺。以指挤压可挤出黄白色半透明脂栓。继发感染时，丘疹顶端出现米粒至豌豆大小脓疱，破溃形成疤痕，或吸收后遗留色素沉着。如炎症继续发展，可形成硬性结节或囊肿。

二、皮脂溢出症（seborrhoea）

1. 病因

由于体内雄激素浓度绝对性或相对性增加而造成。

2.临床表现

青春期发病，20～40 岁最重，年老症状减轻。与性激素关系密切的是油性皮脂溢（seborrhea oleosa）。见于皮脂腺分布丰富的部位如颜面部、头部及鼻部明显。油脂分泌特多，毛发油光，颜面如涂油脂。当尘埃与皮脂混杂形成脂肪堆集，皮脂腺口扩张，或为脂肪栓充塞，用手挤压可挤出白色线状软脂，头皮脱屑增多，严重者可出现溢脂性脱发，其原因是毛囊口堵塞，影响毛囊营养的摄入，毛囊萎缩、毁坏而脱发。另外，皮屑过多，加上不断搔抓，促使毛发脱落。

三、黄褐斑（chloasma）

是一种发生于面部的色素沉着性皮肤病。

1.病因

任何内、外界因素影响，通过神经、体液调节，导致垂体功能失调，垂体中黑色素细胞刺激素分泌增多，作用于皮肤黑色素细胞而造成。由于垂体功能失调，继而卵巢、甲状腺和肾上腺皮质功能失调。面部色素沉着是内分泌功能障碍表现之一，它的存在反映了机体代谢，特别是内分泌系统功能障碍。其中也有病因不明者。

2.临床表现

多发生于妊娠期、月经不调患者，或有卵巢，子宫疾患时及更年期。而当分娩后，或月经恢复正常后，皮肤颜色恢复正常。

好发部位是颧部、鼻部、额部及口周围，有时鼻部两侧皮损融合成片块状色素斑——蝴蝶斑。

皮肤呈黄褐色或咖啡色斑块，形状不等，大小不一（从蚕豆大至铜钱大），边界清楚，表面光滑，无鳞屑，无自觉不适。

[181]I 吸收率偏低，胆固醇可增高，尿中 17 酮固醇轻度升高。

外源性雌激素过高可造成性区域的色素沉着，乳头和乳晕颜色变黑。

大约 50%病人皮肤色素沉着有周期性变化，经前期加重，可能解释为黑色素细胞刺激素的活动受性激素的影响而有周期性变化。

四、月经疹（exanthema menstrual）

1.病因

可能与女性性激素的周期性变化有关。

2.临床表现

通常在月经来潮前几天发作，持续整个经期，经后自然消退。临床表现多种多样，可分为：

（1）月经疱疹

可呈红斑、多形性红斑或结节性红斑、荨麻疹、湿疹等。

（2）痛经疹

发生于痛经妇女，可呈红斑、荨麻疹、水泡或皮疹样。经常在面部、躯干、四肢对称性分布。

（3）口腔及外阴粘膜溃疡

月经来潮前几天发作，妊娠期缓解。口腔及外阴粘膜反复出现小溃疡。

（4）紫斑

发生于小腿及躯干下垂部位。分布均匀，可伴有复发性血小板减少。

五、外阴瘙痒症（pruritus vulvae）

1.病因

与卵巢功能不全，月经不调有关，其他如维生素缺乏、糖尿病、泌尿系感染、局部不洁也有影响。

2.临床表现

多见于中年妇女，好发于阴阜、阴蒂、阴唇附近，无明显疹块，有抓痕，潮红、色素沉着等。因长期搔抓，局部可有浸润、变厚、皲裂，也可能形成苔藓样变化。

六、外阴干枯症 (kraurosis vulvae)

女阴皮肤及粘膜发生硬化及萎缩。

1. 病因

可能由卵巢功能低落造成，阴道及子宫排泄物慢性刺激，维生素 A 缺乏均有影响。

2. 临床表现

好发于闭经、不孕或切除双侧卵巢的妇女。初起时，女阴略发红、肿胀、瘙痒、灼热，搔抓后糜烂伴继发感染。继而女阴皮肤及粘膜萎缩，皮肤弹性消失，表面平滑有光泽，呈白色或灰白色，往往夹杂着红色斑点。最后小阴唇、阴蒂消失，阴道口狭窄。严重者大阴唇变平，病人有剧烈瘙痒，抓破表皮形成湿疹样变化。大阴唇外侧，肛门周围，大腿内侧往往发生苔藓样硬化。

七、绝经期角化症 (keratoderma climactericum)

是发生于绝经期妇女的手掌及足底的一种局限性过度角化的皮肤病。

1. 病因

可能与性内分泌功能障碍有关。

2. 临床表现

初起病损为边缘明显的角质性扁平丘疹，出现于手掌及足底，以后渐渐扩展，融合，发生裂口，或伴继发感染。此病常与神经性皮炎及女阴瘙痒症并发。

八、Fox-Fordyce 病

1. 病因

可能是在内分泌影响下，大汗腺功能障碍，造成大汗腺管口炎症反应。真皮及表皮损害是继发病变。

2. 临床表现

主要发生于青年或中年妇女的两侧腋窝、外阴部及脐窝处。局部出现圆锥形毛囊性小丘疹。如针尖大小至豆大，与正常皮肤颜色相同或略呈灰暗，剧痒，经前及经期加重。

九、口服避孕药与皮肤病的关系

由于口服避孕药所含成分不同，对皮肤作用不同。有些避孕药能引起皮肤病，有些反而对已发生的皮肤病有治疗作用。

服用 19 去甲睾酮类衍生物可出现痤疮，多毛及男性型脱发，可用序贯避孕药或具有抗雄素化作用的孕激素为宫功能，使神经系统活动不稳定，对外界环境适应能力降低，构成精神病发病的内在基础。

精神-神经系统疾患经常发生于性腺功能处于急剧变动时期。鸩谷等分析219 例精神病患者，在青春期发病者占 77.2%，产后发病者占 11.4%，更年期发病者占 11.4%。大多数能自然恢复。以下介绍几种常见的与性腺功能有关的疾病。

十、间脑性周期性精神病（periodic psychosis）

表现为周期性发作，每次发病症状相同，间歇期完全正常的精神症候。是否构成一个独立疾病单元，尚有争论。

1. 病因

尚不完全明确，很多学者倾向于间脑功能紊乱的神经生理假说，认为在间脑-垂体系统存在潜在的素质性脆弱的基础上非良性刺激（精神创伤、情绪紧张、感染、颅脑损伤），通过大脑皮层影响下丘脑，引起植物神经皮质下中枢异常波动，干扰了间脑-垂体-性腺轴功能的调节，使体内原来稳定的状态遭受破坏，出现精神躯体内分泌系统功能紊乱的临床表现。故此症多见于青春期，身心发育未成熟，性情不稳定，而当身心成长至一定程度时，症状会自然消退。

2. 临床表现

多见于年青妇女。平素性格爽直、热情，但情绪易暴露，感情脆弱，缺乏克制力，这些是患病素质。

80%以上有发病诱因，可能是严重的突然精神创伤，长期持续性精神折磨或持久性精神不愉快。

患病特点，绝大多数为急性或亚急性发作，发生在初潮年龄前后，精神症状呈周期性发作与月经周期密切相关。发作间歇期完全缓解，不遗留人格缺陷及智能衰退现象。每次发作症状相似，故有"复写症状"（copy sign）之称。

精神症状表现为：情绪、心情变化突然发作，找不出外因，发病前一切如常，发病时突然感觉烦躁不安，兴奋多语，有时哭喊，惊恐不宁；有的表现焦虑，迟钝，拒食，缄默不语或僵化状态，也可能是如上症状交替发作。可伴有短暂性幻觉、幻视、妄想、意识模糊，事后全部遗忘。严重者动作迟钝，表情呆板，夹杂有焦虑，恐惧，经前期开始持续4～7天，经期后消失，下次经前发作，重复如上症状。

除了精神症状外，还有一些固定的躯体症状，如内分泌功能异常，月经异常占88%，表现为闭经，月经延迟，无排卵月经，偶见月经过多者。鸠谷等统计闭经占13.4%，月经过少占32.8%，月经不规则占17.4%，乳胀泌乳者占12%，与精神症状同时出现，同时消失。基础体温单相型，反应无排卵。血中雌激素水平缺乏正常月经周期的双峰曲线，兴奋型表现者雌激素水平升高，抑郁性发作时雌素水平下降。孕激素分泌减少，无周期性变化。垂体功能除FSH在发作间歇期下降外，LH无排卵期高峰，垂体兴奋试验大多数有阳性反应，表明此种闭经属于下丘脑性。血催乳素增高，甲状腺功能试验无明显变化，但从使用甲状腺制剂治疗有效的事实估计，其功能处于临界低下水平。17酮、17羟皮质类固醇排泄增加，波动大，显示肾上腺皮质功能轻度亢进。醛固酮在发病时其分泌增加。

另有睡眠异常：情绪波动前1～3天即感入睡困难，彻夜不眠，即使使用大量镇静药，效果也不明显，发作过后倦怠，嗜睡。

多数病例伴有体重增加，脂肪堆集呈向心性肥胖。

口渴多饮，尿频或尿少，面部皮肤色素沉着，痤疮，皮脂溢等。

其他植物神经功能障碍，如心动过速、出汗、面潮红、麻木等。

3. 治疗

无特殊治疗。常用的治疗包括基础治疗及对症治疗两方面。

（1）基础治疗

间歇期试用，可使症状缓解。包括性激素及利尿剂。

常用的性激素是丙酸睾酮 25mg，每周肌肉注射 2 次，其目的为通过反馈机理改善体内不稳定状态。也可与黄体酮并用（黄体酮 20mg，肌注，隔日一次，从经前 2 周开始，至经血来潮），连续使用 2～6 个月，可使症状缓解，以致消失。也可用避孕药 I 号，经期第 5 天开始服用，每日一次，连服 22 天。或用绒毛膜促性腺激素以改善垂体功能，诱发排卵。

利尿剂使用双氢克脲塞 25mg，每日 2～3 次，从经前半月开始服用，连服 14 天。也可同时在饭后服用氯化钾。

（2）对症治疗

发作时使用镇静药，氯丙嗪 25～50mg，每日三次，以减轻兴奋躁动，改善睡眠。也可用安太乐、安定等，但很少能彻底解除症状。谷维素用以改善植物神经功能紊乱，常用量为 20mg，每日服用三次，也有需大量（每次 60mg，每日服用三次）才具效者。必要时电休克。

十一、产后精神病

目前对本病的概念及诊断标准有分歧，尚不能构成一个独立的疾病单元。

产褥期精神障碍的发病率为 1‰～2‰。在产后 3 个月内发病的危险性为一般妇女的 4～5 倍。产后 3～7 天内发病率最高。有过一次产后情感性精神病发作史者以后产褥期易复发，产褥期外复发机会少。

此种患者多有孕期、产时重大精神创伤史。发病急，症状经过多样性为其特点。多有先驱症状，如失眠、焦躁不安、忧郁、悲哀或易激动，伴疲乏、头疼、困惑等。可有一过性精神错乱式谵妄状态，进而进入抑郁状态者多见，躁狂状态者少见，且多在产后早期发现。也可有神经病状态，症状长期迁延不愈。也有表现为幻觉、妄想状态或无力、困惑状态。

分娩前后防止感染，避免精神刺激以预防其发生。对有发作史者，于妊娠、分娩后用几周碳酸锂可预防复发。

对出现的精神障碍，根据不同的临床表现选用适当的抗精神病药物。长期患病者有时有垂体及甲状腺功能低下表现，需要辅加激素治疗。

十二、更年期精神障碍

更年期容易发生精神障碍，其原因可能是此时卵巢功能逐渐衰退，随着性腺功能减退引起周身各内分泌腺功能紊乱，从而影响了大脑皮质-下丘脑的活动，使神经系统功能不稳定，对外界环境适应能力下降，导致交感神经应激性增加，这些构成发病的生理基础。任何外界刺激如工作失利、家庭纠纷或身患疾病为其诱因。平素沉默寡言、谨小慎微、焦虑、固执等性格者，神经系统功能及精神活动脆弱、不稳定的人容易发生。

多发生在40～60岁妇女。病程一般为1～6个月，也有迁延长期不愈者。轻型可表现为以植物神经系统功能紊乱的临床症状为主，如头疼、头晕、烦躁、易激惹、阵发性潮热、多汗、心悸、全身倦怠无力、麻木、耳鸣、震颤、失眠等更年期症候群的症状，以及精神症状如抑郁、焦虑、紧张等，也可有幻觉及疑病，性腺功能减退及衰老。严重者可表现为单相抑郁症，主要表现为焦虑、抑郁、情绪低沉、恐惧、紧张。常为无关紧要的小事而担忧，可有消极、悲观，甚至自杀的念头及行为。也可表现为双相躁郁症，躁狂与抑郁交替发生，还可有幻觉及妄想。症状为波动性的，即使发生在一天中也可有严重度的不同。如治疗后症状不能完全缓解者，长期演变可成痴呆。

治疗上可使用植物神经调整剂：麦角胺1～4g，每日一次，可减少头晕、出汗；安定2.5～5mg，每日1～3次口服；谷维素10～20mg，每日口服三次。如效果不好可考虑增加剂量。

抗抑郁药的应用：可试用去甲基羟基安定30～60mg，每日分2～3次服用；或甲抗达嗪30～60mg，分2～3次服用。胰岛素低血糖治疗效果好。

抗躁狂药物的应用：每日口服氯丙嗪200～300mg；或奋乃静每日40～50mg。电休克效果好，胰岛素休克应慎用。

十三、神经性厌食症（anorexia nervosa）

神经性厌食症是由一组特殊症候构成，包括发作时厌食，极度消瘦，闭经及其他躯体功能上的改变。这些症状大部分在体重恢复后能自然消失。

1. 病因

确切病因不详，过去认为是功能性疾患，近代有人提出其有器质性病变。

这些患者多有一定性格特点，如胆怯、偏食、多疑、焦虑、抑郁、神经过敏、拘谨、固执、强迫性格或癔症性格特征。因此认为神经性厌食症的发生有着精神-神经系统功能的障碍。

中枢神经系统调节饱食的解剖结构受胆碱能控制，调节摄食的解剖结构受去甲肾上腺素能/多巴胺能（NA/DA）控制。神经性厌食症的发病可能是由于皮质下病变引起脑内 NA/DA 的进行性耗竭，其结果胆碱能占优势，致使中枢绝食机制发挥作用，出现厌食。

有人观察到下丘脑疾病患者（如肿瘤）可出现类似神经性厌食症的症候；实验性下丘脑疾病的症状与神经性厌食症者相似；已知下丘脑的某些区域调节着饮食、性行为、月经，而神经性厌食症患者有这些方面的异常，且最近很多研究观察到神经性厌食症患者确有一系列特殊的神经内分泌功能障碍。

2. 临床表现

多见于年青妇女，平均发病年龄在 17.6±5.1 岁。病程可从数月至数年，甚至十数年者。主要表现为：

明显消瘦：体重下降超过原体重的 25%，或比标准体重下降 15% 以上。是由于长期厌食造成严重营养不良的结果，

神经过敏，抑郁，焦虑不安，癔症，早发性痴呆，强迫性精神病等。

闭经几乎是永恒并随的症状。可发生在明显消瘦以前，约有 46.7% 病人当体重回升后闭经持续存在。这表明闭经可能不是由于饥饿造成，而是心理上的抑制通过下丘脑影响了垂体功能，促性腺激素分泌不足造成，长期闭经者可见生殖器萎缩。

有些患者可有心动过缓，怕冷，体温下降，皮肤干燥，胃肠活动迟缓，心电图上可呈现低电压及非特异性 T 波变化。

神经性厌食症患者偶可有死亡的，死亡原因多为电解质紊乱，不可逆的低血糖症等。

内分泌腺体功能测定显示 T 低值，但 TSH 并不增加，垂体 TSH 储备减少，

可能是通过中枢受体部位多巴胺能活性增加而抑制 TSH 的分泌。它反映了中枢及外周对改变了的营养状态的适应过程。GTH 水平降低，主要是 LH 基础水平低。当体重恢复后 LH 的增加与体重阈值有关联，这与青春期月经初潮与体重密切相关的学说相一致。血浆中肾上腺皮质激素含量正常或偏高，但约有 47% 病例呈现昼夜分泌的周期性节律消失，对 ACTH 反应敏感。生长激素增加，对胰岛素导致低血糖的反应迟缓。这些变化说明神经性厌食症患者并发多种内分泌腺功能异常，这些异常可能来源于中枢神经系统，很像是在下丘脑部位。

3. 治疗

到目前为止缺乏有效的治疗方案。以精神治疗为主，解除思想顾虑，鼓励病人主动进食，纠正营养不良。配合药物治疗，可用镇静剂如冬眠灵、奋乃静、安定等。大量使用谷维素对某些病例可取得良好效果。各种激素如垂体提取物、甲状腺制剂、肾上腺皮质激素等的补充可能有益。